Horst Rüller (Hg.) . 3000 Jahre Pflege

Belgin C.

Umschlagentwurf und Abbildung 17.1: Kirsten Sander
Abbildung 1.1: Brigitta Ritter
Abbildungen 2.6, 14.1, 14.2, 14.4: Erika von Hodenberg
Abbildung 10.5: Dieter Multhaupt
Übrige Abbildungen: Archiv des Herausgebers

Horst Rüller (Hg.)

3000 Jahre Pflege

von den ersten Schritten zum Pflegeprozeß

Ein Lehrbuch für den
berufskundlichen Unterricht
Band 1

Mitarbeiter und Mitarbeiterinnen

Elke Benter
Lehrerin für Pflege,
Altenpflegeschule Berufsbildungswerk Osnabrück
Dörte Bruns-Nageler
Lehrerin für Pflege,
Krankenpflegeschule ZKH-Bremen-Ost
Madeleine Gerber
Lehrerin für Pflege,
Krankenpflegeschule Bremen Nord
Dörte Gloy
Lehrerin für Pflege,
Krankenpflegeschule Medizinische Hochschule Hannover
Rüller, Horst
Lehrer für die Sekundarstufe II,
Ausbildungszentrum Erwin-Stauss-Institut
Kirsten Sander
Lehrerin für Pflege,
Ausbildungszentrum Erwin-Stauss-Institut
Dr. Kordula Schneider
Berufsschullehrerin,
Staatliches Studienseminar für die Lehrämter an Hamburger
Schulen

Prodos Verlag
Norderfeld 26
26919 Brake - Unterweser
1995

Cip - Titelaufnahme der deutschen Bibliothek:

3000 Jahre Pflege.
Von den ersten Schritten zum Pflegeprozeß.
Ein Lehrbuch für den berufskundlichen Unterricht, Band 1;
2. neubearbeitete und erweiterte Auflage;
Herausgeber: Horst Rüller
Brake: Prodos Verlag 1995

ISBN 3 - 9803168 - 0 - 7

1. Auflage 1992
2. neubearbeitete und erweiterte Auflage 1995

ISBN 3 - 9803168 - 0 - 7

Druck und Bindung: Werbedruck Köhler, Oldenburg

Recycling-Papier aus 100 % Altpapier

Vorwort zur 1. Auflage

Pflege ist mehr denn je eine wichtige Aufgabe, ob aus gesellschaftlicher Verantwortung oder religiöser Anschauung. Hieran sind hohe Erwartungen geknüpft, die Pflegende an sich selber stellen und an sie gestellt werden. Dabei ist in den letzten Jahren das Berufsbild wieder der Diskussion unterworfen worden. „Medizinorientierung" oder „Bezugspflege" sind einige der Begriffe, die im Zentrum der Auseinandersetzungen stehen. Um hier einen eigenen Standort zu finden, ist das Wissen um Ursprung und Entwicklungen der Pflege und des Pflegeberufes außerordentlich wichtig.

Dem Fach Berufskunde kommt dabei die Aufgabe zu, Kenntnisse über die Vergangenheit zu vermitteln, um die Gegenwart verstehbar zu machen. Dieses Buch hat es sich daher zum Ziel gesetzt, wichtige historische und gegenwärtige Strömungen, Einzelereignsse und Zusammenhänge darzustellen. Der Inhalt richtet sich vornehmlich an Pflegende, die sich in der Ausbildung und Weiterbildung befinden oder sich aus individuellem Interesse mit ihrem Beruf auseinandersetzen wollen.

Damit Leser und Leserinnen zu einer eigenständigen Beurteilung historischer Phänomene kommen können, wurden wichtige zeitgenössische Aussagen in die einzelnen Kapitel aufgenommen. Sie bilden zusammen mit den Literaturbelegen und dem Literaturverzeichnis Anstoß und Möglichkeit, sich vertiefend mit dem Pflegeberuf zu beschäftigen. Um auch weiter zurückliegende Pflegeepochen anschaulicher darzustellen, wurde eine Reihe von Bildern in den Text eingefügt. Die Aufgaben am Ende von Kapiteln und Unterkapiteln dienen zum Teil der Wiederholung und damit der eigenen Überprüfung. Ein Teil der Aufgaben fordert zu einer vergleichenden, analysierenden oder beurteilenden Betrachtungsweise heraus, einige Aufgaben geben Anstöße für eine weiterführende Beschäftigung. Im Unterricht können die Aufgaben entweder nach Bearbeitung der Texte zur Kontrolle des Lernerfolgs oder durch Voranstellung zu einer selbständigen Erarbeitung der Lerninhalte benutzt werden. Den Lehrenden können sie Hilfen und Anregungen bei der Vermittlung bieten.

Norderfeld, im August 1992   Horst Rüller

Vorwort zur 2. Auflage

Intention und Vorgehensweise dieser Neubearbeitung entsprechen der 1. Auflage. Die Gliederung der Inhalte wurde dabei zugunsten einer noch stärker thematisch ausgerichteten Struktur verändert. Vor allem aber wurde eine Reihe weiterer Inhalte aufgenommen, um den Fortschritten in der pflegewissenschaftlichen Entwicklung Rechnung zu tragen. Zahlreiche Fotos, Zeichnungen und Strukturbilder wurden zusätzlich zur Erleichterung der Verständlichkeit eingefügt.

Autoren, Verlag und Herausgeber wünschen sich, daß dieses neue Lehrbuch vor allem von Schülern gern benutzt wird und darüber einen Beitrag zur Entwicklung eines zeitgemäßen Berufsverständnisses leistet.

Norderfeld, im September 1995   Horst Rüller

Inhalt

Horst Rüller

1 Berufsbild Pflege 8

1.1 Eigenschaften und Aufgaben einer Pflegekraft 8
1.2 Frühe Berufsbilder 10
1.3 Gesetzliche Regelungen 11
1.4 Pflege - ein Gesundheitsberuf 12
1.5 Neues Bild der Pflege 14
1.5.1 Rollenverständnis 16
1.5.2 Pflege als Dienstleistung 17

Horst Rüller/Kirsten Sander

2 Von der Diätetik zur Gesundheitsförderung 18

2.1 Diätetische Lebensregeln in der Antike 18
2.2 Von der Humural- zur Zellularpathologie 20
2.3 Lebensführung im Mittelalter 21
2.4 Das 19. und 20. Jahrhundert 22
2.5 Prävention und Gesundheitsförderung 24
2.5.1 Gesundheits- und Krankheitsverständnis 24
2.5.2 Prävention und ihre Maßnahmen 26
2.5.3 Ziele der Gesundheitsförderung: Die Ottawa-Charta 29

Horst Rüller

3 Von Heilenden zu Ärzten und Pflegenden 30

3.1 Frühzeitliche Kulturen 30
3.2 Heilende und Glaube 32
3.3 Weise Frauen und Hexen 35
3.4 Ärzte brauchen Schwestern 37

Elke Benter/Horst Rüller

4 Pflege bis zur Neuzeit

4.1 Christliche Caritas 39
4.2 Klösterliche Pflege 41
4.3 Pflege durch Ritterorden 45
4.4 Pflege in Bürgespitälern 47
4.5 Pflegende in Kloster- und Bürgerspitälern 50
4.51 Hildegard von Bingen 51
4.5.2 Elisabeth von Thüringen 51
4.5.3 Beginen 52
4.5.4 Pflegeordnungen 52

Horst Rüller

5 Neubelebung der Pflege im 19. Jahrhundert 54

5.1 Katastrophenstimmung 54
5.2. Arbeit katholischer Ordensschwestern 56
5.3 Mutterhausorganisationen 57
5.3.1 Kaiserswerther Diakonieverein 57
5.3.2 Die Schwesternschaften vom Roten Kreuz 60
5.4 Florence Nightingale 61

Horst Rüller

6 Die Entwicklung der Pflege zum Beruf 63

6.1 Die Situation an der Wende zum 20. Jahrhundert 64
6.1.1 Wilde Schwestern 65
6.1.2 Arbeitsbedingungen 65
6.2 Der evangelische Diakonieverein 66
6.3 Schwester Agnes Karll gründet die Berufsorganisation 67
6.4 Die Gewerkschaften vollenden die Wandlung zum Beruf 70

Horst Rüller

7 Kriegskrankenpflege 72

Horst Rüller

8 Pflege im Nationalsozialismus 75

8.1 Gleichschaltung 75
8.2 Arbeitsbedingungen 79
8.3 Rolle und Funktion der Schwester 80
8.4 Verhältnis zwischen Machthabern und Schwesternschaften 81
8.5 Beteiligung am „Euthanasieprogramm" 83
8.6 Widerstand 86

Horst Rüller

9 Pflege seit Gründung der Bundesrepublik 88

9.1 Entwicklungen in der Krankenpflege 88
9.1.1 Veränderungen am Arbeitsplatz 88
9.1.2 Pflege-Personal-Regelung 90

9.2	Veränderungen in der Altenpflege	91
9.2.1	Schaffung eines sozialpflegerischen Berufsbildes	91
9.2.2	Heim-Personal-Verordnung	92
9.3	Arbeitszeiten	93
9.4	Professionalisierung der Pflegeberufe	94
9.5	Qualitätssicherung	95
9.6	Pflege im 21. Jahrhundert	96

Horst Rüller

10	**Pflegeeinrichtungen**	**98**
10.1	Vom Hospiz zum Krankenhaus	98
10.2	Krankenhausentwicklung im 19. und 20. Jahrhundert	99
10.3	Bau psychiatrischer Kliniken	101
10.4	Entwicklung der Altenheime	102
10.5	Pflege in ambulanten und teilstationären Einrichtungen	103

Kirsten Sander

11	**Symbolik der Berufs- und Schutzkleidung**	**105**
11.1	Kleidung als Symbol	105
11.2	Das Symbol „Haube"	106
11.3	Schwesterntracht	103
11.3.1	Diakonissentracht	107
11.3.2	Die Rotkreuzschwestern	107
11.4	Die Kleidung in der Pflege heute	108

Horst Rüller

12	**Verbände und Organisationen**	**109**
12.1	Berufsverbände	109
12.2	Spitzenverbände der Freien Wohlfahrtspflege	111
12.3	Sonstige Organisationen	112
12.4	Berufspolitik der Verbände	115

Kirsten Sander

13	**Ethik in der Pflege**	**114**
13.1	Begriffsklärung Moral und Ethik	114
13.2	Prinzipien einer Ethik der Pflege	115
13.3	Ethische Reflexion als Entscheidungsfindung	116
13.4	Berufsethos	117
13.5	Ethische Richtlinien des ICN	118

Dörte Bruns-Nageler/Horst Rüller

14	**Behandlung und Pflege psychisch Kranker**	**119**
14.1	Vom Alten Testament bis in die frühe Neuzeit	119
14.2	Stagnation und Reformansätze im 18. und 19. Jahrhundert	120
14.3	Neue Erkenntnisse und Methoden im 20. Jahrhundert	121

Horst Rüller

15	**Ausbildung in der Pfege**	**125**
15.1	Krankenpflegeausbildung	126
15.1.1	Schwesternausbildung	126
15.1.2	Erste gesetzliche Regelungen	128
15.1.3	Ausbildungsregelungen ab 1949	130
15.2	Altenpflegeausbildung	131
15.3	Pflegeausbildung in der Zukunft	134

Madeleine Gerber/Dörte Gloy

16	**Arbeitsorganisation in der Pflege**	**135**
16.1	Funktionsorientiertes Pflegesystem	136
16.2	Bezugspflege (oder mensch-orientiertes Pflegesystem)	137

Kordula Schneider

17	**Der Pflegeprozeß**	**139**
17.1	Pflegeprozeß im engeren Sinn	140
17.2	Pflegeprozeß im weiteren Sinn	146
17.3	Geschichtliche Entwicklung des Pflegeprozesses	147

Kordula Schneider

18	**Pflegetheorien**	**149**
18.1	Lexikon	149
18.2	Klassifikation der Pflegetheorien	150
18.3	Übersicht zu einigen wichtigen Pflegetheorien	152
18.4	Biographische Daten	158

Literatur	**159**

Personen- und Schlagwortverzeichnis	**160**

1 Berufsbild Pflege

1.1 Eigenschaften und Aufgaben einer Pflegekraft

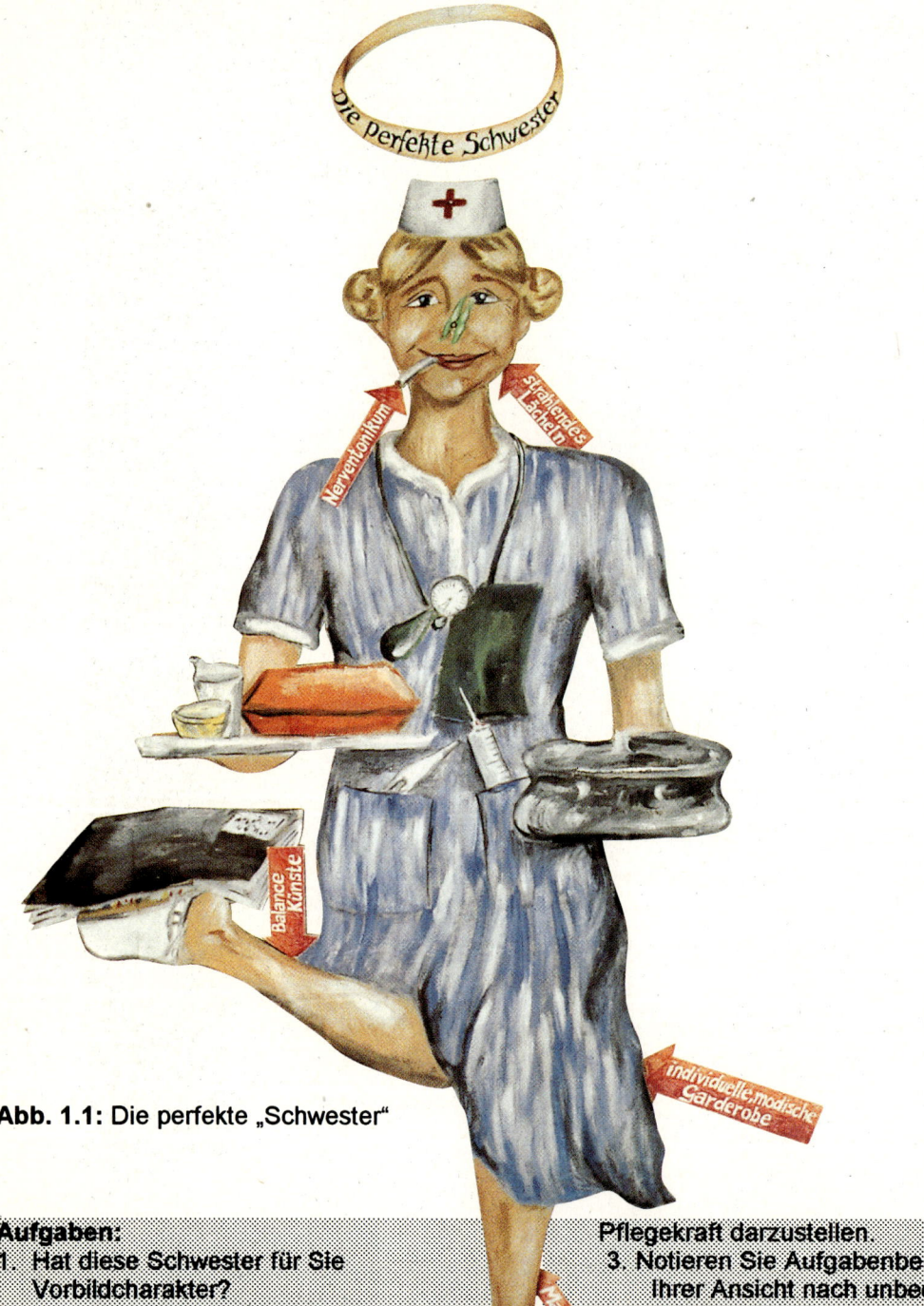

Abb. 1.1: Die perfekte „Schwester"

Aufgaben:
1. Hat diese Schwester für Sie Vorbildcharakter?
2. Versuchen Sie in Partnerarbeit Ihr Idealbild einer Pflegekraft darzustellen.
3. Notieren Sie Aufgabenbereiche, die Ihrer Ansicht nach unbedingt von einer Pflegekraft wahrzunehmen sind.

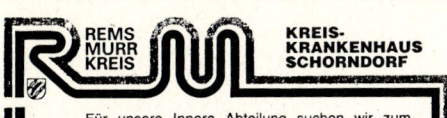

Abb. 1.2: Stellenanzeigen unterschiedlicher Träger

Aufgaben:
1. Entnehmen Sie den Stellenanzeigen Erwartungen, die an Sie gerichtet werden.
2. Stimmen Sie damit überein?
3. Welche Erwartungen stellen Sie?
4. Können Sie Unterschiede hinsichtlich der verschiedenen Berufsgruppen feststellen?

1.2 Frühe „Berufsbilder"

Während die Medizingeschichte ein relativ klares Bild über heilende Praktiken ans Licht gefördert hat, ist über spezifisch pflegerische Tätigkeiten wenig bekannt. Einige wenige Aussagen über die Anforderungen, die an Pflegende gestellt wurden, sind uns allerdings überliefert worden. Dazu gehört die folgende Anweisung eines indischen Königs aus dem 3. Jahrhundert vor Christus:

„ ... Danach müssen Pfleger bestellt werden, von gutem Betragen, ausgezeichnet durch Aufrichtigkeit und Reinheit der Sitten, anhänglich der Person, der sie dienen sollen, voll Klugheit und Geschicklichkeit, ausgestattet mit Güte, geübt in jeder Art von Diensten, die ein Kranker erfordern kann, begabt mit gesundem Menschenverstand, befähigt, Speisen und Krankenkost zuzubereiten, geschickt im Baden und Waschen von Kranken und im Unterstützen beim Gehen und Bewegen, wohlgeschult im Richten und Reinigen der Betten, imstande, Heilmittel herzustellen, bereit, geduldig und geschickt zur Bedienung des Leidenden und niemals unwillig etwas zu tun, das ihm (vom Arzt oder Kranken) aufgetragen wird."

Q 1.1 Anforderungsprofil an Pflegende
(Zitiert nach: Katscher o.J., Seite 10)

Einige hundert Jahre später formuliert der Mönch Benedikt von Nursia die Benediktinerregel (Kap. 4.3). In deren 36. Kapitel wurden die Verhaltensregeln für die Pflege kranker Menschen wie folgt formuliert:

1   Die Sorge für die Kranken muß vor und über allem stehen: man soll ihnen so dienen, als wären sie wirklich Christus;
2   Hat er doch gesagt: „Ich war krank, und ihr habt mich besucht",
3   und: „Was ihr einem dieser Geringsten getan habt, das habt ihr mir getan."
4   Aber auch die Kranken mögen bedenken, daß man ihnen dient, um Gott zu ehren, sie sollen ihre Brüder, die ihnen dienen, nicht durch übertriebene Ansprüche traurig machen.
5   Doch auch solche Kranke müssen in Geduld ertragen werden; denn durch sie erlangt man größeren Lohn.
6   Daher sei es die Hauptsorge des Abtes, daß sie unter keiner Vernachlässigung zu leiden haben.
7   Die kranken Brüder sollen einen eigenen Raum haben und einen Pfleger, der Gott fürchtet und ihnen sorgfältig und eifrig dient.
8   Man biete den Kranken, sooft es ihnen guttut, ein Bad an; den Gesunden jedoch und vor allem den Jüngeren erlaube man es nicht so schnell.
9   Die ganz schwachen Kranken dürfen außerdem zur Wiederherstellung ihrer Gesundheit Fleisch essen. Doch sobald es ihnen besser geht, sollen sie alle nach gleichem Brauch auf Fleisch verzichten.
10   Der Abt sehe es als Hauptsorge an, daß die Kranken weder vom Cellerar noch von den Pflegern vernachlässigt werden. Auf ihn fällt zurück, was immer die Jünger verschulden.

Q 1.2: Pflegeanweisungen Benedikts
(Zitiert nach: Salzburger Äbtekonferenz 1990)

Aufgaben:
1. Legen Sie eine Übersicht an hinsichtlich der Erwartungen, die „früher" an Pflegende gestellt wurden.

Beispiel für eine Übersicht

Eigenschaften, die von einem Pflegenden erwartet wurden	Pflegeleistungen, die erbracht wurden	Motivation (Antrieb), aus dem heraus gepflegt werden sollte
....	....	...

2. Kennzeichnen Sie speziell christliches Gedankengut in Ihrer Übersicht
3. Welche Unterschiede und Gemeinsamkeiten stellen Sie zu heute fest, wenn Sie Ihre Ergebnisse mit heutigen Bedingungen vergleichen?

1.3 Gesetzliche Regelungen

Krankenpflegegesetz

II. Abschnitt, Ausbildung

§ 4

(1) Die Ausbildung für Krankenschwestern und Krankenpfleger und für Kinderkrankenschwestern und Kinderkrankenpfleger soll die Kenntnisse, Fähigkeiten und Fertigkeiten zur verantwortlichen Mitwirkung bei der Verhütung, Erkennung und Heilung von Krankheiten vermitteln (Ausbildungsziel). Die Ausbildung soll insbesondere gerichtet sein auf:

1. die sach- und fachkundige, umfassende, geplante Pflege des Patienten,
2. die gewissenhafte Vorbereitung, Assistenz und Nachbereitung bei Maßnahmen der Diagnostik und Therapie,
3. die Anregung und Anleitung zu gesundheitsförderndem Verhalten,
4. die Beobachtung des körperlichen und seelischen Zustandes des Patienten und der Umstände, die seine Gesundheit beeinflussen, sowie die Weitergabe dieser Beobachtungen an die in der Diagnostik, Therapie und Pflege Beteiligten,
5. die Einleitung lebensnotwendiger Sofortmaßnahmen bis zum Eintreffen der Ärztin oder des Arztes,
6. die Erledigung von Verwaltungsaufgaben, soweit sie in unmittelbarem Zusammenhang mit den Pflegemaßnahmen stehen.

Aufgaben:
1. Vergleichen Sie die beiden Gesetze hinsichtlich ihrer Gemeinsamkeiten und Unterschiede in den Tätigkeitsbereichen (Krankenpflegegesetz unter 1. - 6., Altenpflegegesetz unter 1. - 8.).
2. Welche wesentlichen qualitativen Unterschiede in bezug auf die Verantwortung können Sie den Gesetzen entnehmen?

Altenpflegegesetz (Entwurf)

Abchnitt 2, Ausbildung in der Altenpflege

§ 3

Die Ausbildung in der Altenpflege soll die Kenntnisse und Fertigkeiten vermitteln, die zur selbständigen und eigenverantwortlichen Pflege einschließlich der Beratung, Begleitung und Betreuung alter Menschen erforderlich sind (Ausbildungsziel). Dazu gehört insbesondere:

1. die sach- und fachkundige, umfassende und geplante Pflege,
2. die Mitwirkung bei der Behandlung kranker und behinderter alter Menschen einschließlich der Ausführung ärztlicher Verordnungen,
3. die Erhaltung und Wiederherstellung individueller Fähigkeiten im Rahmen geriatrischer und gerontopsychiatrischer Rehabilitationskonzepte,
4. die Gesundheitsvorsorge einschließlich der Ernährungsberatung,
5. die Betreuung und Beratung in persönlichen und sozialen Angelegenheiten,
6. die Hilfe zur Erhaltung und Aktivierung einer möglichst eigenständigen Lebensführung einschließlich der Förderung sozialer Kontakte und der Freizeitgestaltung,
7. die Anregung und Begleitung von Familien- und Nachbarschaftshilfe und die Beratung pflegender Angehöriger,
8. die umfassende Begleitung schwerkranker, chronischkranker und sterbender Menschen.

Dieser Auszug stammt aus dem „Entwurf eines Gesetzes über die Berufe in der Altenpflege" (Altenpflegegesetz - AltPflG) des Bundesrates, von dem es am 10. März 1995 vom verabschiedet worden ist. Gültig wird es erst mit Zustimmung des Bundestages. Der derzeitige Bundeskanzler, Dr. Helmut Kohl, hat den Gesetzentwurf pfichtgemäß an die Präsidentin des Deutschen Bundestages zur Beschlußfassung weitergeleitet.

1.4 Pflege - ein Gesundheitsberuf

Die Pflege von Menschen ist ein Beruf des Gesundheitswesens. Mehr als eine Million Arbeitnehmer in den verschiedensten Berufen (Abb. 1.4) gehören dazu. Darüber hinaus werden nochmals fast zwei Millionen Menschen im näheren Umfeld der Gesundheitsberufe beschäftigt. Dazu gehören Mitarbeiter von Betrieben, die Medikamente, Hilfsmittel oder technisches Gerät herstellen wie auch Angestellte der Krankenkassen.
Das Gesundheitswesen stellt damit auch einen überaus wichtigen Wirtschaftsfaktor dar.

Koordination und Überwachung des Gesundheitswesens und der dort tätigen Mitarbeiter wird vom öffentlichen Gesundheitsdienst wahrgenommen. In den einzelnen Bundesländern wird der öffentliche Gesundheitsdienst von folgenden Behörden repräsentiert:

- von Gesundheitsabteilungen der Länderministerien
- von Medizinaldezernaten in Ländern mit Regierungsbezirken
- von Gesundheitsämtern der Kreise und kreisfreien Städte

Die Gesundheitsämter, von denen mehr als 500 über die gesamte Bundesrepublik verteilt sind, leisten die praktische Arbeit vor Ort. Dazu gehört beispielsweise die Überwachung von Krankenhäusern und anderen Einrichtungen oder die Ausstellung amtlicher Zeugnisse.

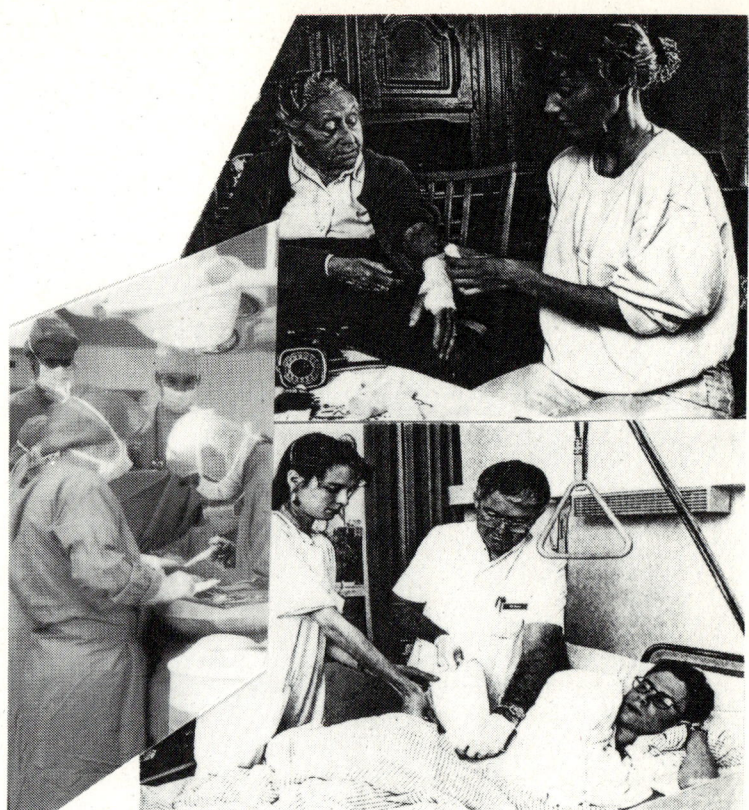

Abb. 1.3: Aus einer Broschüre des Bundesministeriums für Gesundheit

Berufsgruppen	alte Länder	neue Länder
Ärzte	202.020	42.218
Zahnärzte	43.135	11.837
Apotheker	37.550	4.057
Tierärzte	13.682	3.614
Heilpraktiker	14.000	keine Angabe
Masseure, Krankengymnasten und verwandte Berufe	114.000	12.189
Krankenschwestern, -pfleger, Hebammen	708.000	116.659
Helfer in der Krankenpflege	122.000	18.038
Diätassistenten, pharmazeutisch-technische Assistenten	36.000	16.384
Sprechstundenhelfer	264.000	13.011
Medizinallaboranten	109.000	23.801
Altenpfleger, -innen Gesamtmitarbeiterzahl (umgerechnet auf Vollzeitkräfte) in Altenheimen und sozialpflegerischen Diensten	keine Angabe für 1991 (1987: 157.000)	keine Angabe

Abb. 1.4: Beschäftigte im Gesundheitswesen, 1991
(aus: Gesundheit in Deutschland 1993, Seite 26)

Berufsfeld ,-gruppe	Berufsbezeichnung	Ausbildungsdauer
Pflege	AltenpflegerIn	2 bis 3 Jahre, Länderregelung
	DiätassistentIn	2 Jahre
	DorfhelferIn	1 bis 2 Jahre, Länderregelung
	Haus- und FamilienpflegerIn	2 bis 3 Jahre, Länderregelung
	Hebamme/Entbindungshelfer	3 Jahre
	HeilerziehungspflegerIn	2 bis 3 Jahre
	Kinderkrankenschwester/ -pfleger	3 Jahre
	Krankenschwester/ -pfleger	3 Jahre
	KrankenpflegehelferIn	1 Jahr
Diagnosetechnik	MTA-Labor	2 Jahre
	MTA-Radiologie	2 Jahre
	Pharmazeutisch-techn. AssistenIn	2 ½ Jahre
	Veterinärmedizinische AssistentIn	2 Jahre
	Zytologie-AssistentIn	2 Jahre
Primärversorgung	Arzthelferin	3 Jahre
	RettungsassistentIn	2 Jahre
	Tierarzthelferin	3 Jahre
	Zahnarzthelferin	3 Jahre
Rehabilitation	Arbeits- und Beschäftigungstherap.	3 Jahre
	Krankengymnast-/PhysiotherapeutIn	3 Jahre
	Logopäde/Logopädin	3 Jahre
	MasseurIn	2 Jahre
	MasseurIn und med. BademeisterIn	2 ½ Jahre
	Neuro-Otologische(r) AssistentIn	3 Jahre, Länderregelung
	OrthoptistIn	3 Jahre

Abb. 1.5: Übersicht zum Berufsfeld Gesundheit (nach: Becker/Meifort 1994, 25)

Aufgaben:

1. Erkundigen Sie sich bei dem für Sie zuständigen Gesundheitsamt nach dessen Aufgaben.
2. In ihrer beruflichen Tätigkeit haben Sie mit Angehörigen anderer Berufsfeldgruppen zu tun. Stellen Sie aus der Übersicht eine Rangfolge derjenigen Berufe zusammen, mit denen Sie beruflich die häufigsten Kontakte haben.
3. Falls Sie den Arbeitsschwerpunkt einiger oder mehrerer Berufe nicht kennen, versuchen Sie, sich entsprechende Informationen zu verschaffen. Informationen können Sie beispielsweise durch Befragung ihres Lehrers/Ihrer Lehrerin, über Informationsbroschüren des Arbeitsamtes oder direkt durch Befragung von Mitgliedern oder Verbänden der entsprechenden Berufe erhalten.
4. Für wie sinnvoll halten Sie die enge Zusammenarbeit mit Mitgliedern anderer Berufsgruppen bei der ambulanten und stationären Pflege von Patienten oder alten Menschen?
5. Berichten Sie über Erfahrungen, die Sie bereits in der Kooperation (=Zusammenarbeit) mit Mitgliedern anderer Berufsgruppen gemacht haben.

1.5 Das neue Bild der Pflege

Berufsbegriff Pflege des DBfK

1. Pflege ist als eigenständiger Beruf und selbständiger Teil des Gesundheitsdienstes für die Feststellung der Pflegebedürftigkeit, die Planung, Ausführung und Bewertung der Pflege zuständig.
2. Pflege als Beruf ist Lebenshilfe und für die Gesellschaft notwendige Dienstleistung. Sie befaßt sich mit gesunden und kranken Menschen aller Altersgruppen.
3. Pflege als Beruf leistet Hilfe zur Erhaltung, Anpassung und Wiederherstellung der physischen, psychischen und sozialen Funktionen und Aktivitäten des Lebens.
4. Pflege als Beruf ist eine abgrenzbare Disziplin von Wissen und Können, welches sie von anderen Fachgebieten des Gesundheitswesens unterscheidet.

5. Pflege als Beruf definert, bestimmt mit und verantwortet die eigene Aus-, Fort- und Weiterbildung.
6. Pflege als Beruf stützt sich in der Ausübung des Berufes und in der Forschung auf ihre eigene wissenschaftliche Basis und nützt dabei die Erkenntnisse und Methoden der Natur-, Geistes- und Sozialwissenschaften."

Q. 1.3: Berufsbilddefinition des Déutschen Berufsverbandes für Pflegeberufe
(DBfK, 1992)

Aufgabe:

In welchen Bestandteilen entsprechen die Inhalte des Textes denen der Abbildung, wo sehen Sie Unterschiede?

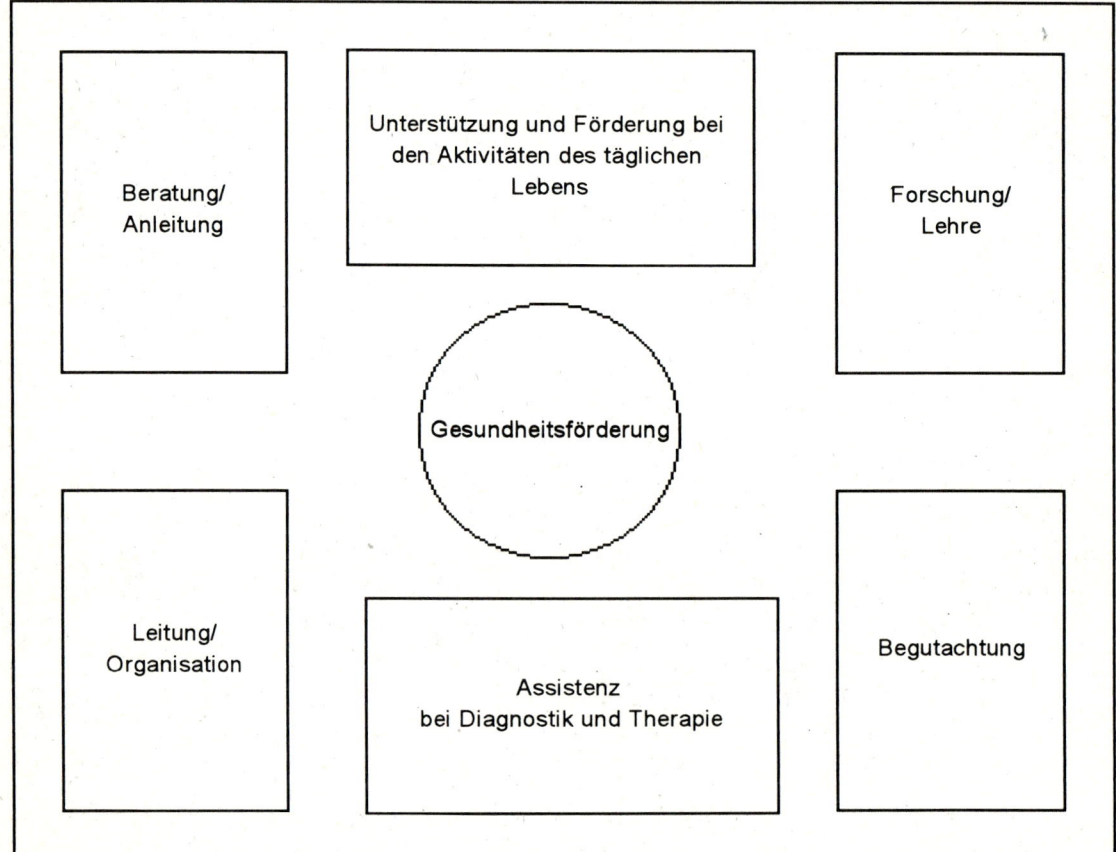

Abb. 1.5: „Berufsfeld Pflege" (nach: Wittner-Maier 1995, Seite 23)

Beispiele für aktuelle Definitionen von „was ist Pflege"

„Pflege ist die Diagnose und Behandlung des Verhaltens und der Reakion von Menschen gegenüber aktuellen oder potentiellen Gesundheitsstörungen"
Berufsverband der USA

„Es geht um die Antwort des Menschen auf Gesundheitsprobleme, die durch Krankheiten oder andere einschränkende Faktoren hervorgerufen werden können."
Martin Moers

(beide Definitionen zitiert nach Wittner-Maier 1995, Seite 18)

Der Begriff Gesundheit hat in allen neueren Überlegungen eine zentrale Bedeutung für die Pflege erhalten (s. Abb. 1.5 und 1.6. sowie Kap. 2.5) . Er ist als Gegenpol zum alten an Krankheiten orientierten Verständnis zu sehen. Dieses Verständnis verhinderte weitgehend, den Menschen in seinen gesunden Anteilen zu sehen und „vergaß" darüber die gesunden Anteile als Genesungshelfer einzubeziehen. Der Pflegeprozeß ist so ohne die Berücksichtigung der Ressourcen (= vorhandene Fähigkeiten) nicht vorstellbar.

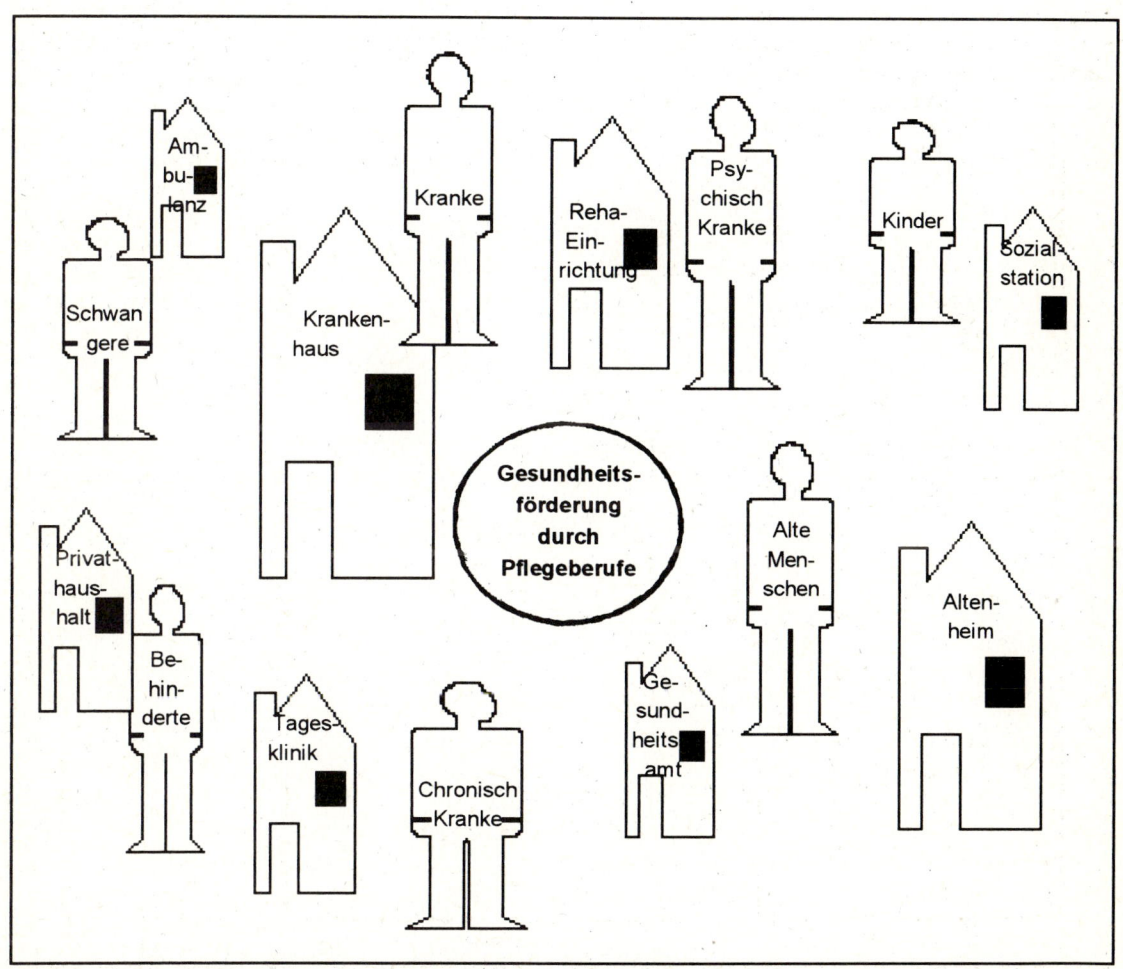

Abb. 1.6: Einsatzorte und Zielgruppen von Pflegenden

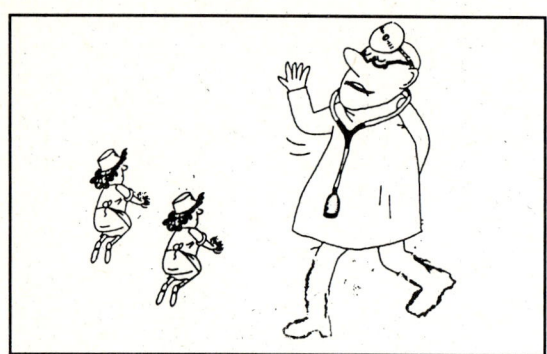

Abb. 1.7: Partnerschaft?

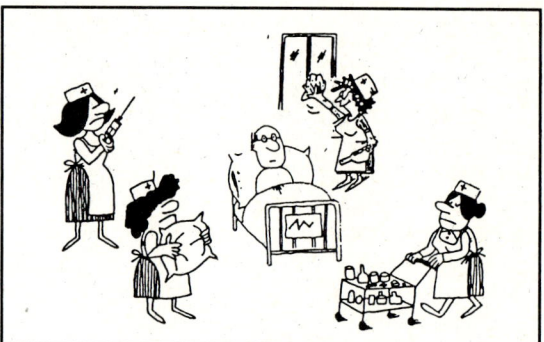

Abb. 1.8: Beziehungsgsarbeit?

Pflegende und Ärzte

„Zudem besteht häufig ein gespanntes Verhältnis zwischen dem Pflegepersonal auf der einen und Ärzten auf der anderen Seite, seitdem Schwestern und Pfleger - aus ihrer Sicht verständlicherweise - versuchen, in der Arbeit am Patienten einen autonomen (= eigenständig) Part zu übernehmen und nicht mehr länger ausschließlich Assistenzberuf sein wollen. In den Augen vieler Ärzte entbehrt die Krankenpflege jedoch der beruflichen Eigenständigkeit, die sie nach Funktion und Kompetenz als der Medizin ebenbürtig ausweisen könnte. ..."

Q 3.1: Verhältnis zwischen Ärzten und Pflegenden (Pontzen 1994, 66)

Im Arbeitsverhältnis zum Arzt können Pflegende verschiedene Rollen einnehmen. Sie können
- Untergebene des Arztes sein,
- HelferInnen des Arztes sein,
- nach individuellen Bedürfnissen der zu pflegenden Menschen eigenständig tätig sein,
- teils als HelferIn, teils eigenständig tätig sein.

Aufgaben:
1. Wie sehen Sie die Abhängigkeit von Ärzten?
2. Welche Aussagen werden in der Karikatur und in Q 3.1 zum Verhältnis Ärzte/Pflegende gemacht?

Pflegende und Gepflegte

„Es gibt einen handwerklichen Teil der Grundpflege, einen medizinisch-fachlichen Teil der Behandlungspflege unter Kontrolle des Arztes und eine pflegerische Beziehungsarbeit. Letztere wird wegen der Ausweitung des fachlichen Teils derzeit vernachlässigt, ersterer wird delegiert (=übertragen). Es geht nicht einfach darum, daß der 'Beziehungsanteil' der Pflege ausgeweitet wird, es geht zusätzlich darum, daß die Beziehungsarbeit offenbar zur Basisdimension der Pflege wird."

Q 3.2: Pflege ist Beziehungsarbeit
(Loos, zitiert nach: Kellermann 1994, 140)

Beziehungsarbeit heißt, mit dem zu Pflegenden in Kommunikation zu treten. Zur Kommunikation gehört nicht nur die Sprache, sondern Gestik, Blicke, Mimik oder Körperhaltung, die sehr viel ausdrücken können. Kommunikation erfordert nicht nur Sachverstand, sondern auch Einfühlungsvermögen und Offenheit. Diese wichtigen Fähigkeiten müssen daher in Aus- und Weiterbildung immer wieder geübt werden, damit sie zum Bestandteil von Grund- und Behandlungspflege werden.

Aufgaben:
1. Was stellen Sie sich konkret unter Beziehungsarbeit vor, was keinesfalls?
2. Erörtern Sie entsprechend Ihren Erfahrungen Arbeitsanteile an der Behandlungs-, Grund- und Beziehungspflege.

1.5.2 Pflege als Dienstleistung

In unserer Zeit ist die Pflege im Zuge neuer Gesetze und gesellschaftlicher Erwartungen vor neue Herausforderungen gestellt. Um welche Anforderungen es sich handelt und wie ihnen begegnet werden kann, wird in zahlreichen Gremien zur Zeit diskutiert. Einige dieser Überlegungen, die der Bundesausschuß der Länderarbeitsgemeinschaften der Lehrerinnen und Lehrer für Pflegeberufe (**BA**) und die Bundesarbeitsgemeinschaft Leitender Krankenpflegepersonen (**BALK**) auf einer Tagung diskutierten, sollen hier wiedergegeben werden:

„Pflege als Dienstleistung
Grundsätzlich ändern werde sich auch der Beziehungsaspekt: 'Die Pflegeleistung muß als eine zu entlohnende Dienstleistung gesehen werden, zugleich bedarf es eines funktionierenden Helfersystems', stellte Frau Beikirch fest. Die Pflegenden müßten diesen Grundsatz bejahen. Dabei stelle sich allerdings die Frage, ob sie überhaupt in der Lage seien, mit dem Begriff 'Kundenorientierung' umzugehen." ...
'Wo ärztliches Handeln seine Grenzen hat, fängt die Kunst der Pflegenden an', stellte die Referentin fest. Das bedeute, daß vermehrt über die Aufgabenfelder nachgedacht werden müsse. Aufgabe der künftigen Pflegenden sei es zum Beispiel, Hilfsmittel zu verschreiben, Therapiepläne zu erstellen und deren Einhaltung zu überwachen und zu begleiten. Gefordert sei 'das Prinzip des gleichberechtigten Umgangs von Pflegenden, Ärzten und Patienten'. Und auch hier sei ungewiß, ob die Pflegenden darauf vorbereitet seien.. die Referentin beantwortete diese Frage selbst mit der Feststellung, daß es zur Zeit ein Mißverhältnis gebe zwischen Bildungsvorgaben und beruflichem Alltag. Die Ausbildungsinhalte hielten den akuten Entwicklungen im Berufsfeld Pflege nicht stand. Gefordert seien Schlüsselqualifikationen anstelle von Detailwissen. ..."

Aus dem Referat von Karl-Heinz Stolz:
„ 'Die Pflege der Zukunft wird nicht mehr vorwiegend im Krankenhaus, sondern gleichberechtigt in Pflegeheimen, ambulanten Diensten und im häuslichen Bereich stattfinden', sagte Karl Heinz Stolz. Um so wichtiger sei es, eine grundständige Pflegeausbildung mit einer breiten Basisqualifikation anzubieten, die alle Pflegeberufe umfasse. 'Krankenhäuser werden nicht mehr die Kathedralen der Pflege sein', so Stolz wörtlich. ... Stolz begründete diese Auffassung auch mit dem Hinweis, daß neben der bisher dominierenden kurativen Pflege neue Einsatzfelder erschlossen werden müßten. Dazu gehörten die präventive Pflege und die rehabilitative Pflege im Sinne einer umfassenden ganzheitlichen Versorgung der Menschen.
Mehr als bisher müßten die Pflegenden des weiteren in die Lage versetzt werden, eigenständig sekundäre Pflegeleistungen zu erbringen. Dazu gehörten Beratung und Betreuung, Planung und Organisation, Qualitätssicherung, Lehre und Forschung."

Q. 1.6: Aus dem Protokoll von Eyke Gerster zur Tagung „Bildungsoffensive Pflege - ein Forum für neue Perspektiven"
(Pflegezeitschrift 5/95, 255 - 257)

- **Schlüsselqualifikationen**, z. B.:
  - Fähigkeit zur Konfliktlösung
  - berufspolitische Kompetenzen
  - interdisziplinäre Sacheinsichten
  - Kommunikationsfähigkeiten
  - werteinsichtiges Verhalten
  - Sozialkompetenz

- **Präventive Pflege**, siehe Kapitel 2.5
- **Qualitätssicherung**, siehe Kapitel 9.5

Aufgaben:
1. Diskutieren Sie die Frage, ob Pflege eine moderne Dienstleistung ist, die sich an den Bedürfnissen ihrer **Kunden** orientiert?
2. Wäre es richtiger von Klienten als von Patienten (=Leidende) oder Bewohnern zu sprechen)?
3. In welchem Maße haben Sie Bestandteile zukünftiger Pflege im Unterricht oder auf der Station kennengelernt? Für wie wichtig halten Sie die neuen Inhalte?

2   Von der Diätetik zur Gesundheitsförderung

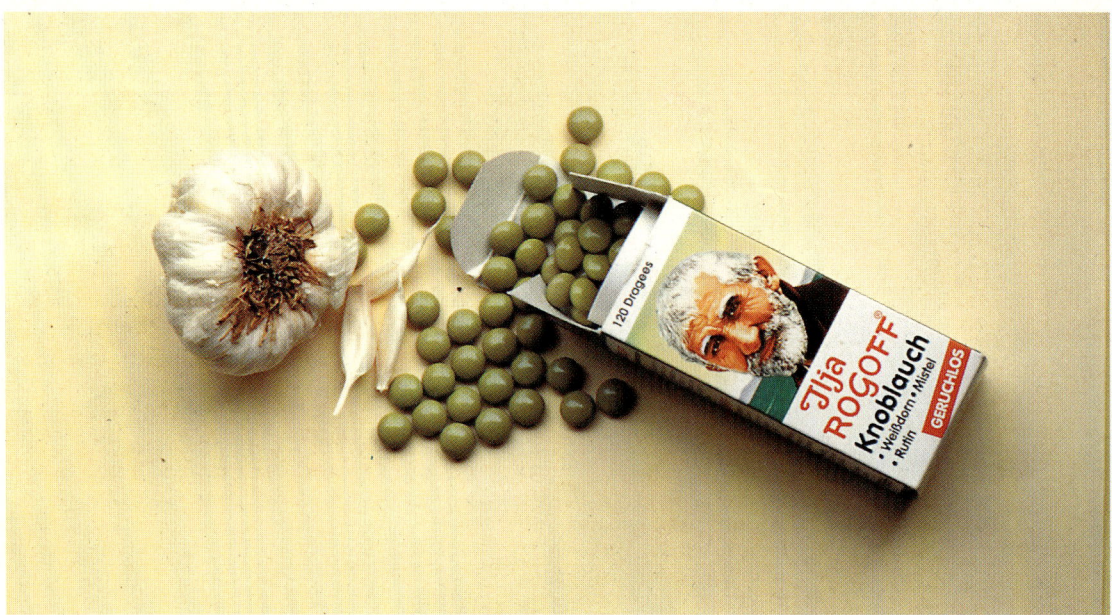

Abb. 2.1: Knoblauchzehe und Knoblauchdragees als Teil einer Gesundheitsvorsorge

2.1   Diätetische Lebensregeln in der Antike

Mittel wie Knoblauch, Kamille und andere Pflanzen werden häufig vorbeugend gegen Erkrankungen eingenommen. Knoblauch soll beispielsweise der Arterienverkalkung vorbeugen. In neuerer Zeit wurde in Versuchen nachgewiesen, daß er nicht nur Herz- und Kreislaufbeschwerden vorbeugt, sondern auch die Sekretion von Magen- und Darmsaft anregt und das Immunsystem stärkt. Die angebotenen Präparate haben den Vorteil, daß sie nicht den typischen Knoblauchgeruch hervorrufen, allerdings auch den Nachteil, daß sie eine erheblich verminderte Wirkung gegenüber frischem Knoblauch aufweisen.
Vorbeugung ist allerdings keine Erfindung unserer Zeit. Schon in vielen frühen Kulturen gab es Bemühungen, verschiedenen

Erkrankungen oder gar Epidemien vorzubeugen. In diesem Sinne sind bei den Juden das Verbot des ehelichen Verkehrs während der Menstruation, die Schlachtung von Tieren mit einer sauberen, schartenfreien Klinge und zahlreiche andere Gebote und Verbote zu verstehen. Krankheiten wurden dabei weitgehend als Strafe Gottes gesehen. Eine Reihe dieser Regeln übernahm später der Islam.

Eine erste systematisch durchdachte Gesundheitslehre entwickelten griechische Ärzte und Philosophen in den ersten vorchristlichen Jahrhunderten. Danach wurde eine Erkrankung nicht mehr als übernatürliche, durch die Götter geschickte Krankheit erklärt, sondern als eine natürliche Reaktion des Körpers. Der wohl bekannteste Vertreter dieser Lehrmeinung ist der Arzt **Hippokrates**. Er lebte auf der Insel Kos, seine Geburt wird auf das Jahr 460 v. Chr. datiert. Für ihn galt als wichtiges Prinzip, daß sich der Mensch durch die ihm innewohnenden Kräfte selber zu heilen vermag. Durch eine gesunde Lebensweise (Lebensweise = **Diätetik** - kommt vom griechischen Wort díaita) kann der Mensch diese Selbstheilungskräfte verstärken, so daß ihnen eine vorbeugende Wirkung zukommt. Wie sich die Griechen eine gesunde Lebensweise vorstellten, können wir den folgenden Ausführungen des Arztes Diokles von Karystos (Karystos ist ein Ort auf der griechischen Halbinsel Euböa) aus dem 4. Jahrhundert vor Christus entnehmen:

„Den Anfang der Darstellung der Gesundheitsvorschriften bildet der Übergang vom Schlaf zum Wachsein: in der Regel ist es zweckmäßig, vom Schlaf aufzustehen, wenn sich die Speisen aus dem Oberbauch schon in den Unterbauch verlagert haben. Es ist zweckmäßig, daß der junge Mann und der Mann im besten Alter kurz vor Sonnenaufgang ungefähr zehn, im Sommer ungefähr 5 Stadien (1 Stadion = 180 m) läuft, der ältere aber sowohl im Sommer als auch im Winter weniger. Nach dem Erwachen soll man nicht sofort aufstehen, sondern liegenbleiben, bis die durch den Schlaf verursachte Unbeweglichkeit und Trägheit nachläßt. Es ist angebracht, nach dem Aufstehen gegen die von den Kopfkissen herrührenden Verspannungen des Halses den Hals und den Kopf richtig und in angenehmer Weise zu massieren; danach ist es für diejenigen, die nicht gewohnt sind, den Darm sofort zu entleeren, noch bevor sie ihn entleert haben, für die anderen aber, wenn sie ihn entleert haben, sofort, bevor sie etwas anderes tun, recht gut, den ganzen Körper mit wenig Öl einzureiben, ... eine ziemlich lange Zeit, leicht und gleichmäßig, indem man grundsätzlich alle Körperteile, bei denen es möglich ist, streckt und beugt; denn so dürfte man wohl für die Gesundheit und auf jede Belastung besser eingerichtet sein. ...
Die Spaziergänge vor der Nahrungsaufnahme machen, wenn sie in größerem Ausmaß stattfinden, die Menschen dadurch, daß sie den Körper entleeren, für die Nahrungsaufnahme bereiter und fähiger, die gegessenen Speisen zu verdauen. ... in der Regel ist es aber recht gut, wenn die Schwachen und sehr Alten sich mit viel Fett gleichmäßig einreiben und sich selbst massieren; denn zugleich mit der **Massage** geschieht es, daß auch der Körper geübt wird, indem er sich aktiv bewegt; sich von einem anderen massieren zu lassen, muß man immer besonders den Erschöpften, den Schwächeren und denjenigen zubilligen, die sich im Hinblick auf die Übungen allzu nachlässig verhalten. ...
Zur Hauptmahlzeit muß man mit leerem Magen und ohne unverdaute Rückstände der zuvor genossenen Speisen gehen; dies wird man wohl am besten an der Geruchlosigkeit und dem Ausbleiben der Rülpser sowie an der Weichheit und dem deutlichen Umriß von Ober- und Unterbauch erkennen, außerdem auch daran, daß man ein triebhaftes Verlangen nach Essen hat. Es ist zweckmäßig, im Sommer kurz vor Sonnenuntergang, Weizenbrot, Gemüse und Gerstenbrot als Hauptmahlzeit zu essen. Rohes Gemüse soll man als Vorspeise essen außer Gurke und Rettich - diese zum Schluß -, das Gekochte soll man zu Beginn der Mahlzeit zu sich nehmen. ... Es dürfte aber nichts daran hindern, auch von den übrigen Speisen diejenigen zu sich zu nehmen, auf die man Appetit hat, sofern sie nicht Kräfte enthalten, die den vorher genannten entgegengesetzt sind. ...
Sehr kaltes Wasser und ein Getränk in großer Menge in einem Zug zu trinken ist gefährlich, und besonders für diejenigen, die sich einer großen Anstrengung unterzogen haben und die sich der Sonneneinstrahlung aussetzen, und zwar, solange sie noch erhitzt sind; das wichtigste im Hinblick auf die Gesundheit ist aber, daß nichts geschieht, was stärker ist als die Natur des Körpers. ...“

Q 2.1: Die gesunde Lebensweise
(Zitiert nach: Kollesch/Nickel 1994, 185 ff.)

Die gesunde Lebensweise sollte dabei vor allem vorbeugend angewendet werden. Falls es zu einer Erkrankung kam, bestand die Aufgabe des Heilkundigen zu einem wichtigen Teil darin, die Selbstheilungskräfte zu stärken und zu mobilisieren.

Einflußbereiche der Diätetik	Krankheitsursachen bedrohen die Gesundheit
Licht und Luft	Umweltgifte, ungünstige klimatische Bedingungen, gestörte Wohnumwelt
Essen und Trinken	Fehlernährung, Pestizidrückstände, Drogenkonsum
Bewegung und Ruhe	Ungleichgewicht zwischen Arbeit und Erholung,
Schlafen und Wachen	nicht ausreichender, gestörter Schlaf
Ausscheidungen und Absonderungen	Störungen der Ausscheidungen und Hautabsonderungen, Verletzung der Sexualhygiene
Anregung des Gemüts	Unterdrückung/Verhinderung emotionaler Bedürfnisse einschließlich animalischer und humaner Triebe

Abb. 2.2: Aspekte der Diätetik und beeinträchtigende Faktoren

In der Übersicht (Abb. 2.2) sind die Bereiche der Diätetik möglichen Störfaktoren gegenübergestellt.

Aufgaben:
1. Der griechische Arzt Karystos empfahl, täglich zehn bzw. fünf Stadien (griechisches Längenmaß, 1 Stadion entspricht etwa 180 m) zu laufen. Betrachten Sie diese Empfehlung als übertrieben?
2. Ergänzen Sie, was Ihrer Ansicht nach außerdem zu einer gesunden Lebensführung gehört.
3. Überlegen Sie, welche Möglichkeiten ein zu pflegender Mensch im Krankenhaus, im Altenheim oder im häuslichen Bereich hat, seine Lebensführung nach gesundheitsorientierten Maßstäben zu gestalten.
4. Ordnen Sie den Bestandteilen der Diätetik (Abb. 2.2) einzelne Aktivitäten des täglichen Lebens (nach Juchli) zu, soweit dies möglich ist.

2.2 Von der Humural- zur Zellularpathologie

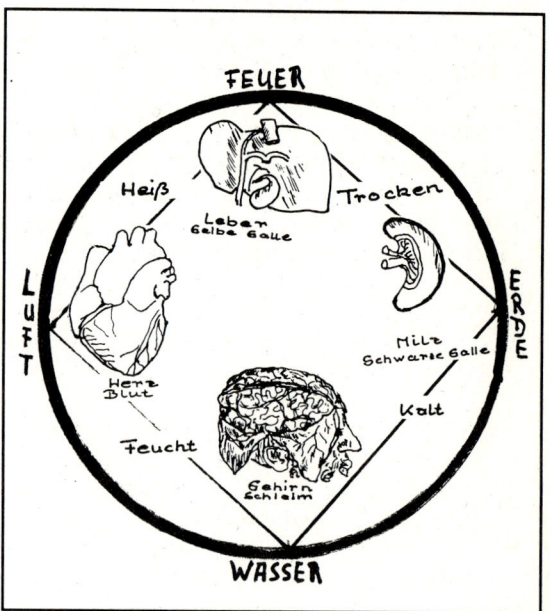

Abb. 2.3: Säftelehre

Wenn die Säfte aus dem Gleichgewicht gerieten

Die Befolgung diätetischer Lebensregeln, stellte eine von drei ärztlichen Maßnahmen in der Antike dar. Als zweite Säule ärztlicher Kunst galt die Pharmakotherapie, als dritte die Chirurgie.

Eine auftretende Krankheit wurde mit dem veränderten Mischungsverhältnis der Körpersäfte erklärt. Wenn die vier Körpersäfte, gelbe Galle, schwarze Galle, Schleim und Blut, nicht mehr dem gesunden Mischungsverhältnis entsprachen, hatte dies Erkrankungen mit ihren Symptomen zur Folge. Diese vom römischen Arzt Galen (=Galenus) weitergeführte Säftelehre oder Humuralpathologie lieferte die Grundlage für die bis in die Neuzeit äußerst populären Techniken wie Aderlaß, Schröpfen oder Abführen. Wie die Abb. 2.3 zeigt, wurden die Säfte den Organen Leber, Milz, Gehirn und Herz sowie den vier Elementen Luft, Feuer, Erde und Wasser zugeordnet. Der Mensch wurde also in seiner Einbindung in die Natur gesehen. Psyche wie Physis des Menschen und Natur beinhalten eine ganzheitliche Sichtweise, der wir uns heute wieder stärker nähern.

Den vier Elementen wie den ihnen zugeordneten Säften und Organen waren wiederum bestimmte Eigenschaften zugedacht: So galt das Wasser als feucht und kalt oder die Erde als trocken und kalt. Bei Erkrankung bestimmter Organe wurde die Behandlung daher mit entgegengesetzten Maßnahmen behandelt. Beispielsweise wurden bei Erkrankung der Milz heiße und feuchte Mittel angewendet. Das Temperament eines Menschen wurde ebenfalls auf das Überwiegen eines der Säfte zurückgeführt, so beim Choleriker ein Überwiegen von gelber Galle

Diese Säftelehre wurde während Antike und Mittelalter bis weit in die Neuzeit hinein zur therapeutischen Grundlage. Ihre Gedanken flossen beispielsweise noch in die Heilmethoden des Pfarrers Sebastian **Kneipp** (1821 - 1897) ein. Erst mit der Entwicklung der Bakteriologie im letzten Drittel des 19. Jahrhunderts wurden die Lehren der Humuralpathologie abgelöst. Die neuen Erkennt-nisse fußten auf den Entdeckungen, für die Namen wie Louis Pasteur oder Robert Koch stehen. Sie entdeckten krankheitserregende Mikroorganismen mit ihren spezifischen Bakteriengiften Die **Zellularpathologie** war geboren.

Bakteriengifte	Entdecker
Leprabakterien-1873 Mycobakterium leprae	Armauer Hansen (Norwegen)
Milzbrandbazillus-1879 Bazillus anthracis	Robert Koch (Deutschland)
Typhusbakterien-1880 Salmonella typhi	Carl Joseph Ebert (Deutschland)
Maleriaerreger-1880 Plasmodium malarie	Charles Louis Alphonse (Frankreich)
Tuberkelbazillus-1882 Mycobakterium tuberculosis	Robert Koch
Choleraerreger-1883 Vibrio cholera	Robert Koch
Salmonelloseerreger Salmonella enteritis - 1888	August Anton Hieronymus Gärtner (D)
Pesterreger-1894 Pasteurella pestis	Alexandre Emile J. Yersin (Frankreich)

Abb. 2.4: Entdeckung verschiedener Krankheitserreger (Auswahlliste)

2.3 Lebensführung im Mittelalter

Die von den Griechen entwickelte Diätetik läßt sich durch das gesamte Mittelalter verfolgen. An schriftlichen Zeugnissen dieser Zeit liegen vor allem die Abhandlungen der Äbtissin **Hildegard von Bingen** vor, sie lebte von 1098 bis 1179. Für sie steht fest, daß neben allen anderen Hilfsmitteln, einer Krankheit zu Leibe zu rücken, einer geordneten, maßvollen Lebensführung die größte Bedeutung zukommt. Über allem menschlichen Wirken steht für sie jedoch der Wille Gottes, durch den letzendlich Leid oder das Ende einer Krankheit bestimmt wird.

Äußerer Ausdruck des Strebens nach einem gesunden Lebenswandel sind die seit dem hohen Mittelalter immer populärer werdenden öffentlichen Badestuben. Neben dem körperlichen Wohlbefinden stellten die Bäder auch Orte der Geselligkeit dar, denen bisweilen allerdings auch ein bordellartiger Charakter nachgesagt wird. In der Regel handelte es sich jedoch um gemeinsames Essen und Trinken, um Gesang und Gespräche, die das Baden abrundeten. Außerhalb der öffentlichen Badestuben besaßen nur einige wenige wohlhabende Bürger und die zumeist sehr kleinen Hospize ein Bad.

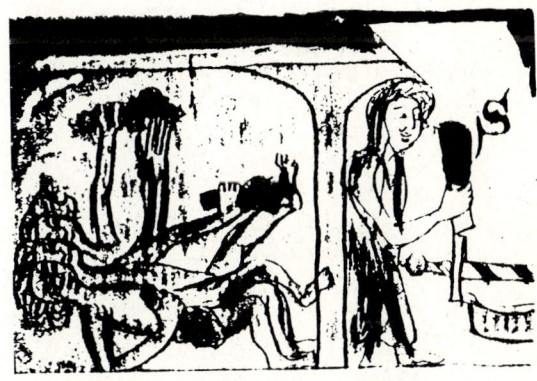

Abb.2.5: Badende im Schwitzbad, mit Laubbüscheln wird die Haut angeregt, der Bader bereitet den Aderlaß vor.
(Minatur aus dem Sachsenspiegel)

Außer Hygiene und Körperpflege boten die Betreiber der Badestuben, die **Bader**, weitere Dienstleistungen an. Diese reichten vom Haar- und Bartschnitt, der von den Scherknechten der Bader, den **Barbieren**, ausgeführt wurde, bis hin zu pflegerisch-medizinischen Leistungen. Dazu zählte die Versorgung frischer Wunden die Behandlung von Knochenbrüchen oder Verrenkungen genauso wie der für jedes Leiden gern verschriebene Aderlaß oder das Schröpfen

Die öffentlichen Badestuben, die gegen geringes Entgelt besucht werden konnten, bestanden bis ins 17. Jahrhundert hinein. Die Angst vor Ansteckung mit Pest oder Syphilis führten jedoch seit der Mitte des 14. Jahrhunderts zu einer insgesamt geringeren Nachfrage.
Auch der prophylaktische Besuch von Heilbädern hatte sich seit der römischen Zeit auf deutschem Boden etabliert und wurde durchaus nicht ausschließlich nur von begüterten Menschen wahrgenommen. Die Regeln diätetischen Lebenswandels gingen jedoch im 18. und 19. Jahrhundert weitgehend verloren. Erst im Zuge der Alternativ- und Naturmedizin, die im 19. Jahrhundert einsetzte, erlebte die Diätetik eine Art Renaissance. Ihre Rückkehr in die vom neuen medizinischen Denken geprägte Pflege vollzieht sich jedoch nur zögerlich.

2.4   Das 19. und 20. Jahrhundert

Als **Lebensreformer** werden Männer wie der Schweizer Arzt **Bircher-Benner** (1867 - 1939), der bis heute für seine Rohkostdiät bekannt ist, bezeichnet. Diese und weitere Ernährungsempfehlungen bis hin zum Vegetarismus wurden vor hundert Jahren empfohlen.
Die Lebensreformer kümmerten sich jedoch nicht nur um die Ernährung, sondern sind innerhalb einer Naturheilbewegung zu sehen, die das diätetische Lebensideal aufgriff. Licht, Luft, Bewegung und Sport gehörten genauso dazu wie die Beschaffenheit der Kleidung. So wurde beispielsweise warnend auf die negativen Folgen zu enger Korsetts hingewiesen, da es die inneren Organe zusammenpresse und damit gesundheitsschädlich wirke. In der Mode verbreitete sich als Auswirkung dieser Gedanken ein neuer Stil, der sich von der eng geschnürten Wespentaille zur weitgeschnittenen Reformkleidung veränderte (s. Abb. 2.7). Die Freikörperkultur ist lediglich eine extreme Ausdrucksform dieses Gedankens der Lebensreformer.
In die Pflege gingen diese Gedanken damals nur vereinzelt ein, auch wenn sie häufig beschworen wurden. Die Wiederbelebung des caritativen Gedankens stand hier im Vordergrund. Nur wenige wie die

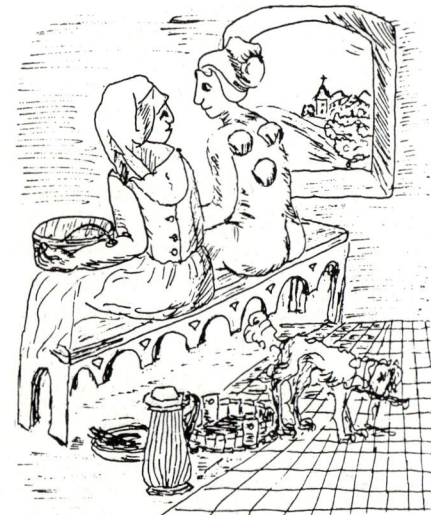

Abb. 2.6: Aderlaß und Schröpfen - häufige Behandlungs- und Vorsorgemaßnahmen

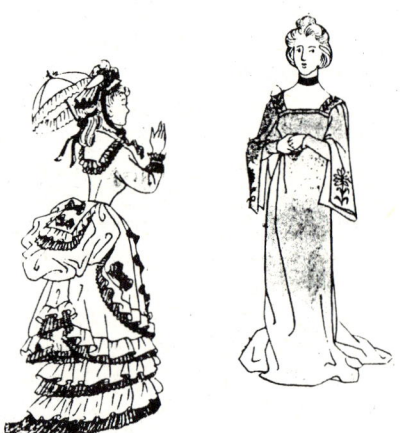

Abb. 2.7: Veränderung der Mode von der „Korsettaille" zur Reformkleidung

Engländerin Florence Nigthingale (Seite 61 f.) stellte diätetische Gedanken in den Vordergrund pflegerischer Tätigkeit. So heißt es in ihrem Werk „Notes on Nursing":

„Was dem geschulten Betrachter beim Beobachten von Krankheiten, sowohl in Privathäusern als auch in öffentlichen Krankenhäusern am eindringlichsten auffällt, ist, daß die Symptome oder Leiden, die im allgemeinen für unvermeidlich und zur Krankheit gehörig betrachtet werden, sehr oft überhaupt nicht Symptome der Krankheit, sondern von etwas ganz anderem sind: vom Mangel an frischer Luft, von Licht oder Wärme oder Ruhe, Sauberkeit oder Regelmäßigkeit und Sorgfalt in der Verabreichung der Diät oder von allen diesen Faktoren zusammen. Dies gilt fast ebenso für die private wie für die Krankenhauspflege.
Der Wiederherstellungsprozeß, den die Natur eingerichtet hat, wird durch den Mangel an Wissen oder Aufmerksamkeit in einem oder in allen diesen Punkten verhindert; hierdurch entstehen neue Leiden und Schmerzen oder gar die Unterbrechung des ganzen Heilungsvorganges.
Wenn ein Patient friert, wenn ein Patient fiebert, wenn ein Patient blaß ist, wenn ihm nach dem Essen übel wird, so ist dies im allgemeinen nicht das Verschulden der Krankheit, sondern der Pflege [nursing].

Q 2.2: Über die Krankenpflege
(zitiert nach: Seidler, 1980, 192)

In der ärztlichen Therapie und im Krankenhausbau schlugen sich diese Gedanken zu Beginn des 20. Jahrhunderts nieder. Vor allem im Kampf gegen die Tuberkulose wurde auf Sonne und Frischluft gesetzt. In waldreichen oder gebirgigen Gegenden wurden vornehmlich entsprechende Sanatorien errichtet. Hier wie in neugebauten allgemeinen Krankenhäusern reichten die Fenster jetzt bis zum Boden und die Krankenbetten wurden möglichst dicht darangeschoben. Auch erhielten die Krankenzimmer von Krankenhausanbauten oder Neubauten nach Süden oder Westen Veranden (s. Abb. 2.8) oder großzügige Terrassen, auf die die Kranken tagsüber geschoben wurden.

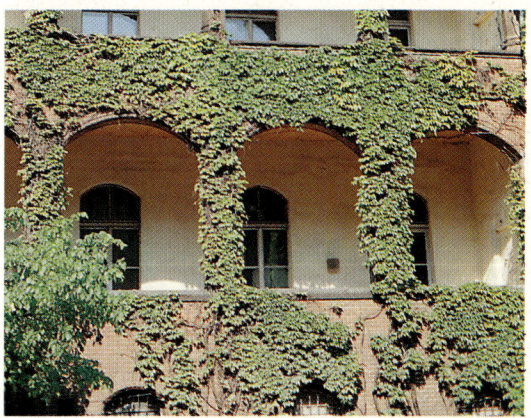
Abb. 2.8: Veranda an der Charité in Berlin

Im dritten Reich erhielt der Gesundheitsgedanke staatlichen Anschub. Dem nationalsozialistischen Staat ging es hierbei jedoch weniger um das Wohl des Einzelnen als vielmehr um die Aufrechterhaltung und Steigerung der Arbeits-, Wehr- und Gebärfähigkeit. **Volksgesundheit** wurde in dieser Zeit wie viele andere Werte dem nationalsozialistischen Ideengut zugeordnet und einem Wertewandel unterworfen. So beinhaltete dieser Begriff auch die „Ausmerzung" von Leben, das die Machthaber als lebensunwert erachteten. Der Pflege wurde bei dieser für die nationalsozialistische Ideologie wichtigen Aufgabe eine maßgebliche Rolle zugedacht (s. Kap. 8).
Heute wird die Gesundheitsförderung unter anderen Vorzeichen wiederbelebt, wie das folgende Kapitel zeigen soll.

Aufgaben:
1. Fassen Sie die wichtigsten Gedanken aus „Notes on nursing" (Q 2.2) zusammen. Gelten diese Beobachtungen und Gedankengänge auch heute noch?
2. Versuchen Sie eine Übersicht mit den folgenden Überschriften zu erstellen:

Formen gesunder Lebensweise, die von der Antike bis zur Neuzeit gepflegt wurden	Formen gesunder Lebensweise, die für uns in der heutigen Zeit wichtig wären	Formen gesunder Lebensweise, die im Altenheim oder Krankenhaus „gepflegt" werden sollten
...	...	...

2.5 Prävention und Gesundheitsförderung

2.5.1 Gesundheits- und Krankheitsverständnis

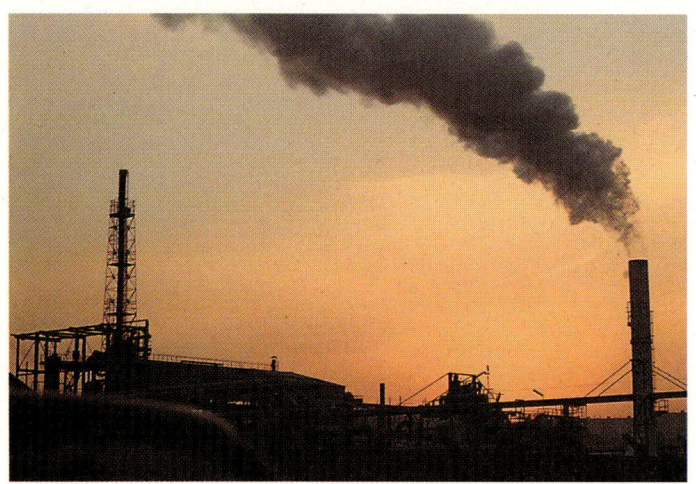 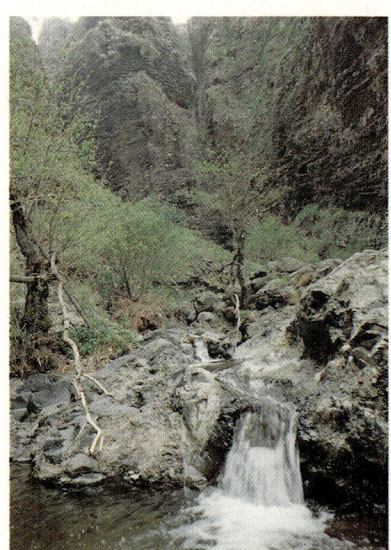

Abb. 2.9: Unterschiedliche Umweltbedingungen

Das Verständnis von **Gesundheit** und **Krankheit** ist heute eng mit den von der Medizin festgelegten meßbaren Werten verbunden. So gilt z.B. der Blutdruckwert 120 / 80 RR als „gesund" und der Blutdruckwert 180 / 100 RR als „krank."
Fragt man Menschen nach ihrem persönlichen Verständnis von „Gesundheit" so wird von vielen Gesundheit als der Zustand des „Nicht - krank - seins" verstanden. Diese negative Definition ist insbesondere in den Industrieländern verbreitet. In einer Befragung von Jugendlichen in Entwicklungsländern, wie z.B. den Philippinen, wurde Gesundheit hingegen als „Zustand des Glücklichseins" definiert (Schaefer 1990, 10f).

Ein Spiegel des Gesundheits- und Krankheitsverständnisses stellt das heutige Gesundheitswesen dar. Das Gesundheitswesen ist maßgeblich durch den Umgang mit Krankheit definiert. Für alle Beteiligten, z.B. für Pflegekräfte und Ärzte, liegt es in der Natur der Sache, einen Kranken zu behandeln und zu versorgen, damit er wieder gesund wird. Gesundheit ist in diesem Verständnis als die Abwesenheit von Krankheit definiert.

Der stark ausgeprägte kurative und krankheitsorientierte Anteil der pflegerischen und medizinischen Betreuung steht dementsprechend im Mittelpunkt der Tätigkeit im „Gesundheits" - wesen.
Die Abwesenheit von Krankheit als Gesundheitsdefiniton erweist sich insbesondere für Menschen mit chronischen Erkrankungen als problematisch. So kann z.B. ein Mensch mit einem Diabetes mellitus in diesem Verständnis nie wieder gesund werden.

Die **Weltgesundheitsorganisation (WHO)** formulierte erstmals 1946 eine richtungsweisende Definition für eine anstrebenswerte Vorstellung von Gesundheit:
„ Unter Gesundheit verstehen wir einen Zustand des vollkommenen körperlichen, sozialen, und geistigen Wohlbefindens und nicht das Freisein von Krankheit und Gebrechen."
(WHO, 1946, zitiert nach: Schneider, 1990, 8)

Mit dieser Definition wurde der Gesundheitsbegriff positiv besetzt und entgegengesetzt zur biomedizinischen Prägung unserer Zeit erstmals das persönliche und subjektive Wohlbefinden des Menschen in den Mittelpunkt gestellt.

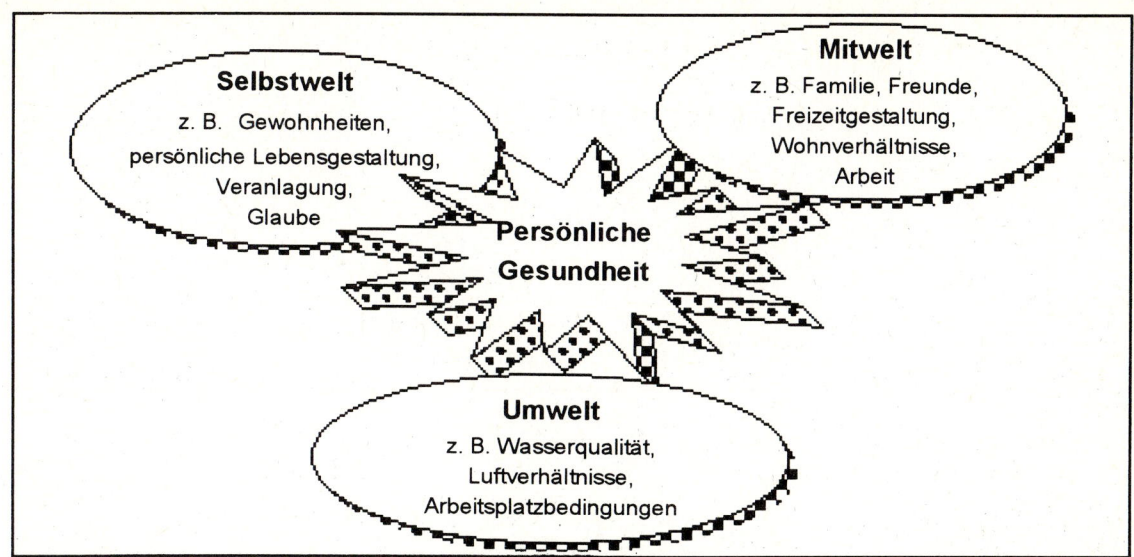

Abb 2.9: Beispiele für die unterschiedlichen Lebenswelten (in Anl. an: Schneider 1990, 9)

Der Begriff Gesundheit beinhaltet demnach nicht ausschießlich einen meßbaren, objektiven Zustand, wie z.B. einen im Normbereich liegender Blutdruck- oder Blutzuckerwert, sondern auch das subjektive Empfinden eines Menschen, welches seinen Körper, seinen Geist und seine sozialen Beziehungen einschließt.

In der kritischen Diskussion um die von der Weltgesundheitsorganisation vorgegebene Gesundheitsdefinition wurde der Gesundheitsbegriff um den Prozeßcharakter erweitert, d.h. Gesundheit ist nie ein Zustand, den man endgültig erreichen kann, sondern beinhaltet immer eine Weiterentwicklung.
Der prozeßhafte Charakter der Gesundheit läßt sich in Anlehnung an ein aus der taoistischen Philosophie übernommenen Bildes als Weg beschreiben (Tao, chin.: der Weg). Dabei ist nicht das Ende des Wegs das Ziel, sondern der Weg selbst wird zum Ziel.

Die persönliche Gesundheit eines Menschen ist somit von seiner Entwicklung und seiner Biographie abhängig, sie läßt sich nicht als erreichter Zustand beschreiben, sondern als ein dynamischer Prozeß. Dieser Prozeß der Gesundheitsentstehung (Salutogenese) wird durch die unterschiedlichen Lebenswelten eines Menschen ent-

scheidend beeinflußt.
Als **Lebenswelten** werden die **Selbstwelt, die Mitwelt und die Umwelt** bezeichnet (s. Abb. 2.9).

Was wird aufgrund des beschriebenen Gesundheitsverständnisses für die Menschen getan, die nicht krank sind, aber längerfristig gesund bleiben wollen? Diese Frage zielt sehr konkret auf gesundheitsfördernde und präventive Maßnahmen ab. Mit dem Begriff der **Gesundheitsförderung** ist all das gemeint, was die Lebensqualität verbessert. Lebensqualität umfaßt die hygienischen, medizinischen, psychischen, kulturellen, sozialen und ökologischen Aspekte des Lebens. **Prävention** setzt nach unserer heutigen Definiton da an, wo *erwartbaren* Gesundheitsstörungen vorgebeugt werden soll.

Aufgaben:
1. Beschreiben Sie für sich den Begriff Gesundheit. Findet sich Ihre Definition in der WHO - Definition wieder?
2. Wie schätzen Sie ihre eigene Gesundheit unter Berücksichtigung der Lebenswelten ein?
3. Haben Sie selber einen oder mehrere der drei Präventionsbereiche (Kap. 2.5.2) an sich erfahren ?

2.5.2   Prävention und ihre Maßnahmen

Der Begriff Prävention leitet sich aus der lateinischen Sprache ab und bedeutet zuvorkommen, Vorsorge treffen.

Die übergeordnete Zielsetzung aller Präventionsmaßnahmen ist es, „möglichst vorbeugend (präventiv, prophylaktisch) zu wirken, um Störungen der Persönlichkeitsentwicklung und Beeinträchtigungen der Gesundheit schon in einem frühen Stadium zuvorzukommen oder einem bestehenden gesundheitlichen (Zwischen-) Zustand zu verbessern." (Laaser u.a. 1993, 178f)

Präventionsmaßnahmen gelten einerseits für jeden Menschen in seinem persönlichen und beruflichen Umfeld. Andererseits sind Angehörige bestimmter Berufe, und dazu zählt auch der Pflegeberuf, zusätzlich für Präventionsmaßnahmen anderer verantwortlich. Das Alten- wie das Krankenpflegegesetz geben diese Aufgabe vor (S. 11).

Um Präventionsmaßnahmen durchzuführen, wurden unterschiedliche Präventionskonzepte entwickelt. Sie lassen sich aufgrund verschiedener Gesichtspunkte voneinander unterscheiden:

Primäre, sekundäre und tertiäre Prävention

Die Maßnahmen zur **primären Prävention** zielen *nicht* auf ein bestimmtes Risiko oder eine bestimmte Gesundheitsstörung ab. Sie haben zum Ziel, die bestehende Gesundheit zu erhalten und potentiell auftretenden Gesundheitsstörungen vorzubeugen.

Als Beispiele sind die allgemeinen Schutzimpfungen sowie Vorsorgeuntersuchungen bei Säuglingen und die allgemeinen Unfallschutzverordnungen zu nennen.

Die **sekundäre Prävention** beinhaltet die Maßnahmen, die sich an einer bestimmten Gesundheitsstörung orientieren. Sie setzen an einem vermutlichen Risiko für eine Gesundheitsstörung an. Ziel ist hier, die zu befürchtende Gesundheitsstörung zu verhindern. Als Präventionsmaßnahmen sind z.B. Kurse zur Gewichtsreduktion oder zur Raucherentwöhnung zu nennen.

Die Maßnahmen zur **tertiären Prävention** sollen Verschlimmerungen oder Rückfälle einer bestehenden Gesundheitsstörung vermeiden. Die sogenannte Rückfallprophylaxe schließt alle Maßnahmen der Rehabilitation ein. Als Beispiel können Diabetikerschulungen, Coronare Herzsportgruppen und die Gruppen der Anonymen Alkoholiker genannt werden.

Prävention kann sowohl durch Maßnahmen Einzelner wie durch gesetzliche oder organisatorische Rahmenbedingungen betrieben werden. Je nach Schwerpunkt der Maßnahme wird in
Verhaltensprävention und Verhältnisprävention unterschieden

Die Verhaltensprävention setzt an dem Einzelnen an, sein individuelles Verhalten soll sich im Sinne einer Vorbeugung von Gesundheitsstörungen verändern. Ein Beispiel ist das Einüben von rückenschonender Arbeitsweise in der Pflegeausbildung.

Die Verhältnisprävention schafft die Rahmenbedingungen für eine Vorbeugung von Gesundheitsstörungen. Sie richtet sich an bestehenden äußeren Bedingungen aus. Ein Beispiel sind die höhenverstellbaren Pflegebetten, die für die Pflegetätigkeit eine rückenschonende Arbeitshöhe ermöglichen.

Beide Ansätze sind voneinander abhängig und bedingen einander: Eine Rückenschonung ist trotz Einhaltung der Grundregeln zur rückenschonenden Arbeitsweise (Verhaltensprävention) häufig nur dann möglich, wenn die Bedingungen (Verhältnisprävention) wie z.B. die Möglichkeit, sich eine richtige Arbeitshöhe zu schaffen oder die Möglichkeit mit zwei Personen zu arbeiten, bestehen.

Um Prävention betreiben zu können, sind Maßnahmen auf verschiedenen Ebenen, auf medizinischer, politischer und gesundheitspädagogischer, erforderlich.

Die **präventivmedizinischen Maßnahmen** sind als fester Bestandteil der medizinischen Versorgung, z.B. durch Schutzimpfungen und Vorsorgeuntersuchungen, in unser Gesundheitsversorgungssystem integriert.

Politische Maßnahmen

beinhalten z.B. das Festlegen von Grenzwerten für toxologische Substanzen, die beispielsweise in Form gelöster Pestizide zu einem gewissen Grad in unserem Trinkwasser enthalten sein dürfen. Die Diskussion um die Grenzwerte verdeutlicht die Problematik der politischen Präventionsmaßnahmen.

Gesundheitspädagogische Maßnahmen

werden vorwiegend durch Aufklärung verwirklicht. Ziel ist es, gesundheitsschädigende Verhaltensweisen zu vermeiden und eine gesundheitsfördernde Verhaltensweise zu erreichen. Die Medien tragen hierzu mit Reportagen, Berichten oder Magazinen bei.

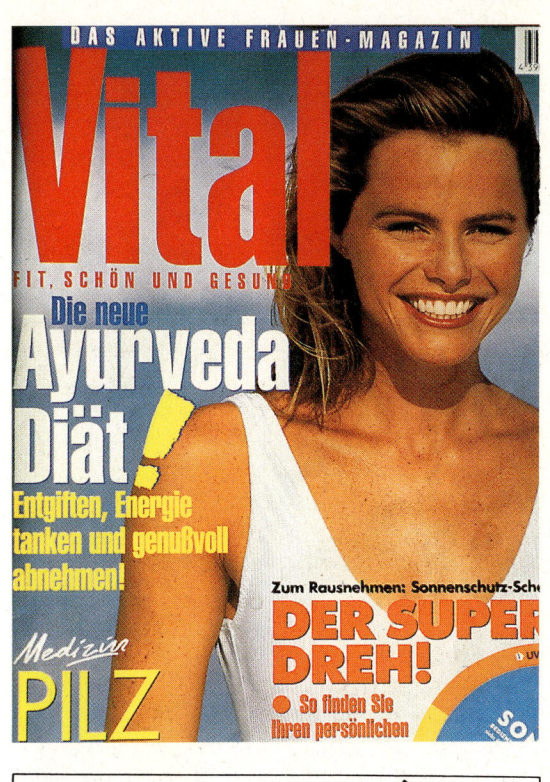

Abb. 2.10: Eine Zeitschirift wirbt für Fitneß und Gesundheit

Weiterhin haben Schulen Berufsgenossenschaften, Krankenkassen, Berufsverbände und die verschiedenen Berufe im Gesundheitswesen den Auftrag, gesundheitspädagogisch tätig zu werden. Die Krankenkassen nehmen diesen Aufgabe seit einigen Jahren sehr ernst, natürlich auch, weil hierdurch auf längere Sicht eine Reduzierung der Ausgaben möglich ist. Verschiedenste Kursangebote für junge und alte Menschen werden dazu unter anderem von den Kassen kostenlos angeboten. Solche Angebote gehören mittlerweile zum festen Leistungsspektrum.

Weiterhin betreiben die Kassen über Broschüren und eigene Zeitschriften Aufklärungsarbeit wie die Titelbildbeispiele auf der folgenden Seite zeigen (Abb. 2.12, 2.13).

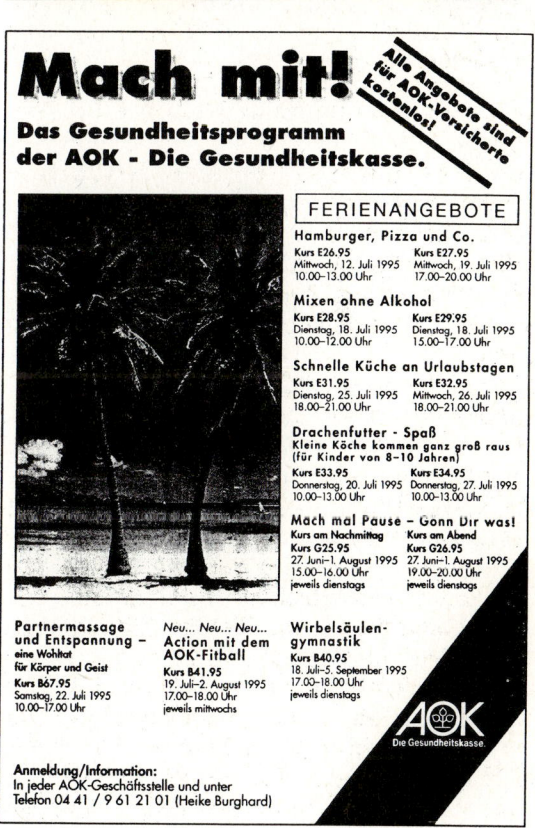

Abb. 2.11: Die AOK (Gesundheitskasse!) bietet Kurse an

Die Gesundheitserziehung erfolgt über:

- **Entwicklung gesundheitsfördernder Verhaltensweisen**
Bei der Arbeitsplatzgestaltung betrifft dies beispielsweise die Arbeitszeiten oder die Pausenregelung
Bei der Ernährungsberatung betrifft dies beispielsweise die Vollwertkost oder die Reduktionskost.

- **Aufklärung über schädliche Substanzen am Arbeitsplatz**

Hier gilt es beispielsweise, den sachgemäßen Umgang mit Zytostatika oder Desinfektionsmitteln durch Aufklärung über Gefahren und durch Einübung gesundheitsschützender Verhaltensweisen zu vermitteln.

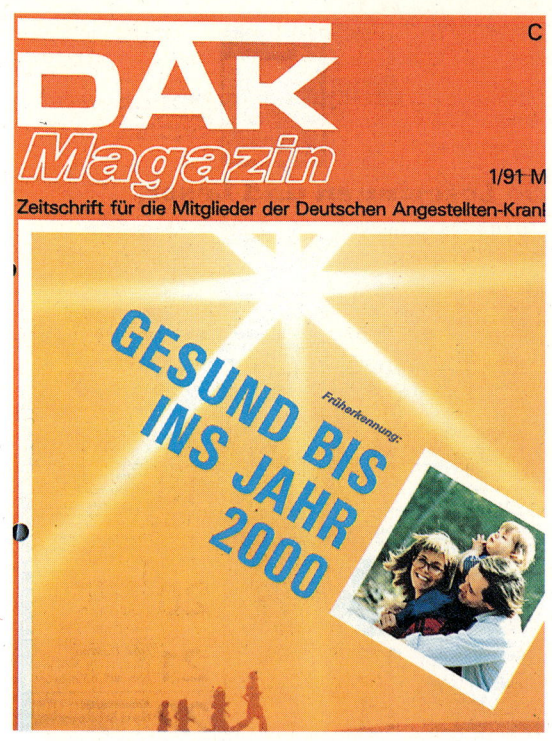

Abb. 2.12: Die DAK wirbt für Früherkennungsuntersuchungen

- **Informationen über schädigende Umwelteinflüsse**

Gesundheitspädagogische Maßnahmen klären über gesundheitsschädigende Einflüsse und dadurch hervorgerufene Risiken auf, wie sie beispielsweise durch zuviel Ozon am Boden und zu wenig Ozon in höheren Luftschichten entstehen.

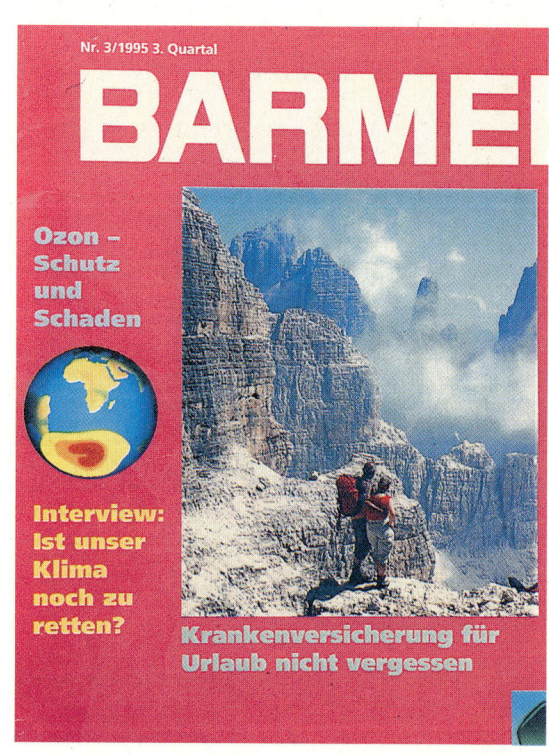

Abb. 2.13:. Die Barmer informiert über Ozongefahren

Aufgaben:
1. Nennen Sie weitere Verhaltensweisen, Gefahrenquellen und Umwelteinflüsse, die sie für gesundheitsschädigend halten.
2. Inwieweit lassen Sie sich durch Informationen oder Warnungen der Medien oder Krankenkassen beeinflussen
3. Würden Sie Programmteile der AOK wahrnehmen oder Ihren Klienten empfehlen?

2.5.3 Ziele der Gesundheitsförderung: Die Ottawa - Charta

Um die Zielsetzung der Weltgesundheitsorganisation zu erweitern und zu konkretisieren, wurde 1986 erstmals durch eine internationale Konferenz zur Gesundheitsförderung in Ottawa (Kanada), eine Charta (d.h. eine wichtige Urkunde im Staats- und Völkerrecht) zur Gesundheitsförderung verabschiedet.

Das übergeordnete Ziel der Charta lautet:
„Gesundheit für alle bis zum Jahr 2000."
Gesundheitsförderung wird darin als ein Prozeß definiert, der darauf abzielt,

„allen Menschen ein höheres Maß an Selbstbestimmung über ihre Gesundheit zu ermöglichen und sie damit zur Stärkung ihrer Gesundheit zu befähigen.
Um ein umfassendes körperliches, seelisches und soziales Wohlbefinden zu erlangen, ist es notwendig, daß sowohl einzelne als auch Gruppen ihre Bedürfnisse befriedigen, ihre Wünsche und Hoffnungen wahrnehmen und verwirklichen sowie ihre Umwelt meistern bzw. sie verändern können. In diesem Sinne ist die Gesundheit als ein wesentlicher Bestandteil des alltäglichen Lebens zu verstehen und nicht als vorrangiges Lebensziel."

Q 2.3: Ziel der Ottawa-Charta
(Zitiert nach: Trojan, Stumm 1992, 84)

Das Konzept der Weltgesundheitsorganisation greift sowohl die individuellen, sozialen, politischen wie ökologischen und ökonomischen Dimensionen des Gesundheitsbegriffs auf und formulierte die im folgenden zusammengefaßte Forderungen an die Gesundheitspolitik der einzelnen Länder:

1. Die Gesamtpolitik beeinflußt die Gesundheit der Gemeinschaft und des Einzelnen, es müssen Bedingungen für eine gesundheitsförderliche Gesamtpolitik geschaffen werden.
2. Wichtige Voraussetzung für eine Gesundheitsförderung ist die persönliche Kompetenz jedes einzelnen Menschen, sie muß gefördert und entwickelt werden.
3. Um eine Gesundheitsförderung zu erreichen, müssen die Lebenswelten, d.h. die Selbst-, Mit- und Umwelt gesundheitsfördernd gestaltet werden.
4. Gesundheit steht immer in einem sozialen Kontext, es müssen gesundheitsbezogene Gemeinschaftsaktionen unterstützt werden.

5. Gesundheitsdienste arbeiten unter der gleichen Zielsetzung, sie müssen koordiniert und verbunden werden.

Q. 2.4: Forderung der Ottawa-Charta
(Zitiert nach: Laaser u.a. 1993, 177f)

Die gesundheitspolitischen Leitvorstellungen der Ottawa-Charta stellen hohe Anforderungen an die einzelnen Länder. Eine praktische Umsetzung erfuhren die Ziele der WHO in Form von Projekten wie „gesundheitsfördernde Schulen", „gesunde Städte" und „gesundheitsförderndes Krankenhaus."

Aufgaben

1. Entscheiden und begründen Sie, inwiefern es sich bei folgenden Tätigkeiten um Präventionsmaßnahmen handelt. Pneumonieprophylaxe, Händedesinfektion, Beratung eines übergewichtigen Menschen, Ganzkörperpflege, Mobilisation eines bewegungseingeschränkten Menschen, Vorgehensweise beim Verbandwechsel.
2. Finden Sie weitere Beispiele aus Ihrer Tätigkeit, in denen Sie primäre, sekundäre und tertiäre Päventionsmaßnahmen, Verhaltens- und Verhältnispräventionsmaßnahmen und gesundheitspädagogische Präventionsmaßnahmen durchführen.
3. Welche Vorschläge haben Sie im Sinne der von der Ottawa - Charta geforderten Gesundheitsförderung, um aus dem Altenheim und aus dem „Krankenhaus" ein „Gesundheitshaus" zu entwickeln?
4. Schreiben Sie die folgenden Begriffe auf Karteikarten und ordnen Sie diese in einem logischen Strukturbild einander zu (Ergänzen Sie ggf. mit eigenen Begriffen).: **Krankenhaus, Pflegekraft, Gepflegter, Gesundheit, Krankheit, Prävention, Gesundheitsförderung, Informationssammlung, Pflegemaßnahmen, Pflegeprobleme, Ressourcen, Pflegeziele, Beurteilung der Pflegemaßnahmen, Verhältnisprävention Verhaltensprävention, primäre Präventionsmaßnahmen, sekundäre Präventionsmaßnahmen, tertiäre Präventionsmaßnahmen, Gesellschaft, Individuum.**

3   Von Heilenden zu Ärzten und Pflegenden

3.1   Frühzeitliche Kulturen

1991 wurde „Ötzi" im Tiroler Ötztal gefunden. Bei dem viel Aufsehen erregenden Gletschermann handelt es sich um eine 5300 Jahre alte, vom Eis konservierte Mumie. Noch rätseln Forscher, ob es sich bei ihm um einen Hirten, einen Jäger oder einen Schamanen (Medizinmann) handelte. Auf letzteres lassen bei ihm gefundene Reste von Pilzen mit blutstillender und heilender Wirkung schließen.

Schamanen waren Männer oder auch Frauen, die sowohl über umfassende Kenntnisse hinsichtlich der Wirkung pflanzlicher Wirkstoffe und deren Anwendung als auch über eine priesterähnliche, den Gottheiten nahe Stellung verfügten. Die Künste von Schamanen und Schamaninnen waren offensichtlich in grauer Vorzeit stark nachgefragt, wie sich aus zahlreichen Erkrankungen in damaliger Zeit schließen läßt. Arthrosen, Skoliosen, Krebs oder Knochenbrüche sind an zahlreichen Skelettfunden nachweisbar.

Ebenfalls kann durch verschiedene Funde belegt werden, daß Heilerfolge beispielsweise bei Knochenbrüchen erzielt wurden Dabei mußte allerdings häufig ein Verlust der Drehfunktion in Kauf genommen werden. Gut vernarbte Trepanationen (Trepanation = Schädelöffnung) weisen auf erfolgreiche Behandlungen von Kopfverletzungen hin.

Der wissenschaftliche Name dieses Zweiges der Medizingeschichte, der sich mittels archäologischer Funde mit Krankheiten längst vergangener Zeiten beschäftigt, nennt sich Paläopathologie (Paläo = Urzeit, Vorzeit; Pathologie = allgemeine Krankheitslehre).

Gleichzeitig war das Auskurieren von Verletzungen nach Aussagen führender Paläo-

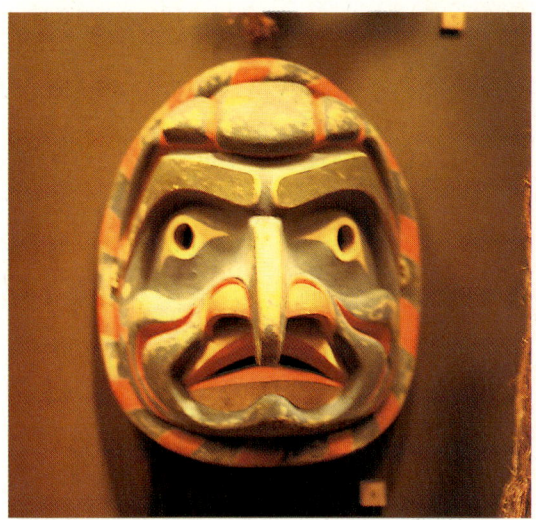

Abb. 3.1: Maske eines Medizinmannes

anthropologen (Anthropologe = Menschenkundler) nicht ohne Pflege möglich. So konnten schwere Verletzungen, die z. B. das Skelett eines bei Ausgrabungen gefundenen Neandertalers aufwies, nur überstanden werden, weil eine ent-sprechende Versorgung dieses Menschen stattgefunden haben muß. Die nötige Pflege wurde höchstwahrscheinlich von Angehörigen ausgeführt.

Genauere Kenntnisse über die Heilkunde der Frühzeit erhielten wir durch Überreste von Texten z. B. aus China, von Keilschrifttäfelchen aus Mesopotamien oder durch Papyrusrollen oder Reliefs aus dem Alten Ägypten. Mit Sprüchen, Beschwörungen und Fetischen (Fetisch = Gegenstand, dem magische Kräfte zugedacht werden) suchten die Menschen nach Heilung und Schutz vor Krankheiten und Gebrechen. Beispielsweise wurde das auf der nächsten Seite abgebildete Horusauge unter anderem als Amulett getragen, das vor Gefahren und Krankheiten schützen sollte.

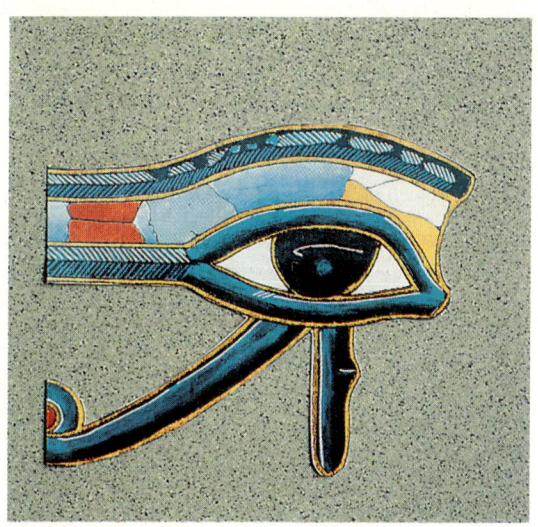

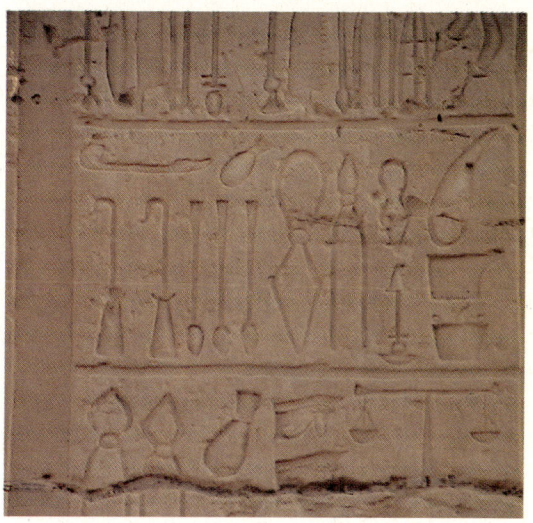

Abb. 3.2: Horusauge

Abb. 3.3: Chirurgisches Besteck, Relief am Tempel von Kom Ombo, Ägypten

Dem Auge des Gottes Horus, den sich die Ägypter in Gestalt eines Falken oder als Mensch mit Falkenkopf vorstellten, wurde nach der Mythologie die Kraft zur Heilung verliehen (Mythologie = Überlieferung eines Volkes einschließlich ihres Götterglaubens) Nach der Überlieferung war nämlich dem Sonnengott Horus von seinem Bruder ein Auge geraubt worden. Damit wurde es dunkel auf der Erde. Die Göttin Isis, Mutter des Horus, gab ihrem Sohn jedoch das Augenlicht zurück, so daß es wieder hell wurde. Dieser Vorgang des Verlusts und der Wiederherstellung des Augenlichts wiederholt sich nach der Mythologie täglich und ergibt damit die Begründung für den Wechsel von Tag und Nacht. Das Horusauge wurde damit auch zum Symbol für den Sieg über Krankheit und Tod.

Neben diesen und anderen Fetischen, denen häufig eine prophylaktische Wirkung zugedacht war, wurden Beschwörungsformeln zur Unterstützung der Heilbehandlung eingesetzt. So ist aus der umfangreichsten uns bekannten Handschrift medizinischer Kenntnisse, dem Papyrus „Ebers" (Der Papyrus ist nach dem Ägyptologen Georg Ebers benannt), beispielsweise folgende

Beschwörungs formel überliefert:
„... Entweiche in die Erde, Eiter! ..."
(Zitiert nach: Leca 1990, 116)
In allen Dingen und überall wurde der Sitz guter oder böser Mächte angenommen, die durch Beschwörung oder Bitte beeinflußt werden sollten. Bestandteil von Beschwörungen konnte auch die Nennung von Gottheiten oder der Pflanzen, die für die Heilung herangezogen wurden, beinhalten.

Chirurgische Bestecke, die bei Ausgrabungen gefunden wurden oder auf Bildern oder Reliefs überliefert wurden (s. Abb.3.3), ergänzen das Bild, das wir uns von der bereits sehr weit fortgeschrittenen Heilkunst machen können. Schamanen gibt es bei einigen Naturvölkern auch heute noch. Neben den Priesterheilern existierte jedoch vermutlich auch eine „Volksheilkunst", die immer zunächst angewendet wurde, bevor man einen göttlich autorisierten Heiler hinzuzog.

Aufgabe:
Kennen Sie Symbole oder Symbolfiguren aus heutiger Zeit, denen eine beschützende oder heilende Kraft zugedacht wird?

3.2   Heilende und Glaube

Heilung und religiöse Vorstellungen waren derart eng miteinander verzahnt, daß Heilkunst und Priesteramt häufig in einer Person vereinigt waren. Krankheit wurde oft als Strafe einer Gottheit für unredlichen Lebenswandel gesehen. In einer Art von Verhör konnten vom Priesterarzt entsprechende „Befunde" erhoben werden. So sind folgende Fragen eines Priesterarztes an einen Patienten überliefert:

"Hast du Zwietracht gesät zwischen Vater und Sohn, zwischen Mutter und Tochter, zwischen Bruder und Bruder, zwischen Freund und Freund?
Hast du 'ja' anstelle von 'nein' gesagt?
Hast du beim Wiegen falsche Gewichte verwendet?
Hast du deinen legitimen Sohn verstoßen und statt dessen einen illegitimen in deinen Haushalt aufgenommen? ...
Hast du wider den Besitz deines Nachbarn gehandelt?
Hast du mit seiner Frau das Bett geteilt? ...
Hast du Geradheit nur auf deinen Lippen getragen, gleichzeitig aber Falschheit in deinem Herzen gehegt? ...
Hast du Verbrechen begangen, hast du gestohlen oder stehlen lassen? ..."

Q 3.1: Fragen eines Priesterarztes, (Zitiert nach: Zaragoza 1990, 94)

Mag diese Vorgehensweise zunächst erstaunen, so kann in dieser Gewissenserforschung, die dem „Beichtenden" eine Erleichterung bringen kann, ein durchaus wichtiger Aspekt für die Heilung gesehen werden. Dieser Schlußfolgerung basiert auf der Annahme, daß Verfehlungen psychische Belastungen hervorrufen, die dann ihrerseits wiederum das körperliche Befinden beeinträchtigen. Diese Zusammenhänge können so weit reichen, daß mögliche Selbstheilungskräfte des Körpers eingeschränkt oder unterdrückt werden. Frei von Schuldgefühlen und im Bewußtsein der von den Göttern akzeptierten Sühne entfalten die Selbstheilungskräfte des Körpers

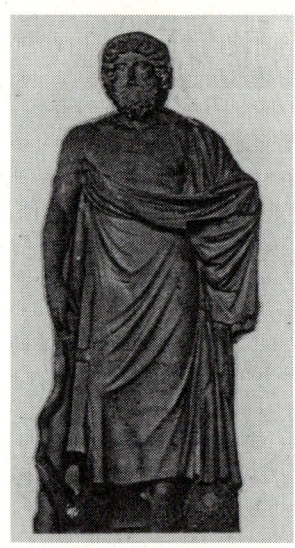

Abb. 3.4: Darstellung des Asklepios nach einem Votivbild (= Weihebild)

pers ihre volle Aktivität. Krankheiten können so wie von selbst oder zusammen mit unterstützenden Maßnahmen wie dem Einsatz von Kräutern heilen.

Voraussetzung für jeglichen Heilungserfolg ist jedoch das unerschütterliche Vertrauen in die Therapieanweisungen des jeweiligen Heilers oder der jeweiligen Heilerin.
Die Beeinflussung des Körpers durch den Geist und den psychischen Zustand bildeten in vielen alten Kulturen im Zusammenspiel mit dem Glauben an Heilgötter oder Heilgöttinnen die Basis für jegliche Heilung. Die Menschen damals waren damit einer ganzheitlichen Sicht, die wir heute wieder anstreben, offensichtlich recht nahe.

Die Götter wechseln zwar im Laufe der Menschheitsgeschichte. Der Glaube an ihren Einfluß blieb jedoch sehr lange erhalten. Die Griechen hatten biespielsweise ihren Heilgott **Asklepios**. Dessen Tochter, Hygieia, galt als Göttin der Gesundheit. Nach ihr werden bisweilen heute noch Frauen, die in Heilberufen tätig sind, als Töchter **Hygieia**s bezeichnet. Die Abb. 3.4

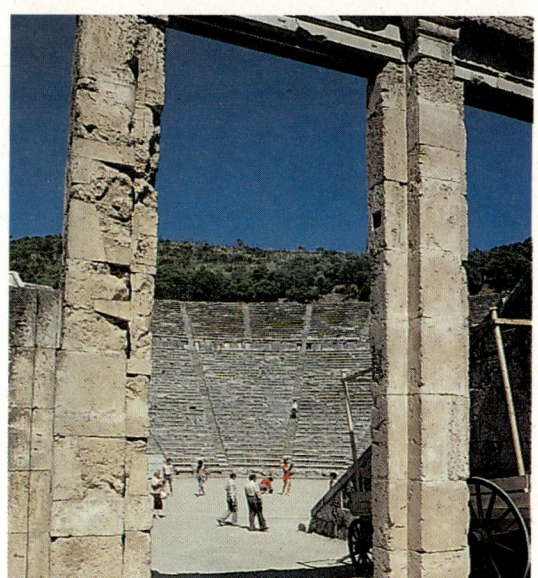

Abb. 3.5: Theater von Epidauros

chen und sich iinnerlich auf den Tempel-schlaf vorzubereiten. Während dieses Schlafs im Tempel des Asklepios, dem zentralen Ort der Anlage, erschien die Gottheit. Der griechische Wissenschaftler und Herausgeber zahlreicher Schriften, Aristophanes, berichtet folgendes über den Tempelschlaf:

„Der Gott kam in Person, schön und milde von Angesicht, begleitet von seinen Heil-gehilfen und Tieren (wahrscheinlich Schlan-gen). **Er ging von Lager zu Lager und fragte nach dem Leiden. Dann heilte er durch Be-rührung mit der Hand, durch eine Operati-on, Medikamente oder Anweisungen, die er dem Kranken gab und die er tags darauf auszuführen hatte.**

Q 3.2: Tempelschlaf
(Aristophanes, Ploutos, 665 ff, zitiert nach Krug 1985, 135)

zeigt den Heilgott und Gott der Ärzte, As-klepios, mit Stab und Schlange, dem Sym-bol, das auch heute noch von Medizinern benutzt wird. In der lateinischen Version ist uns Asklepios unter dem Namen Äskulap geläufiger. Zahlreiche Apotheken oder Hersteller von Pflegeartikeln führen den Heilgott in ihrem Firmennamen.

Die Abbildung 3.5 zeigt das Theater von Epidauros auf dem griechischen Festland. Dieses Theater gehört zu einer bis auf we-nige Grundmauern zerstörten Kultstätte der alten Griechen. Das der Entspannung und Unterhaltung dienende Theater bildete ei-nen Teil einer Kultheilstätte, die dem As-klepios geweiht war. Solche Sanatorien gab es in unterschiedlichen Größenor-dungnungen über ganz Griechenland ver-teilt.

Für einen Heilung Suchenden stellte sich der Aufenthalt etwa folgendermaßen dar: Nach dem Betreten des Heiligtums erfolgte zunächst eine Waschung, da neben der in-neren Reinheit auch die äußere Reinheit eine Grundvoraussetzung für den erfolgrei-chen Aufenthalt im Heiligtum darstellte. Als nächstes wurde ein Geldopfer erwartet. Für den Rest des Tages bestand Gelegenheit, sich mit den Örtlichkeiten vertraut zu ma-

Über gelungene Heilungen gibt es zahl-reiche Zeugnisse auf den Weihegaben. In-dizien für nächtliche Operationen durch den heilkundigen Priester der Kultstätte existieren dagegen nicht. So wurden bei-spielsweise keinerlei Operationsinstrumen-te in oder bei den Heilstätten gefunden. Die Berichte über Wunderheilungen, durch die Lahme wieder gehen oder Taube wieder hören konnten, sind nicht ohne das Vor-handensein psychosomatischer Erkrankun-gen und der unbedingten Bereitschaft zum Glauben an die Heilung erklärbar. So war denn auch das Aufsuchen der Kultstätten häufig die letzte Chance bei Erkrankungen, die von den Ärzten als unheilbar diagno-stiziert worden waren und deren Behand-lung daher von ihnen in der Regel abge-lehnt wurde.

Auch aus der christlichen Berichterstattung erfahren wir etwas über Wunderheilungen, so wird von Jesus Christus als Christus Medicus und als Heiland gesprochen:

„Jesus machte sich auf und folgte ihm samt seinen Jüngern. Da trat eine Frau, die schon zwölf Jahre am Blutflusse litt, hinter

ihm heran und berührte eine Quaste seines Gewandes. Denn sie sagte sich: 'Wenn ich nur sein Gewand berühre, so werde ich gesund.' Jesus wandte sich um, sah sie und sprach: 'Sei getrost meine Tochter, dein Glaube hat dich gesund gemacht.'" (Matthäus 9, 19 - 22)

„Dort lag der Knecht eines Hauptmanns, der diesem lieb und wert war, todkrank darnieder. Als er von Jesus hörte, ließ er ihn durch jüdische Älteste bitten, er möge kommen und seinen Knecht gesund machen. Diese kamen zu Jesus und baten ihn inständig. ... Jesus ging mit ihnen. Als er nicht mehr weit vom Hause entfernt war, ließ der Hauptmann ihm durch Freunde sagen: 'Herr bemühe dich nicht; denn ich bin nicht würdig, daß du eingehst unter mein Dach. Deshalb habe ich mich auch nicht für würdig gehalten, zu dir zu kommen. Sprich nur ein Wort, so wird mein Knecht gesund...' Als Jesus dies hörte, wunderte er sich über ihn. Er wandte sich um und sprach zu dem Volke, das ihn begleitete: '[Wahrlich] ich sage euch: So großen Glauben habe ich in Israel nicht gefunden!' Als die Boten nach Hause zurückkamen, fanden sie den Knecht, der krank gewesen war, gesund." (Lukas 7, 2- 10)

Q 3.3: Wunderheilungen

Diese und weitere Wunderheilungen finden sich bei allen vier Evangelisten. Der Glaube an die Heilkräfte Jesu Christi, des Heilands, bestimmte bis weit in die Neuzeit hinein die Behandlung und Pflege kranker Menschen als ein unverzichtbarer Bestandteil. Juden und Christen standen damit in der Tradition der ihnen vorangegangenen und zu ihrer Zeit noch bestehenden Religionen. Der Unterschied bestand darin, daß auch dem Vielgottglaube ein Eingottglaube geworden war. Die vorher gültigen göttlichen Attribute der Heilkraft wurden übernommen. Ähnlich wie bei Ägyptern und Griechen gab es jedoch auch den strafenden Gott, der im Falle von Verfehlungen Krankheit und Tod schickte. Der strafende und heilende Gott begegnet uns bereits im Alten Testament, so mahnt er dort das Volk:

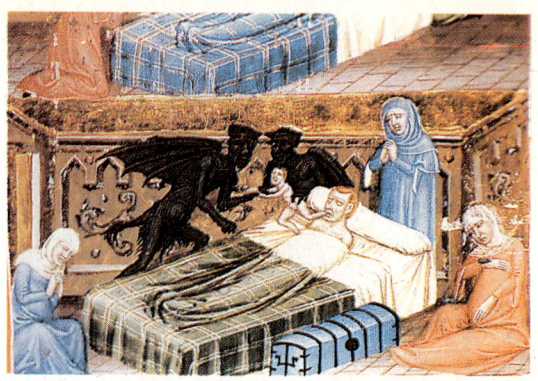

Abb: 3.6: Austreibung böser Geister durch Gebet

„Wenn du auf das Wort des Herrn, deines Gottes, willig hörst und tust, was recht ist in seinen Augen, seinen Befehlen gehorchst und alle seine Satzungen beobachtest, so will ich von den Heimsuchungen, die ich über Ägypten kommen ließ, keine über dich verhängen. Vielmehr werde ich der Herr, dein Heiland sein." Exodus, 15, 26

Q 3.4: Strafender und heilender Gott

Pest, Lepra, Syphilis und andere Krankheiten wurden denn auch im gesamten Mittelalter bis in die Neuzeit hinein als Strafe Gottes für ein sündiges Leben gesehen. Die Lepra wandelt sich allerdings seit der Erkrankung vieler Kreuzfahrer zur heiligen Krankheit. Seither wurden Leprakranke mit besonderer Aufopferung versorgt und gepflegt.
Für Epilepsie, Tobsucht, Lähmung, Verwirrtheit oder Kopfschmerzen wurden vor dem Christentum die bösen Geister verantwortlich gemacht. Jetzt ist es der Teufel. Für den Exorzismus (= die Teufelsaustreibung) gibt es eine Reihe von Beispielen aus dem Neuen Testament, so aus dem Markus-Evangelium: „Jesus aber drohte ihm und sprach: 'Schweig und fahr aus von ihm!' Der unreine Geist zerrte ihn hin und her und fuhr mit lautem Geschrei von ihm aus." Markus 1, 25 - 26

Aufgabe:
Berichten Sie über Erfahrungen, die Sie möglicherweise mit Heilungserfolgen durch den festen Glauben in oder an etwas gemacht haben.

3.3 Weise Frauen und Hexen

"Ich litt nämlich an einem Geschwür im Halse; da führte man mich zu einem überaus häßlichen alten Weibe, das legte den Daumen mit bleichem Nagel in mein Ohr, und während ihre andere Hand mir auf dem Kopfe ruhte, murmelte sie zwischen den Zähnen gewisse mir unverständliche Segensworte. Als dies vorüber war, gab sie mir folgendes Heilmittel an. 'In einem Becher', sprach sie, 'sollst du, wenn du gesund werden willst, drei ganze Eichenblätter ohne Brüche und Raupennester tun; dazu den Teil von einem Kamme, womit die Kopfwürmlein gefangen werden, und drei Enden von Flachsflocken, dawo sie von den Fingern der Spinnerinnen gedrillt werden. Danach, wenn der Becher also zurechtgemacht, einen Tag und eine Nacht gestanden hat, dann sollst du mit der festen Hoffnung auf Heilung so lange davon trinken, als du den Schmerz des Geschwüres empfindest.' Auch fügte sie noch hinzu, wenn ich nach meiner Herstellung später wieder einmal ähnliche Beschwerden fühlte, so solle ich nur alsbald den eigenen Daumen in den Mund stecken, dreimal darin herumdrehen und die Worte sagen, die sie mich lehrte. All diesem schenkte ich elendiglich Glauben und wurde auch wirklich, nachdem ich von dem Becher etwas getrunken, wieder gesund; und sooft ich seitdem anfing, an der Stelle etwas zu verspüren, stillte ich es sofort gemäß der empfangenen Anleitung. Wieder einmal litt ich auch am Fieber und konnte lange Zeit hindurch trotz aller möglichen Arzneimittel nie ganz geheilt werden; immer kam das Fieber nach wenigen Tagen wieder. Da nahm mich die Herrin selbst vor Sonnenaufgang beim Morgenrot und führte mich hinaus ins freie Feld. Hier stieg sie mit mir auf einen Kieselstein, und nachdem sie viel Segnung und Verwünschung gegen das Fieber vorausgeschickt, schnitt sie endlich mit eigener Hand Rinde von einem Baume und band mir diese um den bloßen Leib; drei Tage und drei Nächte blieb ich darein gebunden, warf alsdann die Rinde gleichsam mit meinem Fieber ins Feuer und war geheilt. Auch habe ich fortan von den besagten beiden Krankheiten keine Beschwerde mehr gehabt, bis ich von den Beichtvätern zu Deventer katholisch belehrt, es verachtete, auf solche abergläubische Dinge fernerhin etwas zu halten. Von der Zeit an aber haben mich die besagten Krankheiten öfter wieder befallen, und sie hielten, sozusagen, das Jahrgedächtnis der Zeit ihres Weggangs."

Q 3.5: Aus dem „Wanderbüchlein, Chronika eines fahrenden Schülers" von Johannes Butzbach, 1478 - 1516
(Zitiert nach: Ketsch 1983)

Da es in Deutschland im Mittelalter keinen Ärztestand gab, der das Vertrauen der Menschen genoß, suchte man bei den traditionell als heilkundig bekannten Männern und Frauen Hilfe. Bereits in vorchristlicher Zeit waren weite Bereiche der Heilkunde von Frauen wahrgenommen worden. Sie reinigten, nähten oder verbanden Wunden, behandelten Stauchungen und Brüche. Ihre Kunst bestand jedoch vor allem in der Anwendung von Kräutern und Drogen. Frauen, die sich hierin besonders spezialisiert hatten, wurden als **Weise Frauen** bezeichnet. Bisweilen waren sie auch an Hospizen in ärztlicher Funktion tätig. Entsprechende Kenntnisse wurden durch Grabinschriften über christliche Ärztinnen aus dem 6. Jahrhundert wie durch die Schriften Hildegards von Bingen überliefert. In Dichtungen aus dem Mittelalter wird ebenfalls über heilkundige Frauen berichtet. So beschrieb der Ritter und Dichter Wolfram von Eschenbach in seinem Werk „Parzival" die Behandlung des im Kampf verwundeten Ritters Gawan:

„Herr Gawan wurde inzwischen entwaffnet und von dannen geleitet, es ergab sich, daß er fünfzig und mehr Wunden hatte ... Da nahm die alte Königin das Wundheilkraut Diptam und warmen Wein und ein Stück blauen Linnens. Damit wischte sie die Blutstropfen aus den Wunden, wo welche waren, und sie verband ihn so, daß er genesen konnte. An den Stellen, wo der Helm eingebeult war, war das Haupt geschwollen - daran erkannte man die Wucht der Würfe. Aber sie beseitigte die Quetschungen durch die Heilkraft ihrer Salbe und mit ihrer Meisterschaft."
(Zitiert nach: Schipperges 1990, 139)

Eine andere Grppe heilkundiger Frauen sind die Hebammen, oft sind die Funktionen von Weisen Frauen und Hebammen identisch. Welche Behandlungen in ihren Tätigkeitsbereich fielen, verdeutlicht die nachfolgende Hebammenordnung aus dem 16. Jahrhundert:

"[...] Weiterhin, wenn Komplikationen auftreten und die Sache von vornherein nicht gut steht, so soll sie die anderen Hebammen oder andere verständige Frauen zu sich rufen und wenn es die Lage erfordert, auch die vom Rat bestellten Doktoren und Ärzte hinzuziehen. Wie sie sich denn auch aller ärztlichen Behandlungen, welche Namen die auch haben mögen, innerlicher sowie äußerlicher Leibesgebrechen gänzlich enthalten sollen. Desgleichen dürfen sie weder alten noch jungen Leuten, noch viel weniger kleinen Kindern irgend-welche Brechmittel, Abführmittel, starke Klistier oder andere Arzneimittel weder raten noch geben.
Weiterhin soll sich keine mehr unterstehen, Rezepte zu schreiben, zur Ader zu lassen, zu schröpfen, den Harn oder das Blut zu besehen, um daraus den Leuten [...] ihre Krankheit zu deuten und sie zu behandeln.
Weiterhin sollen sie weder heimlich noch öffentlich, weder durch sich selbst oder durch andere dazu beauftragte Personen irgendwelche selbstbereiteten oder von anderen (außer von gewissenhaften und verständigen Ärzten) hergestellte Arzneimittel, die der Behandlung von mancherlei Krankheiten oder Gebrechen dienlich sind, empfehlen oder auftragen lassen. [...]
Weiterhin, wenn und zu welcher Zeit sie durch die hiesigen Herren Physiker und Doktoren aufgefordert und über ihr Treiben geprüft und befragt werden, so sollen sie sich dem nicht widersetzen, sondern gehorsam sein und gute, richtige Auskunft ihrer Erfahrung geben und sich gutwillig unterweisen und belehren lassen. ..."

Q 3.6: Hebammenordnung
(Zit. nach: Ketsch 1986, 284)

Seit dem ausgehenden Mittelalter kam es immer häufiger vor, daß heilkundige Frauen und Hebammen beschuldigt wurden, mit

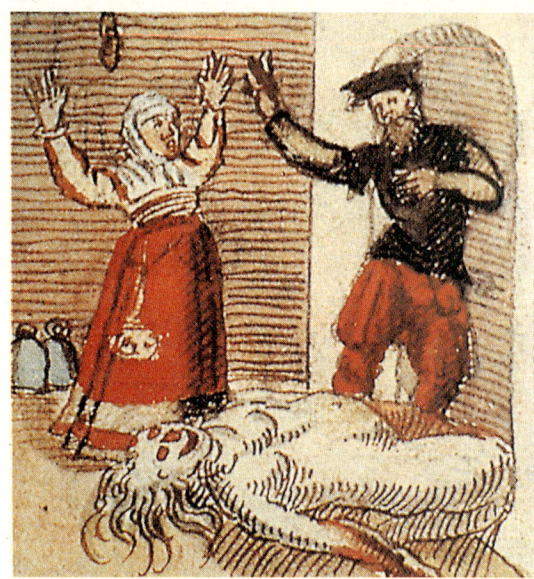

Abb. 3.7: Eine Hebamme als Hexe in der Folterkammer

dem Teufel im Bunde zu stehen. Nach den religiösen Vorstellungen des Mittelalters konnte die Heilung nur durch Gott oder autorisierte Ärzte erfolgen. Die Hebammen, Weisen Frauen und Kräuterweiber kamen daher schnell in den Verdacht, mit dem Teufel im Bunde zu stehen. Öle, Salben, Pulver, Wurzeln und Beschwörungsformeln wurden sehr bald als **Hexenmedizin** verdammt. Neben erfolgreicher Behandlung konnte jedoch auch ein Mißerfolg bei der Heilung oder Geburtshilfe als Indiz für den Bund mit dem Teufel ausgelegt werden. Dem Hexenwahn, dem neben vielen heilkundigen Frauen auch Ehebrecherinnen und Kupplerinnen, in geringerem Maße auch zaubernde Männer, zum Opfer fielen, dauerte mehrere Jahrhunderte an.

Aufgaben:
1. Listen Sie Tätigkeiten (Q 3.6) auf, die heute dem ärztlichen Bereich zugeordnet werden und früher von weisen Frauen und Hebammen geleistet wurden.
2. Diskutieren Sie, welche psychischen Einflüsse innerhalb der Pflege im Krankenhaus oder im Altenheim einen positiven Einfluß auf Gesundheit und Heilung nehmen können.

3.4 Ärzte brauchen Schwestern

Das 19. Jahrhundert wurde nicht nur zum Jahrhundert der Chirurgen, sondern auch auch das der Hygieniker und Bakteriologen. Ähnlich der Industriellen Revolution ist es durchaus berechtigt, von einer **medizinischen Revolution** zu sprechen.
Die Hebammenordnungen, die in verschiedenen Städten die Ausübung der Heilkunst reglementierten, sind ein Belege für die beginnende Etablierung des Ärztestandes. Zwar ist es sicherlich falsch, den Ärzten die Schuld oder Mitschuld für die Verbrennung weiser Frauen und Hebammen zuzuweisen. Sicherlich führten die Hexenverbrennungen jedoch mit dazu, daß sich der Arzt als alleinige Autorität für die Heilung von Krankheiten empfahl. Sogenannte „Quacksalberei alter Weiber" untergrub jedoch noch für lange Zeit die ärztliche Autorität.
Aus dem Hospiz, dem sich zuletzt nur die Ärmsten der Armen gezwungenermaßen anvertraut hatten, wurde ein salonfähiges Krankenhaus. Auch Angehörige wohlhabender Schichten, die sich bis dahin lieber im eigenen Haus hatten behandeln und pflegen lassen, erkannten die Vorteile der neuen medizinischen Errungenschaften. In dem Maße, wie sich die ärztliche Kunst verfeinerte und ausdehnte, suchte sie nach tüchtigen Hilfskräften. Diese sah die Ärzteschaft vornehmlich in der Frau:

„Die Bestimmung des Weibes, die auf dem Gleichgewicht aller Kräfte beruht und die Aufopferung der allseitigen Bildung an die einseitige Ausbildung einzelner hervorragender Eigenschaften verbietet, kommt auch der Krankenpflege zugute, weil die Krankheit den ganzen Menschen ergreift, also auch die Pflege des Kranken von dieser Vollständigkeit der Humanität aus besorgt werden muß. ...Der zum Krankendienst glücklich befähigte weibliche Körperbau, die Gelenkigkeit, Fügsamkeit, Geschmeidigkeit der weiblichen Glieder bilden sich durch Übung zu einer solchen Behendigkeit, zu einem solchen Ebenmaß in Bewegung und Handlung, zu einer solchen Anstelligkeit und Gewandheit, die stets die Angemessenheit des zu Verrichtenden sichert."

Q. 3.7: Ein Arzt im Jahre 1844 über die Eignung der Frau für die Pflege
(Zitiert nach; Sticker 1960, 171)

Als Problem stellte sich jedoch, daß es zu wenige dieser Geschöpfe gab, die sich der (Kranken-)pflege verschreiben wollten.In „besseren Kreisen", die dafür gewonnen werden sollten fand man sie zunächst nicht. Der Arzt Rudolf Virchow beschreibt das Problem:

„Ja, meine geehrten Damen, meiner Meinung nach ist allerdings darauf hinzuarbeiten, daß ein Stamm von Personen, welcher, nicht gerade ohne Lohn - denn das würde ja eine sonderbare Zumuthung sein -, aber ohne entsprechenden Lohn, hauptsächlich mit der Aussicht auf innere Befriedigung, mit dem Zweck, ihrer Kraft und Thätigkeit ein dankbares Feld zu schaffen, in diese Arbeit eintritt. ... Gerade die kirchliche Organisation, indem sie auf der einen Seite durch die religiösen Gesichtspunkte die Menschen bestimmt, indem sie andererseits in der hierarchischen Organisation dem Ehrgeiz der Einzelnen eine Laufbahn eröffnet, hat einen gewissen Vorsprung vor jener Art der außerkirchlichen Thätigkeit."

Q 3.8: Virchow zur Pflegerinnenfrage
(Zitiert nach: Seidler 1980, 193 f.)

Für die Ärzteschaft gab es keinerlei Zweifel darüber, wem innerhalb des Krankenhauses die uneingeschränkte Führung zukam. Ausnahmen bestätigen auch hier jedoch die Regel, wie die Äußerung des Leiters der Düsseldorfer Krankenanstalten, Dr. Alter, aus dem Jahre 1932 belegt:

„Es ist ein schwerer Nachteil für die gesamte Arbeit des Krankenhauses, für Klinik und Fürsorge, daß die Fürsorge und regiminelle Handhabung der Krankenpflege heute fast überall in der Welt noch auf solche Versündigungen an ihrer eigentlichen Leistung eingestellt sind. Und es ist leider keine Frage, daß daran die Stellung der Ärzte zur Krankenpflege einen guten Teil der Schuld trägt. Das Verhältnis der Vorgesetzten zum Untergebenen, das in dieser Stellung noch überall dominiert, ist längst fehl am Platze. Nicht Subordination soll dieses Verhältnis regieren, sondern

Coordination und Cooperation sollten ihm zugrunde liegen...

Die fragwürdige Atmosphäre, die auch heute noch so viele Krankenhäuser beherrscht und gerade die Schwerkranken so oft seelisch bedrückt und in der Genesung behindert, ist in weiteren Grenzen eine Folge aus einer praktisch unhaltbaren Alleinherrschaft der Ärzte und der dadurch bedingten falschen Stellung der Krankenpflege, aus dem Mangel an äußerer und innerer Freiheit, an dem sie leidet und der ihre Tätigkeit und Auswirkung auf den Kranken behindert..."

Q. 3.9: Emanzipation der Krankenpflege
(Zitiert nach: Steppe 1993 52 f.)

Mit dieser Äußerung stieß er jedoch nicht nur auf den erbitterten Widerstand seiner Standeskollegen, sondern auch auf den der Schwesternschaften. Selbst die Berufsorganisation um Agnes Karll befürwortete die ärztliche Führung:wie den Recherchen der Krankenschwester und Historikerin Rübenstahl zu entnehmen ist.

„Der umfassenden Unterordnung der Krankenpflege unter die Medizin wurde von keiner der leitenden B.O.K.D.-Vertreterinnen (B.O.K.D. = Berufsorganisation der Krankenpflegerinnen Deutschlands) widersprochen. Wie zu anderen berufskonzeptionellen Fragen kamen auch hierzu Ärzte im Mitteilungsblatt (Unterm Lazaruskreuz) zu Wort. Einer von ihnen, Dr. Esser, bot derBerufsorganisation seine Unterstützung an, weil er glaubte, 'daß die Schwestern männliche Hülfe nicht entbehren könnten, wenn sie etwas Ganzes erreichen wollen. Der helfende Mann kann hier aber nur der Arzt sein.' ."

Q. 3.10: Postion der Berufsorganisation
(Rübenstahl 1994, 119)

Die Krankenschwester und Dipl. Pädagogin Anna Paula Kruse beschreibt die gesamte Entwunicklung und ihre Auswirkungen folgendermaßen

„Überblickt man den Zeitraum der letzten 120 Jahre in der Krankenpflege, so läßt sich sagen, daß die arztnahen Tätigkeiten der Pflegenden ihr Berufsverständnis mitgeprägt haben. Allerdings hat diese Prä-

gung weitgehend unreflektiert stattgefunden. Das traditionelle Rollenverhalten der Frau, verbunden mit einer religiös begründeten, dienenden Haltung der Schwestern förderte eine große Bereitschaft, übertragene, zugewiesene Aufgaben zur größmöglichen Zufriedenheit der 'Auftraggeber' zu erfüllen. Hinzu kam ein großer gesellschaftlicher Abstand zwischen Ärzten und Schwestern, so daß auch von daher die Unterordnung der Schestern unter die Ärzte selbstverständlich erschien.

Innerhalb dieser hierarchischen Struktur wuchs den Krankenschwestern immer mehr die Aufgabe zu, Helferin des Arztes zu sein. ...

Die Abhängigkeit von der sich etablierenden und rasch differenzierenden Medizin hat sich als hemmender Faktor im Prozeß der Professionalisierung erwiesen. Die erforderliche berufliche Autonomie, d. h. u. a. Freiheit der beruflichen Gestaltung und Freiheit in der Festlegung der Inhalte und Formen der Berufsausübung, die staatlich und/oder gesellschaftlich sanktioniert wurden, konnte nicht entwickelt werden."

Q 3.11: Folgen der Medizinorientierung
(Kruse 1980, 24)

Mit der zunehmenden Abwendung der Medizin von der ganzheitlichen Sicht des Menschen hin zu einer naturwissenschaftlichen auf die Körperfunktionen gerichteten Disziplin schlug auch die Pflege diese Richtung ein. Dieser Trend gilt auch heute noch, wenn sich auch eine Umkehr langsam abzeichnet. In der Medizin macht sich allmählich ein Trend zur Natur- und Alternativmedizin bemerkbar. Die in Kap. 2.4 angesprochenen Lebensreformer gehören genauso dazu wie die Akupunktur oder die Anthroposophische Medizin. Die Homöopathie wird neuerdings in der ärztlichen Approbationsordnung aufgeführt.

Aufgaben:
1. Fassen Sie die Entwicklung für die Pflege seit der „Medizinischen Revolution" zusammen.
2. Untersuchen Sie die Titelblätter der Pflegezeitschriften eines Jahres nach Anteilen gerätemedizinischer und bezugspflegerischer Inhalte.

4 Pflege bis zur Neuzeit

4.1 Christliche Caritas

Durch die christliche Lehre, die sich seit dem 1. Jahrhundert sehr schnell im römischen Reich ausbreitete, gelangte ein neues Element in das gesamte Leben. Jeder Mensch wurde als Bruder und Schwester im Herrn gesehen. Unabhängig von der Nationalität, der Herkunft oder der Hautfarbe waren alle Menschen vor Gott gleich, ihnen allen war gleichermaßen Hilfe zu gewähren. Das Gleichnis vom barmherzigen Samariter steht für dieses neue christliche Gebot.

Quellen über Pflegende sind nur sehr spärlich vorhanden. Eine der wenigen erwähnten Frauengestalten aus dieser Zeit ist Phöbe, eine Mitarbeiterin des Paulus. Er empfiehlt sie der Gemeinde in Rom:

„Welche [Phöbe] ist im Dienste der Gemeinde zu Kenchreä, daß ihr sie aufnehmet in dem Herrn, wie sich's ziehmt den Heiligen, und tut ihr Beistand in allem Geschäfte, darin sie euer bedarf; denn sie hat auch viel Beistand getan, auch mir selbst".

Q 4.3: Paulus empfiehlt Phöbe (Röm 16,1)

Inwieweit die Diakonisse Phöbe (Diakon = Diener), die im Dienste der Gemeinde stand, an der Pflege von Menschen beteiligt war, geht aus dieser Quelle nicht eindeutig hervor. Das Wort Schwester ist hier jedenfalls nicht im Sinne von Krankenschwester zu verstehen, vielmehr handelt es sich um eine allgemeine Bezeichnung der Brüder und Schwestern in Christi.

Als sehr wahrscheinlich gilt jedoch, daß neben anderen Diensten die Hilfe für Alte, Arme, Kranke und Witwen durch Gemeindediakone geleistet wurde. Das Dienen wurde in der Antike von freien Menschen abgelehnt und erst durch die Lehre Christi zu einem Ideal unter den frühen Christen. Im Matthäus-Evangelium wird dieser Anspruch in der Reaktion auf die Bitte der Mutter der Söhne des Zebedäus deutlich:

„Ihr wißt, die Herrscher gebieten über ihre Völker, und die Großen lassen sie ihre Macht fühlen. Unter euch soll es nicht so sein. Wer vielmehr unter euch groß sein will, der sei euer Diener, und wer unter Euch der erste sein will, der sei euer Knecht. So ist der Menschensohn auch nicht gekommen, sich bedienen zu lassen, sondern zu dienen, ja sein Leben hinzugeben als Lösepreis für viele."

Q 4.4: Vom Dienen (Matthäus 20, 24 -27)

Die frühchristliche Diakonie, das rettende oder helfende Dienen, ist als praktisches, uneigennütziges Leben in der Nachfolge Christi zu verstehen. Es darf daher nicht mit heutigen auf Kostendeckung abzielenden sozialen Institutionen gleichgesetzt werden.

Die Anstrengungen, die zur Hilfestellung für Kranke, Alte und Mittellose unternommen wurden, waren demnach eindeutig religiös motiviert. Ein wichtiges Dokument für die zum Maßstab werdende Barmherzigkeit ist im „Weltgericht" überliefert:

Weltgericht
31 Wenn der Menschensohn in seiner Herrlichkeit kommt und alle Engel mit ihm, dann wird er sich auf den Thron seiner Herrlichkeit setzen.
32 Alle Völker werden vor ihm versammelt werden. Er wird sie voneinander scheiden wie der Hirt die Schafe von den Böcken scheidet.
33 Die Schafe wird er zu seiner Rechten stellen, die Böcke zu seiner Linken.

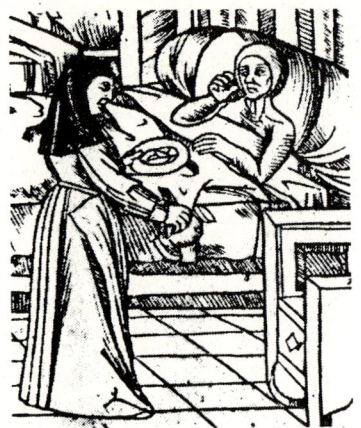 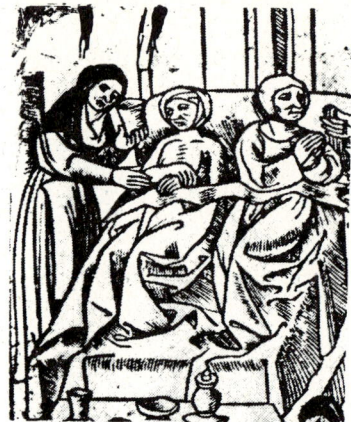 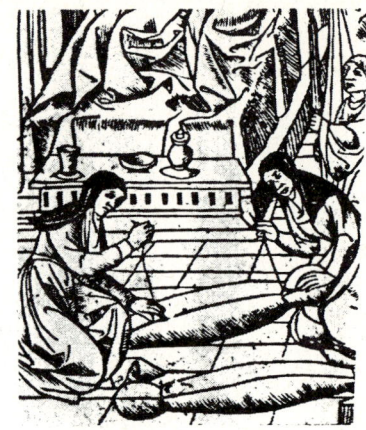

Abb. 4.1: Werke der Barmherzigkeit (aus einem Holschnitt, 16. Jahrhundert)

34 Alsdann wird der König zu denen auf der Rechten sprechen: Kommt, ihr Gesegneten meines Vaters! Nehmt in Besitz das Reich, das seit der Weltschöpfung für euch bereitet ist.

35 Denn ich war hungrig, und ihr habt mir zu essen gegeben, durstig, und ihr habt mir zu trinken gegeben.

Ich war fremd und ihr habt mich beherbergt,

36 nackt, und ihr habt mich bekleidet.

Ich war krank, und ihr habt mich besucht, gefangen, und ihr seid zu mir gekommen.

37 Dann werden die Gerechten ihn fragen: Herr wann haben wir dich hungrig gesehen und haben dir zu essen gegeben, oder durstig und haben dir zu trinken gegeben?

38 Wann haben wir dich als Fremdling gesehen und haben dich beherbergt oder nackt und haben dich bekleidet?

39 Wann haben wir dich krank gesehen oder im Gefängnis und sind zu dir gekommen?

40 Der König wird ihnen antworten: Wahrlich ich sage euch, was ihr einem dieser meiner geringsten Brüder getan habt, das habt ihr mir getan.

41 Dann wird er denen auf der Linken sagen: Hinweg von mir ihr Verfluchten, ins ewige Feuer, das dem Teufel und seinen Engeln bereitet ist!

42 Ich war hungrig, und ihr habt mir nicht zu essen gegeben,

durstig, und ihr habt mir nicht zu trinken gegeben.

43 Ich war fremd, und ihr habt mich nicht beherbergt, nackt, und ihr habt mich nicht

bekleidet. Ich war krank und gefangen, und ihr habt mich nicht besucht.

44 Dann werden auch sie ihn fragen: Herr, wann haben wir dich hungrig oder durstig oder fremd oder nackt oder krank oder gefangen gesehen und haben dir nicht Dienste geleistet?

45 Doch er wird antworten: Wahrlich, ich sage euch: Was ihr einem von diesen Geringsten da nicht getan habt, das habt ihr auch mir nicht getan.

46 Diese werden eingehen in die ewige Pein, die Gerechten aber in das ewige Leben.

Q 4.3: Weltgericht (Mathäus 25,31 - 46)

Aufgaben

1. Benennen Sie die auf den Abbildungen dargestellten „Werke der Barmherzigkeit".
2. Wie würden Sie die christliche Pflegeethik beschreiben?
3. Wodurch unterschied sich das christliche Ideal des Helfens vom übrigen Denken in der Antike?
4. Welche Unterschiede sehen Sie heute in Ihrer Motivation zu pflegen gegenüber dem im Weltgericht zur Wahl gestellten ewigen Pein oder ewigem Leben?
5. Gibt es Ihrer Ansicht nach an die heutigen Pflegenden noch den Anspruch, für Gotteslohn zu arbeiten?

4.2 Klösterliche Pflege

Als eine Konsequenz christlicher Lehre beginnen zunächst Einzelne, dann auch Gruppen, das Ideal eines gottgefälligen Lebens zu realisieren. Sie ziehen sich dazu in die Einsamkeit außerhalb von Städten und Dörfern zurück. Aus diesen spontan entstandenen Gemeinschaften entwickelte sich bald an verschiedenen Orten ein geregeltes Klosterleben. Die Klostergemeinschaften benannten sich nach ihrem jeweiligen Gründer. Die Augustiner, die Benediktiner, die Franziskaner oder Zisterzienser sind nur einige der bekanntesten Klostergemeinschaften, die im Laufe der Jahrhunderte zahlreiche Niederlassungen gründeten. Dabei handelte es sich keineswegs um eine reine Männersache, sehr häufig gründeten Frauen in unmittelbarer oder weiterer Entfernung ebenfalls Klöster. Am Beispiel der Benediktiner sollen im folgenden Grundlagen klösterlichen Lebens dargestellt werden.

Dem Beispiel des Einsiedlerlebens war auch **Benedikt von Nursia** (480 547) gefolgt. Er zog sich in eine Höhle bei Subiaco, 70 km östlich von Rom, zurück. Einer der wesentlichen Gedanken, mit denen Benedikt sich auseinandersetzte, galt der Frage, ob das Zusammenleben der Menschen einer natürlichen, gottgewollten Ordnung unterliegt. Häufig suchten ihn Menschen auf, die ihr Ideal ebenfalls in der Nachfolge Christi finden wollten. Allmählich bildete sich eine Gemeinschaft von Einsiedlern. Die erste dieser sich um Benedikt gefundenen Gemeinschaften existierte jedoch nicht lange, da sich die Vorstellungen über das gemeinsame Leben als zu unterschiedlich erwiesen. Die Gedanken für eine Regel, an die sich jedes Mitglied der Gemeinschaft zu halten hätte, nahm damit konkrete Formen an. In den **Regula Benedicti** wurden alle Bereiche des täglichen Lebens einer Gemeinschaft geregelt. Die Ordensregel der Benediktiner enthält 73 Kapitel. Das 36. Kapitel beschäftigt sich mit der Pflege erkrankter Brüder (s. Q 1.2). Die von der Barmherzigkeit geleitete Fürsorge

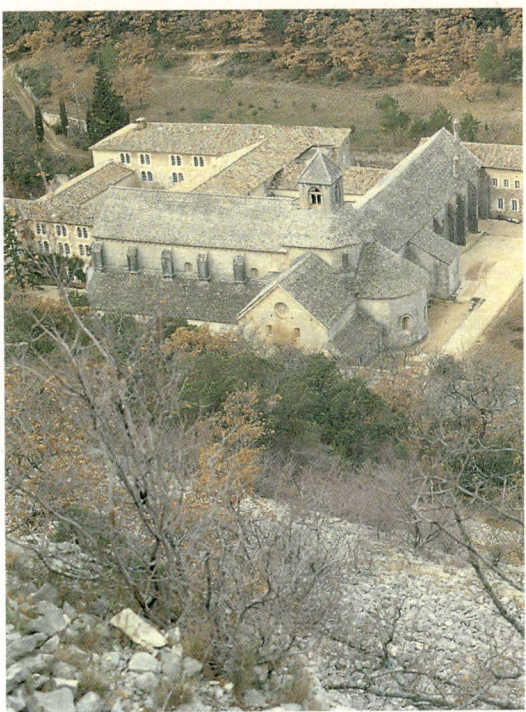

Abb. 4.2: Zisterzienserkloster Sénanque in der Provence

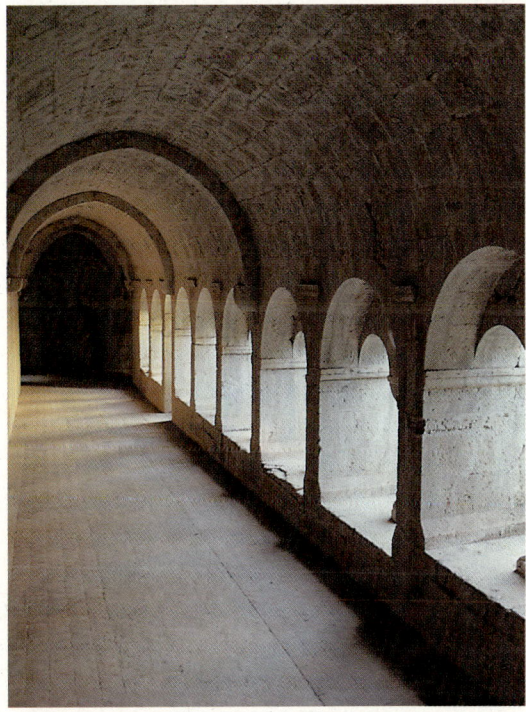

Abb. 4.3: Kreuzgang in Sénanque

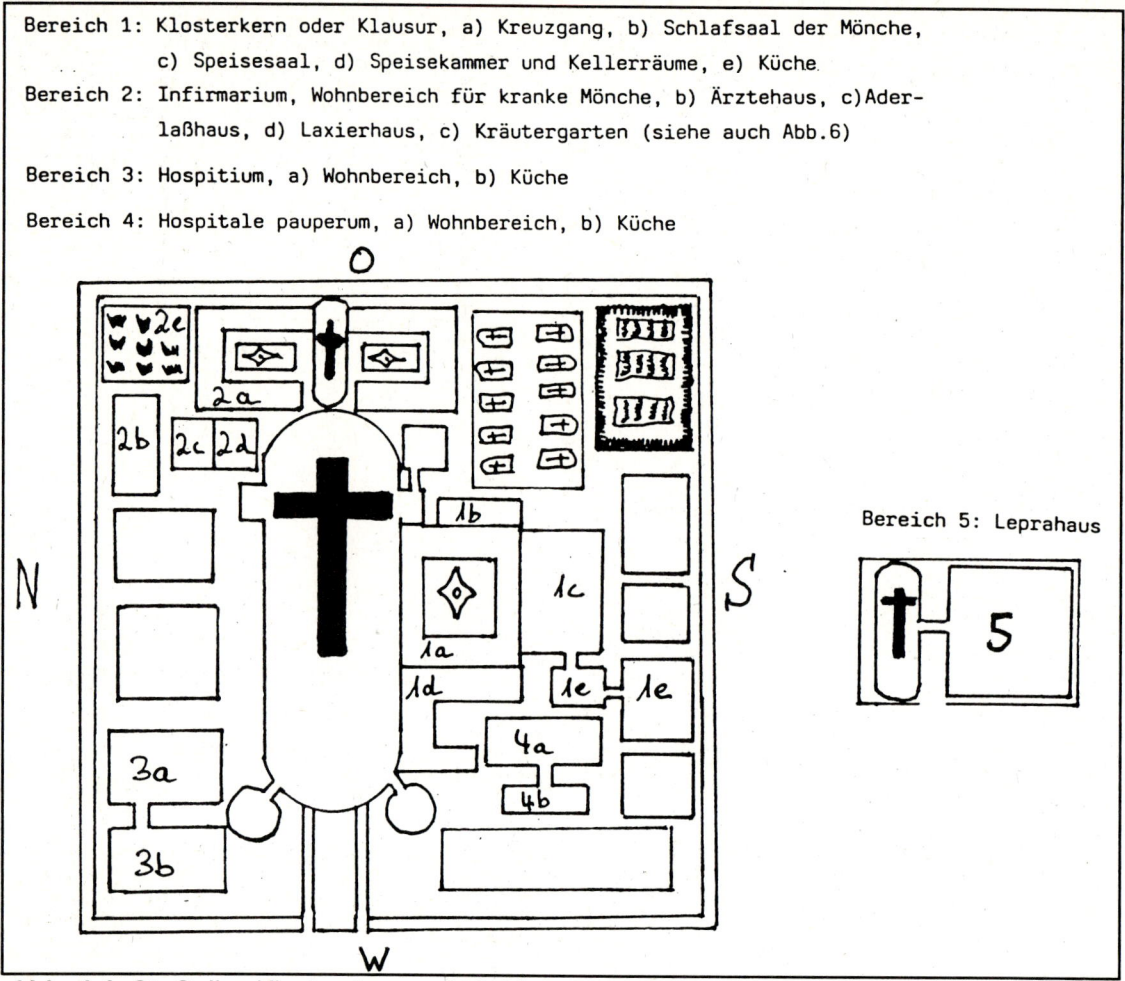

Bereich 1: Klosterkern oder Klausur, a) Kreuzgang, b) Schlafsaal der Mönche,
c) Speisesaal, d) Speisekammer und Kellerräume, e) Küche

Bereich 2: Infirmarium, Wohnbereich für kranke Mönche, b) Ärztehaus, c) Ader-
laßhaus, d) Laxierhaus, c) Kräutergarten (siehe auch Abb.6)

Bereich 3: Hospitium, a) Wohnbereich, b) Küche

Bereich 4: Hospitale pauperum, a) Wohnbereich, b) Küche

Bereich 5: Leprahaus

Abb. 4.4: St. Gallen Klosterplan um 820 (Umzeichnung)

der Mönche schloß auch Menschen ein, die außerhalb der Klostermauern lebten. Jeder reisende Kaufmann, Adelige oder Pilger konnte an die Klostertür klopfen und erhielt Unterkunft und Verpflegung, im Falle einer Erkrankung auch pflegerisch/medizinischen Beistand.

Wie so eine Klosteranlage mit den jeweiligen medizinisch/pflegerischen Einrichtungen idealerweise aussah, geben die Abb. 4.4 und 4.5 wieder. Dabei stand das Gotteshaus möglichst zentral innerhalb der Klostermauern. Mit der Kirche war direkt der quadratisch angeordnete Kreuzgang verbunden. Dieser wiederum war an die Gemeinschaftseinrichtungen der Mönche, die Küche, die Wirtschaftsräume, die Spei-

sekammer und übrigen Kellerräume angeschlossen. Alles zusammen bildete den Kern des Klosters, die Klausur, zu der nur Mönche Zutritt hatten. Von hier aus versorgte der Cellerar (= Kellermeister, Verwalter von Küche und Vorräten) die Küchen, die außerhalb der Klausur lagen. Im Klausurbereich befand sich auch die Bibliothek. Über medizinische Schriften, die aus dem Lateinischen übersetzt wurden, verschafften sich die Mönche ihr heilkundliches Wissen.

Außerhalb der Klausur gab es drei Bereiche, die strikt voneinander getrennt waren und in denen die Mönche heilkundlich tätig wurden. Im nordöstlichen Teil befand sich

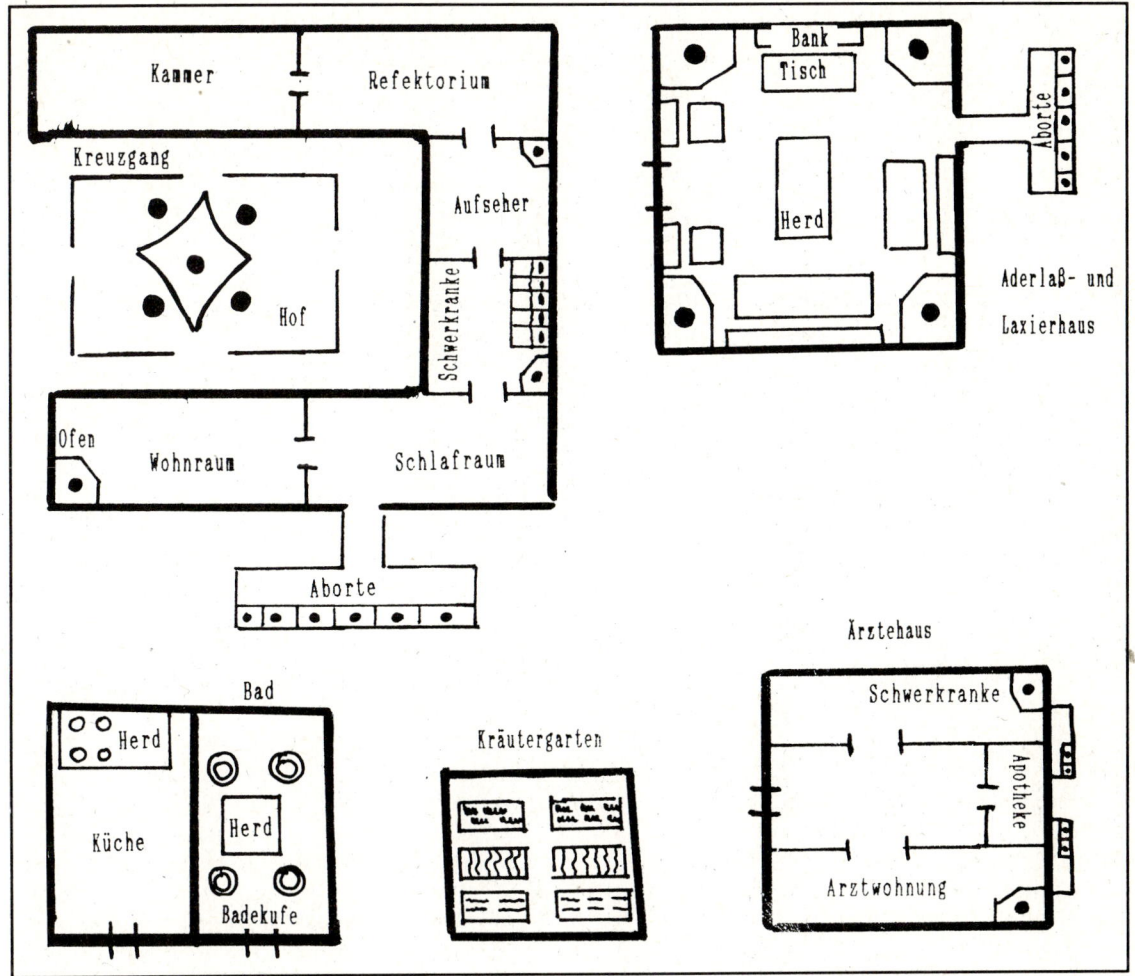

Abb. 4.5: Infirmarium der Mönche

das **Infirmarium** (infirmis lat. = schwach, krank) für die Mönche. Dort fand die Pflege und Betreuung erkrankter Ordensbrüder statt. Der heilkundige Bruder wurde als „infirmarius" bezeichnet. Ihm stand bisweilen ein Gehilfe (servitor) zur Seite. Zum Infirmarium gehörten ferner ein Aderlaß- und Laxierhaus. Aderlaß und Laxieren (= Abführen) gehen auf die Säftelehre zurück. Beide Maßnahmen wurden sehr häufig therapeutisch eingesetzt. Um für die Zubereitung von Speisen unabhängig von der Klausur zu sein, gehörte zum Infirmarium auch eine eigene Küche. In einer Apotheke, der ein Kräutergarten angeschlossen war, konnte die medikamentöse Versorgung sichergestellt werden. Die dazu notwendigen Heilkräuter wurden von den Mönchen angebaut, geerntet und getrocknet oder weiterverarbeitet. Tees, Pulver, Tinkturen oder Salben standen ihnen somit zur Verfügung.

Im nordwestlichen Teil des Klosters befand sich das Hospitium für Reiche (hospitium, lat. = die Gastfreundschaft), die zu Pferde kamen. Zu dem Abschnitt zählten zwei Gebäude. Im einen wurden Reiche versorgt und gepflegt, eine eigene Küche gehörte ebenfalls dazu. Als zweites Gebäude sind die Stallungen zu nennen, in denen die Pferde angesehener Gäste versorgt wurden. Reiche und Adelige wurden von den Mönchen nicht ausschließlich für Gottes Lohn verpflegt, sondern gaben bisweilen Spenden, manchmal in Form von Landschenkungen. Diese und das Erbe in den Orden eingetretener Adeliger vergrößerten den Besitz der Klöster ständig. Der sich in den Klöstern entwickelnde Reichtum führte bald zu einer mönischen Gegenbewegung, den auf dem Armutsideal gegründeten **Bettelorden** (Minoriten) wie den Franziskanern.

Als letzer Bereich innerhalb der Klostermauern, in dem Pflege stattfand, ist das **Hospitale pauperum** zu nennen. Hier versorgten die Mönche mittellose Hilfesuchende. Auch an diesen Trakt war eine Küche angeschlossen, um die Unabhängigkeit der Klausur zu wahren.

Außerhalb der Klostermauern, in sicherer Entfernung lag das **Leprahaus**. Die Lepra war im Mittelalter eine recht häufig auftretende Krankheit. Das Wort Lepra stammt aus dem Griechischen und bedeutet Aussatz, Krätze, Räude. Lepra wird von Leprabakterien hervorgerufen und durch Tröpfchen oder Schmutz übertragen. Zum Ausbruch kommt die Krankheit erst nach zwei bis fünfzehn Jahren. Die Krankheit beginnt mit Pigmentflecken, kann Leber, Darm und Nieren befallen und endet mit mehr oder minder ausgeprägten Verstümmelungen der Gliedmaßen und des Gesichtes. Bevor die Lepra mit den Kreuzzügen zur Heiligen Krankheit wurde, verachtete man Leprakranke als von Gott bestrafte Menschen. Eine Orden wie die Lazarener oder die Franziskaner nahmen sich in besonderem Maße der Pflege Lepröser an.

Die Pflege Kranker und Gebrechlicher kann zwar durchaus als ein wichtiger Teilbereich des Klosterlebens gesehen werden, ist jedoch nur im Gesamtzusammenhang mönchischen Lebens verständlich. Zu den Tugenden monastischer Lebensweise zählten der Gehorsam, die sexuelle Enthaltsamkeit, die Arbeit und das Gebet. Die Verehrung Gottes, das die Sorge für den Mitmenschen einschloß, und die Verkündigung des Evangeliums stellten die übergeordneten Gedanken der Mönche dar. Über die Pflege der Kultur mit ihrer Aufgabe von Abschrift und Aufbewahrung über

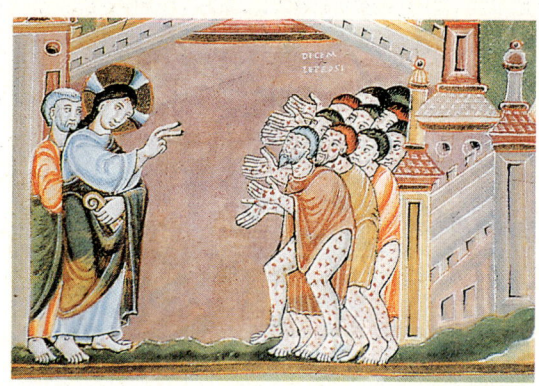

Abb. 4.6: Wunderheilung an Leprösen

lieferter Schriften verschiedenster Art kamen die Mönche auch mit den antiken medizinischen Schriften in Berührung.

Die dort enthaltenen Kenntnisse ergaben zusammen mit dem Wissen über die Heilkraft der Kräuter und deren Anwendung die **Mönchsmedizin**, auch bekannt unter den Begriffen Klostermedizin oder monastische Medizin. Sie bestimmte für die nächsten Jahrhunderte die Heilkunde, innerhalb derer auch die Werke der Barmherzigkeit ausgeübt wurden.

Nebenbei unterwiesen die Mönche, die zu den wenigen Lese- und Schreibkundigen gehörten, die Kinder Adliger im Lesen und Schreiben sowie weiterer Fächer. Andere Schulen existierten zunächst nicht. In einer Kurzformel läßt sich das monastische Leben auf die Tätigkeiten des Betens und Arbeitens (= ora et labora) bringen.

Benedikt von Nursia setzte durch die Verwirklichung seiner Gedanken und seiner Regeln die Anfänge zu einem Organisationswesen, das für die nächsten Jahrhunderte und für die Entwicklung der Pflege, des Hospitalwesens und der Heilkunde richtungsweisend wurde.

Aufgaben:
1. Erklären Sie, warum gerade Klöster zu „Pflegezentren" wurden.
2. Welche sonstigen Funktionen übernahmen die Klöster im Mittelalter?
3. Erläutern Sie die Begriffe Klausur, Infirmarium und Mönchsmedizin.

4.3 Pflege durch Ritterorden

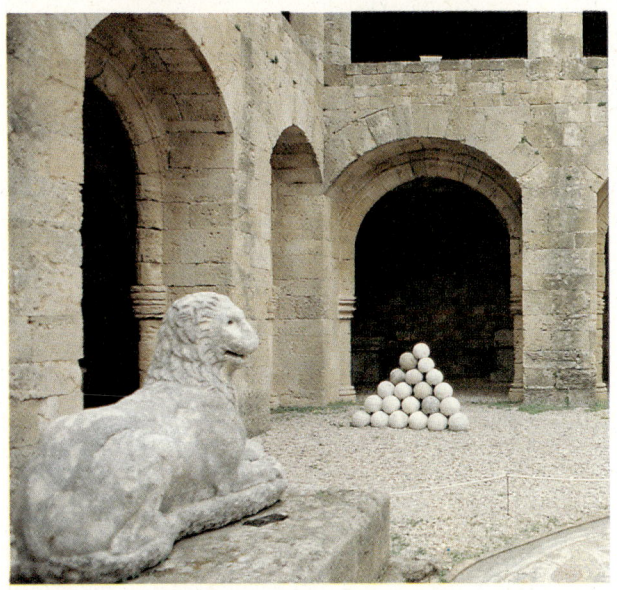 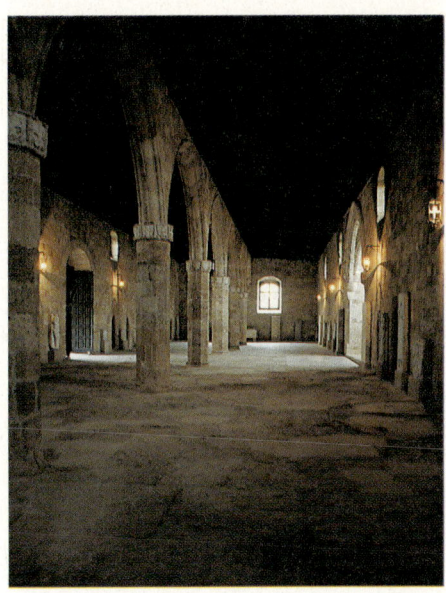

Abb. 4.7: Hof in der Festung der Ordensritter auf Rhodos und Krankensaal der Ordensritter

In Jerusalem, einem Wallfahrtsort für viele Pilger, sorgten die Benediktiner in einem von Kaufleuten gestifteten Haus für die Betreuung Bedürftiger. Als dann im Verlauf des 1. Kreuzzuges Jerusalem erobert wurde (1099), kam die Versorgung von Kriegsverletzten hinzu. Diese Aufgabe und die Sicherung Jerusalems wurde bald vom Papst auf den Ritterorden der Johanniter übertragen. Nach der Rückeroberung der Kreuzfahrerfestungen durch die Anhänger Mohammeds suchten die **Johanniter** nach einer neuen Zuflucht. Sie fanden sie im Jahre 1307 zunächst auf der Insel Rhodos, wonach sie den Namen Rhodesier erhielten. 200 Jahre später wurden sie von den Türken auch dort vertrieben und ließen sich auf Malta nieder, daher der Name **Malteser**. Die Johanniter oder Malteser waren einer von mehreren Ritterorden, die sich neben dem Kampf für den christlichen Glauben auch der Pflege und Versorgung Hilfsbedürftiger widmeten.

Die Ritter versahen allerdings weniger persönlich die Pflegedienste, sondern überließen diese Laien oder den Ordensschwestern. Für wen die Betreuung und in wel-

chem Umfange sie durchgeführt wurde, geht aus der Hospitalordnung der Johanniter hervor:

„Im Namen des Vaters und des Sohnes und des Heiligen Geistes, Amen. Im Jahr der Fleischwerdung unseres Herrn 1181 im Monat Maerz, ... verkündet Roger [de Molins], Diener der Armen Christi, Vorsitzender im Generalkapitel der ihn umgebenden Geistlichen, Laien und Konversen, (Konversen = Bewerber für den Ordensdienst) zur Ehre Gottes und zur Zierde des Glaubens, für Zuwachs und Nutzen der Kranken das Folgende:
Ich befehle, daß die Vorschriften der vorgenannten Gemeinde und die Vorteile der nachgenannten Armen alle Tage ohne irgendeinen Verstoß eingehalten und gewahrt werden. ... Zweitens setzte er mit Zustimmung der Brüder fest, daß für die Kranken des Hospitals Jerusalem vier kundige Ärzte angestellt werden, die die Eigenarten des Harns und die verschiedenen Krankheiten zu unterscheiden verstehen und dafür Heilmittel verabreichen können. Drittens ordnete er an, daß die Krankenbetten in Länge und Breite so bequem wie möglich zum Ruhen gemacht werden; jedes Bett soll mit seiner Zudecke

bedeckt sein und seine passenden Bett-
tücher haben.

Danach setzte er als vierten Befehl fest,
daß jeder Kranke einen Pelz zum Anziehen
und Schuhe haben soll, wenn er austreten
muß, auch Wollmützen. Es wurde festge-
setzt, daß kleine Wiegen angefertigt werden für Kinder weiblicher Pilger, die im
Haus geboren werden, so daß sie gesondert
alleinliegen und Säuglinge nicht durch
die Krankheit ihrer Mutter in Mitleiden-
schaft gezogen werden. ... Abgesehen von
der Hut und den Wachen bei Tag und bei
Nacht, die die Brüder des Hospitals für die
armen Kranken wie für vornehme Herren
eifrig und liebevoll leisten müssen, wurde
danach im Generalkapitel beigefügt, daß
für jeden Flur und Raum im Hospital, wo
Kranke liegen, neun Helfer für ihren Dienst
bereitstehen sollen, die ihre Füße schön
waschen, ihre Tücher reinigen, ihre Betten
richten, den Schwachen die nötigen und
bekömmlichen Speisen reichen, ihnen liebevoll zu trinken geben und in allen Dingen
dem Wohl der Kranken gehorchen.

Alle Brüder des Hospitals, die es jetzt sind
und künftig sein werden, sollen wissen, daß
als gute Bräuche im Haus Jerusalem die
folgenden im Schwang waren:
Erstlich pflegte das heilige Haus kranke
Männer und Frauen aufzunehmen und Ärzte zu halten, die für die Kranken sorgten,
Medikamente anfertigten und das bei den
Kranken notwendige vorsahen.
An drei Wochentagen pflegten die Kranken
frisches Schweine- oder Hammelfleisch zu
bekommen, und wer davon nicht essen
konnte, erhielt Hühnerfleisch.
Und je zwei Kranke pflegten einen Schaf-
pelz zu haben, den sie anzogen, wenn sie
zu den Klosetts gingen; weiter je zwei
Kranke ein Paar Schuhe.
Jedes Jahr pflegte das Haus, den Armen
1000 Felle von dicken Schafen zu schenken.
Auch alle von Vätern oder Müttern ausge-
setzten Kinder pflegte das Hospital aufzunehmen.
Wenn sich Mann und Frau verheiraten wollten und für ihre Hochzeit nichts hatten,
schenkte ihnen das Haus zwei Schüsseln
oder die Portionen von zwei Brüdern. ...
Jede Nacht pflegten fünf Geistliche für die
Wohltäter des Hauses den Psalter zu lesen.

Und jeden Tag pflegten 30 Arme bei der
Tagesmahlzeit um Gotteslohn mitzuessen,
und die fünf vorgenannten Geistlichen gehörten zu diesen 30 Armen. ...
Und an drei Wochentagen gab man als Almosen allen, die zum Betteln herkamen,
Brot, Wein und Gekochtes.
In der Fastenzeit pflegte man jeden Sams-
tag 13 Arme zu bewirten; und man wusch
ihnen die Füße und gab jedem ein neues
Hemd, neue Hosen und Schuhe, und drei
Kaplänen und drei Geistlichen unter diesen
13 gab man drei Pfennig und jedem von
den anderen zwei Pfennig. Dies ist das besondere Almosen, das im Hospital besteht,
abgesehen von den Waffenbrüdern, die
das Haus in Ehren freihielt.
Dazu kamen mehrere andere Almosen, die
sich überhaupt nicht jedes einzeln anfüh-
ren lassen.
Und daß das wahr ist, bezeugen vertrau-
enswürdige und rechtschaffene Männer,
nämlich Bruder Roger der Hospitalmeister,
der Prior Bernart und das ganze Domkapi-
tel."

Q 4.4: Jerusalermer Hospitalordnung
(Zitiert nach: Borst 1979, 255 ff.)

Eine Besonderheit des Jerusalemer Hospitals für jene Zeit ist in der Präsenz von
Ärzten zu sehen. Hier hatte sicherlich das
arabische Krankenhaus Vorbildfunktion. In
den Hopitälern Frankreichs oder Deutschlands gehörten Ärzte zunächst nicht zum
„Stammpersonal" von Hospizen.

Aufgaben:
1. Listen Sie die Aufgaben des Jerusalemer Hospitals getrennt nach pflegerischen und caritativen Hilfeleistungen
   auf.
2. Welche „Berufsgruppen" mit welchen
   Aufgaben werden als zum Hospital zu-
   gehörig genannt?
3. Ist das Jerusalemer Hospital mit einem
   heutigen Krankenhaus oder Pflegeheim
   vergleichbar?
4. Vergleichen Sie die Jerusalemer Hospitalordnung mit der Organisation anderer
   Hospitäler (Kap. 4.4 u. 4.5.4).

4.4   Pflege in Bürgerspitälern

„Ich Nicolas Rolin, Ritter, Bürger von Autun, Seigneur von Authume und Kanzler von Burgund, habe in Anbetracht meines Seelenheils den Wunsch, die mir durch göttliche Güte anvertrauten Güter gegen himmlische einzutauschen - vergängliche gegen unvergängliche - und gründe und stifte an diesem Sonntag, den vierten August im Jahre des Herrn 1443 mit der Ermächtigung des heiligen Stuhls und aus Dankbarkeit gegen Gott den Herrn, Spender allen Heils, der mich mit Gütern gesegnet hat, unwiderruflich für heute und für alle Zeiten in Beaune ein Hospital für kranke Arme mit einer Kapelle zur Ehre des allmächtigen Gottes und seiner Mutter, der Jungfrau Maria, zu Ehren des seligen Abts Antonius und ihm geweiht. ..."

Q 4.5: Gründungsurkunde für das Hospital in Beaune (Zitiert nach: Nabonne 1989, 4)

So begann im Jahre 1443 der Gründer des Hospitals seine Einweihungsrede. Eine Urkunde und die 1459 erlassene Satzung enthalten wichtige organisatorische Regelungen. Danach lag die Leitung in Händen einer kollegial arbeitenden weltlichen und kirchlichen Macht. Wie aus weiteren Hospitalordnungen hervorgeht, läßt sich allgemein feststellen, daß unterhalb dieser städtischen Verwaltungsebene ein unter den Titeln **Meister**, **Meisterin**, **Oberin**, **Rektor**, **Schaffner**, **Hospitalmeister** oder auch **Siechmeister** amtierender Würdenträger vorgesehen war. Ihm oblag vor allem die Sicherstellung der finanziellen Belange und die Überwachung der im Hospiz Tätigen. Für die geistliche Betreuung stand in der Regel ein Priester zur Verfügung.

Wie man sich ein solches Hospiz vorzustellen hatte, soll im folgendem am Beispiel des Hotel Dieu (Haus Gottes) in Beaune (Frankreich) beschrieben werden. Beim Beauner Hospiz handelte es sich sicherlich nicht um den Standard, die meisten Hospize waren erheblich kleiner.

Kernstück des Hospitals ist der große Krankensaal mit Betten und Tischen für die Mahlzeiten. In Beaune enthält der Saal 31 Betten auf einer Grundfläche von 50 mal 14 Metern. Bei einer Saalhöhe von 16 Metern ist das Luftvolumen entprechend groß.

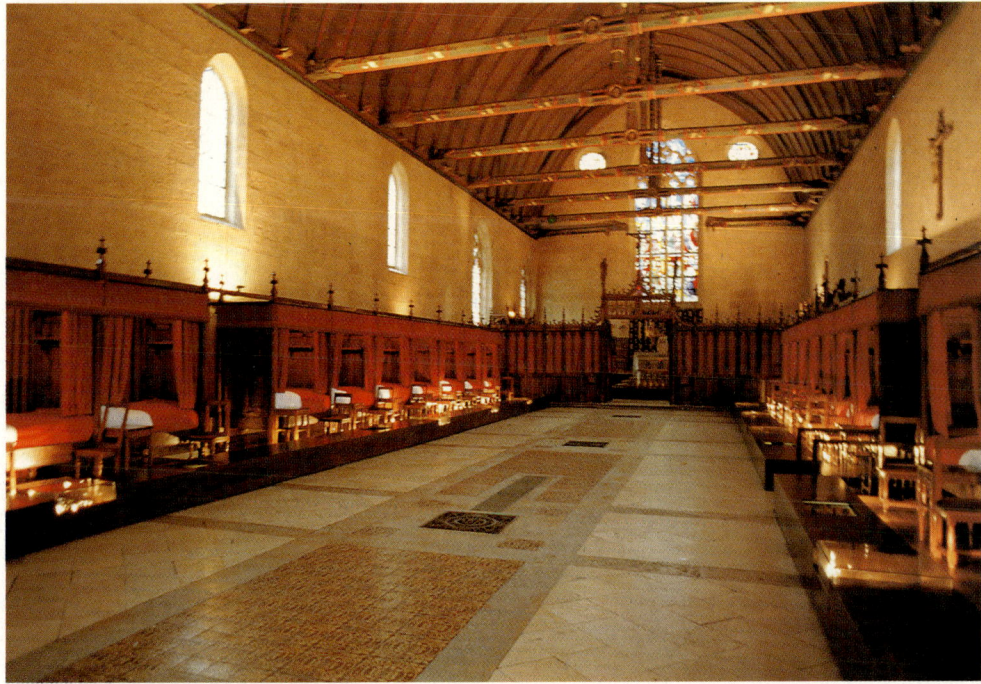

Abb.4.8: Großer Krankensaal im Hotel

Die Betten sollten höchtens von zwei Personen belegt werden. Finanziert wurde das Hospiz aus verschiedenen Quellen: In erster Linie durch Stiftungen sowie Geldgeschenke Adeliger und reicher Bürger. So wurde im Hotel Dieu der Saal Saint Louis von einem reichen Bürger der Stadt gestiftet. Dieser Raum diente immerhin noch bis zum Jahre 1970 als Krankensaal. Neben einmaligen und dauernden Geldgeschenken erfolgten zahlreiche gegenständliche Stiftungen, die von Einrichtungsgegenständen über Holzlieferungen bis hin zu Weinbergen, Ackerflächen und Salinen mit ihren jährlichen Einkünften einen soliden Grundstock für den Betrieb des Hauses ergaben. Die Altäre in den Krankensälen wei-sen auf die enge Verbindung zu religiösen Anschauungen bezüglich Krankheit und Gesundung hin. Vom Bett aus hatten Kranke Blickkontakt zum Altar und konnten den täglichen Meßfeiern beiwohnen. Auch äußerlich weisen viele Hospize große Ähnlichkeit mit Kirchen auf. Die Sichtweise von einer engen Verbindung zwischen Heilung und göttlicher Vorsehung ist die Ursache dafür. In seinem Lehrbuch für Mönche schrieb der Mönch Cassiodorus im Jahre 550, daß der Arzt seine Hoffnung nicht auf die Medikamente, sondern auf Gott setzen sollte. Dies gilt uneingeschränkt bis weit in die Neuzeit hinein. Ebenso bestimmte seine Aussage, daß den Kranken nicht wegen eines Honorars, sondern für Gottes Lohn geholfen werden soll, die Pflege bis in unser Jahrhundert hinein.

Je nach lokalem Angebot wurden geistliche oder weltliche Pflegekräfte für die Arbeit im Hospiz gewonnen. Für das Hotel Dieu hatte der Gründer zunächst **Beginen** bestellt. Für ihren Unerhalt kam das Hospiz auf. Ob wegen dieser Kosten oder wegen ihres asketischen Lebens, sie fasteten häufig und züchtigten sich, hielt er sie jedoch auf Dauer für ungeeignet, den Pflegealltag zu bestreiten. Er rief daher einen Laienorden, die Schwestern der **Heiligen Martha**, ins Leben. Es handelte sich um Frauen aus vermögenden adeligen oder bürgerlichen Familien. Anders als Mitglieder geistlicher Orden durften sie ihr Vermögen behalten.

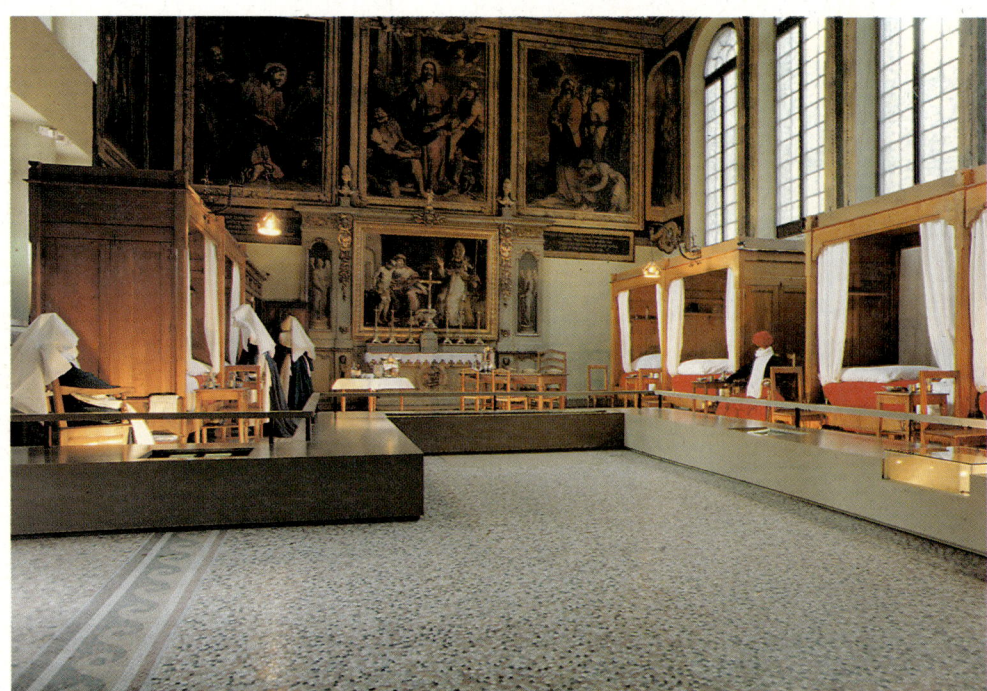

Abb.4.9:
Saal
Saint
Louis

Sie mußten allerdings ihren Untehalt einschließlich Kleidung, Nahrung und Unterkunft selber finanzieren, damit sie dem Hospiz nicht zur Last vielen. Vier Jahrhunderte versahen die Hospitalschwestern der Heiligen Martha im Hotel Dieu und in 50 weiteren Häusern ihren Dienst. Dazu gehörte neben dem direkten Krankendienst auch die Arbeit in der Apotheke oder in der Wäschekammer.

Die hygienischen Bedingungen in einem Hospiz sind zwar aus heutiger Sicht völlig unzureichend, für damalige Verhältnisse jedoch vorbildlich. Neben einem hohen Anspruch an Reinlichkeit konnten Abfälle und Exkremente direkt durch Öffnungen im Fußboden in den unter dem Hospiz verlaufenden Fluß entsorgt werden. Einschneidende Umweltbelastungen waren hierdruch aufgrund der geringen Bevölkerungsdichte nicht zu befürchten. Direkte Ansteckungsgefahren gab es in vielen Städten dadruch, daß die Abwässer zunächst durch mehrere Gassen geleitet werden mußten, bevor sie in einen Fluß gelangten.

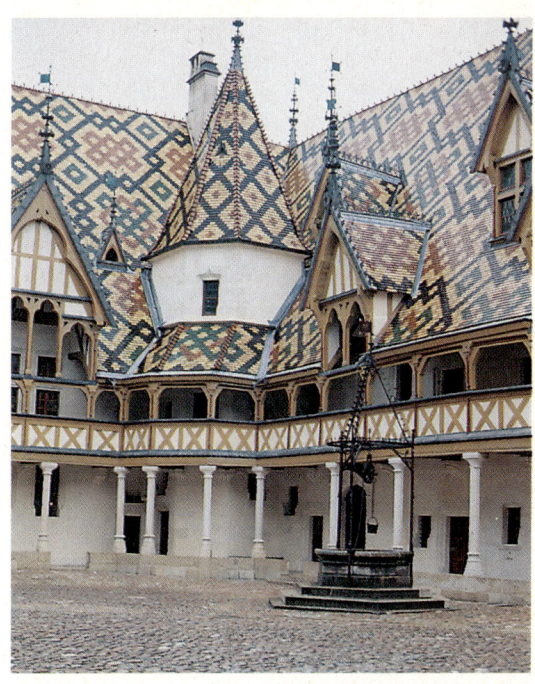

Abb. 4.10: Ein Brunnen im Hof garantierte die Frischwasserversorgung

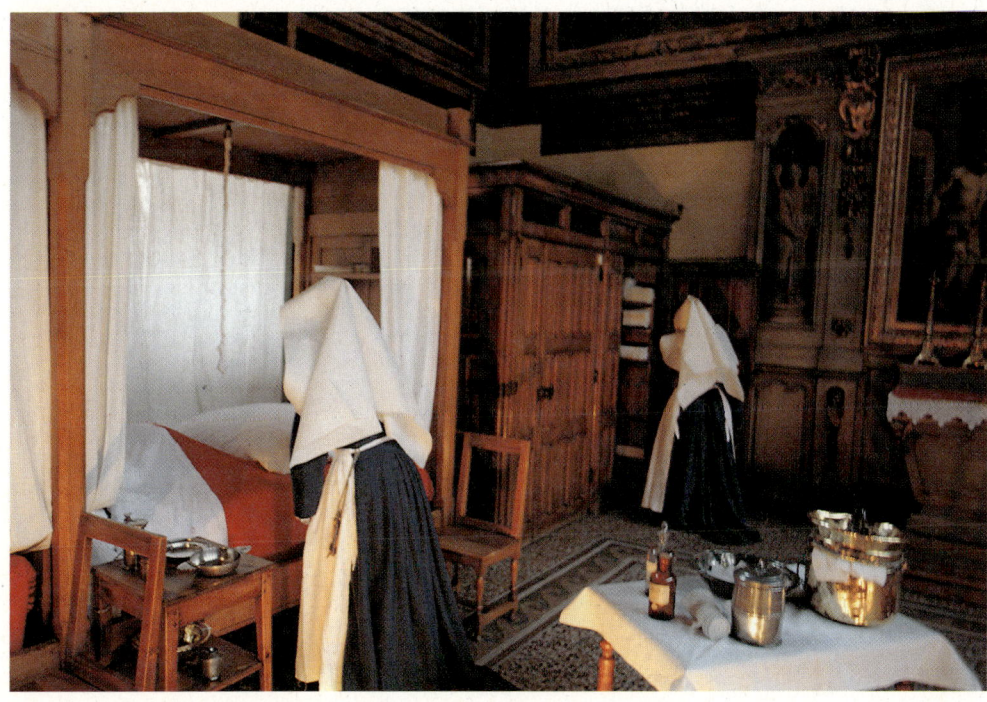

Abb.4.11: Schwestern der Heiligen Martha

49

4.5 Pflegende in Kloster- und Bürgerspitälern

Schon früh existierten neben den männlichen Ordensgemeinschaften auch weibliche Kongregationen, manchmal sogar unter einem Dach. Wegen der damit verbundenen „Gefahren" wurden jedoch immer wieder Trennungen der Geschlechter vorgenommen. Seit dem 11./ 12. Jahrhundert drängte eine immer größer werdende Anzahl von Frauen in die Klöster. Neben dem hohen und niederen Adel sind es jetzt auch Frauen aus den Familien angesehener, reicher bürgerlicher Schichten.

Die Anzahl der Frauenklöster stieg ständig: Im Jahr 1300 existierten 74 Klöster der Dominikanerinnen; im 15 Jahrhundert 115 Benediktinerinnen- und 220 Zisterzienserinnenklöster. Um 1600 gab es bereits 900 Gemeinschaften der Franziskanerinnen. Die Durchschnittsgröße der Klöster lag bei 20 bis 30 Nonnen und ca. 10 Laienschwestern sowie Lehrtöchtern, Kostgängerinnen und Oblatinnen (Kinder, die von ihren Eltern für das Leben im Kloser bestimmt worden waren).

Mädchen wurden häufig, wenn eine standesgemäße Ehe nicht vorgesehen oder möglich war, in sehr jungen Jahren in ein Kloster gegeben. Aber auch für erwachsene Frauen stellte sich das Klosterleben durchaus als attraktiv dar, wenn sie entweder den engen familiären Banden, die z. B. keine Bildung für Frauen vorsahen, entkommen wollten, oder aber ihre religiösen Ideale ausleben wollten.

Nicht selten verbanden sich beide Beweggründe, wie dies wohl für Hildegard von Bingen gilt, die als 10. Kind der Famlie bereits als Achtjährige einem Kloster als Oblatin anvertraut worden war. Die heilige Elisabeth von Thüringen schloß sich dagegen erst nach dem Tod ihres Mannes einer Ordensgemeinschaft an.

In den städtischen Hospizen der Bischöfe oder Bürger waren seit dem 12. Jahrhundert Mitglieder dazu gegründeter Pflegeorden anzutreffen. Die Übersicht gibt einige der bekanntesten Pflegeorden wieder.

zwischen dem 12. und 17. Jahrhundert gegründete **Pflegeorden**		
Name des Ordens	Gründer, in	Gründungszeit
Orden vom heiligen Geist	Guy de Montpellier (Frankreich)	12. Jahrhundert
Elisabethinerinnen	Elisabeth von Thüringen	1225
Alexianer oder Zelliten und Zellitinnen	aus der Begarden-Bewegung hervorgegangen	14.Jahrhundert
Hospitalschwestern der Hl. Martha	Nicolas Rolin	14. Jahrhundert
Katharinenschwestern	Regina Portmann	1583
Hospitalorden des heiligen Johannes von Gott	Juan de Dios (Portugal)	16. Jahrhundert
Vinzentinerinnen (filles de la charité = Töchter der Nächstenliebe)	Viinzenz von Paul (Paris)	1633
Borromäerinnen	Karl Borromäus (Nancy)	1652

Abb. 4.12: Pflegeorden

In den Klosterhospizen wie auch in den städtischen Hospizen übernahmen trotz der stark angewachsenen Zahl von Nonnen immer stärker Laienschwestern deren Aufgaben. Für Küchen- und Gartenarbeiten und die Versorgung von Gästen und Kranken reichte die Arbeitskraft der Nonnen vor dem Hintergrund einer ständig steigenden Bevölkerungszahl nicht mehr aus.

Die Laienschwestern unterschieden sich vor allem dadurch, daß sie kein Gelübde ablegten und damit jederzeit oder nach einer gewissen zeitlichen Bindung mit all ihrem Besitz ins bürgerliche Leben zurückkehren konnten. Die Schwestern der heiligen Martha gehören beispielsweise zu dieser Gruppe.

Aus einigen Hospitalordnungen geht hervor, daß es neben diesen Laienschwestern, die ihren Unterhalt selbst zu bestreiten hatten, noch sogenannte als „Magd" bezeichnete Frauen gab, denen neben Kost und Logis häufig auch eine geldliche Entlohnung zustand. Näheres ist der Mägdeordnung (Kap. 4.5.3) zu entnehmen.

4.5.1 Hildegard von Bingen

Die Äbtissin Hildegard von Bingen (1098 - 1178) gehörte seit ihrer Kindheit dem Benediktinerorden an. Sie gilt als eine der bekanntesten Vertreterinnen der **Klostermedizin**, die von ihr maßgeblich beeinflußt wurde. Die Lehren antiker Ärzte, vor allem waren es die Bücher des Römers Galenus (Galen), verband sie mit Erfahrungen der Volksmedizin und den Regeln der Diätetik. Das Wechselspiel zwischen Physis und Psyche spielt dabei für sie eine große Rolle, wenn sie feststellt:

„Auch verfällt der Mensch oftmals durch den Zorn in schwere Krankheiten, weil, wenn die einander entgegengesetzt wirkenden Säfte der Galle und der Schwarzgalle wiederholt im Menschen in Aufruhr geraten, sie diesen bisweilen krank machen."
Q 4.6: Entstehung von Krankheiten

Ihre Überlegungen hielt sie in zahlreichen Schriften fest. „Physica" und „Causae et curae" sind die Titel ihrer natur- und heilkundlichen Werke. Bei allen Studien blieb für sie jedoch der Wille Gottes ausschlaggebend, ohne den es keine Heilung geben konnte.
Mit dem vom Konzil zu Clermont erlassenen Edikt aus dem Jahre 1130 begann jedoch bereits das Ende der Klostermedizin, da den Mönchen deren Praktizierung nun verboten wurde.

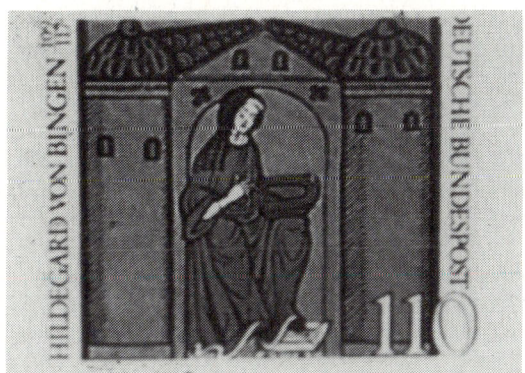

Abb. 4.13: Hildegard von Bingen

4.5.2 Elisabeth von Thüringen

Wie Hildegard war auch Elisabeth von Thüringen adeliger Herkunft. Sie gehörte den Franziskanern, einem der sogenannten Bettelorden an. Die Hl. Elisabeth lebte etwa 50 Jahre (1207 - 1231) nach Hildegard und verschrieb sich voll und ganz der Pflege Kranker, vor allem Leprakranker. Ihr strenger Beichtvater, Konrad von Marburg, der sich Sorgen um ihre Gesundheit machte, berichtet dazu folgendes:

„Als der Knabe gestorben war, nahm sie ohne mein Vorwissen ein aussätziges Mädchen in Pflege und verbarg es in ihrem Haus. Ihm leistete sie in dem Grade jeden menschlichen Dienst, daß sie sich nicht nur demütigte, ihm Speisen zu reichen und es zu betten, zu waschen, sondern auch ihm die Schuhe zu lösen; dabei bat sie ihre Dienerinnen inständig, zu sorgen, daß sie nicht deshalb gescholten werden möchte. Als ich dies dennoch erfuhr, da habe ich sie - Gott verzeihe es mir - aufs härteste gezüchtigt, weil ich fürchtete, daß sie angesteckt würde.
Als ich dann die Aussätzige weggebracht hatte und zur Predigt in die Ferne gezogen war, nahm sie einen armen, ganz und gar an Krätze kranken Knaben, der kein Haar auf dem Kopfe hatte, auf, um ihn von der Krätze zu heilen, und besorgte seine Pflege mit Waschungen und Arzneimitteln. ..."

Q. 4.7: Elisabeth pflegt Aussätzige
(Zitiert nach: Wies o.J., 120)

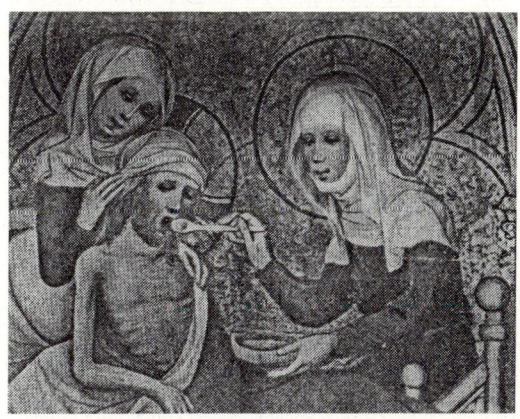

Abb. 4.14: Elisabeth speist einen Kranken

4.5.2 Beginen

Beginen gab es im Mittelalter in fast jeder Stadt. Sie wurden häufig mit der Pflege in den Hospitälern betraut oder gingen in der „ambulanten Pflege" in die Häuser der Bürger. Besonders wegen des dichten Netzes häuslicher Pflege waren sie für die Städte sehr bedeutsam. Ihre Einzelhäuser oder Gruppensiedlungen können daher als frühe Sozialstationen betrachtet werden (S. 103).

Da sie sich keiner Ordensregel unterwarfen, obwohl sie ein Gemeinschaftsleben nach klösterlich religiösem Vorbild führten, waren sie der Amtskirche ständig verdächtig. Sie lebten daher häufig in der Gefahr, als Ketzerinnen verurteilt und hingerichtet zu werden. Außerdem sind sie den Zünften ein Dorn im Auge, da sie ihren Lebensunterhalt zu einem großen Teil durch verschiedene Handarbeiten verdienten, ohne sich der Zunftordnung unterwerfen zu müssen und zudem von den Städten Steuerbefreiung erhielten.

Die Entstehung der Beginenbewegung wird zum einen auf die Mittellosigkeit der Frauen zurückgeführt. Klöster bevorzugten Frauen mit „Mitgift" und blieben ihnen daher trotz ihres Anspruchs, ein gottwohlgefälliges Leben zu praktizieren, verschlossen. Andererseits gibt es Anzeichen dafür, daß von den Beginen bewußt eine offenere religiöse Lebensform angestrebt wurde, als es in den Klöstern möglich war.

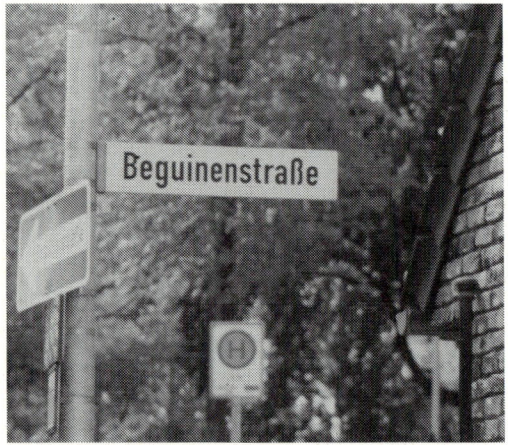

Abb. 4.15: Beginenstraßen gibt es in fast jeder Stadt, die Schreibweise variiert

4.5.3 „Pflegeordnungen"

"Eine Meisterin soll schwören, dem Spital treu und ergeben zu sein, Nutz und Frommen des Spitals zu fördern, es vor Schaden zu behüten und diesen abzuwenden, soviel sie kann oder vermag, und vor und nachstehende Stücke stets und beständig zu halten. So soll sie darauf achten und sich bei dem niederen Gesinde erkundigen, ob ein Kranker in dem Spital ist, der dort nicht hineingehört, so daß derjenige sofort entlassen wird, und daß niemand darin aufgenommen wird, außer wie es der Ordnung des Spitals entspricht und wie das von altersher üblich ist. Das bedeutet: wer arm ist und sich nicht selbst zu helfen vermag und auch körperlich so krank ist, daß er nicht umherzugehen vermag, um das Almosen zu erlangen, den soll man in das Spital aufnehmen und für ihn darf niemand (um Aufnahme) bitten. Wer aber sonst blind oder lahm ist oder welches Leiden er auch hat, so daß er (in der Lage ist), das Almosen zu fordern, den soll man nicht in das Spital aufnehmen, wer auch für ihn darum bittet. Denn wollte man alle armen Leute in das Spital aufnehmen, die dennoch das Almosen fordern könnten, so würden ihrer so viele, daß das Spital die Kosten nicht bestreiten könnte und daß auch diejenigen keine Hilfe erfahren, die von Rechts wegen in das Spital gehören.

Sie soll auch auf die Betten, das Bettgewand, die Kissen, Bettlaken und anderes achten, was dazugehört, daß das alles zur rechten Zeit gewaschen, gereinigt, ausgebessert und verwahrt werde und auch alle anderen Sachen besorgen, ...

Es soll auch eine Meisterin für Eingemachtes, für eingemachte Schlehen, Rosinen, Bier und alle anderen Dinge sorgen, die man in einem Hause benötigt, und in der Weise wie das bisher in dem Spital üblich gewesen ist und (sie soll) Kräuter und anderes in Stand halten und alle Dinge getreu und ordentlich tun und verrichten, was nicht alles aufzuschreiben ist. Denn eine Meisterin soll im Spital so gehorsam und so sorgsam sein, wie eine rechtschaffene Frau in ihrem eigenen Haus und (soll) die Obermagd oder Küsterin so anweisen und anleiten, daß jede ihre Arbeit macht. ...Es soll auch keine Meisterin über das hinaus, was ihr in dem eben mitgeteilten Ausmaß beschieden worden ist, sich im Spital Rechte anmaßen, sei es, Gesinde zu dingen oder zu entlassen oder anderes zu tun. Denn wenn sie meint, daß jemand vom Gesinde dem Spital nicht geeignet, noch füglich ist, so soll sie das dem Schaffner sagen und vorbringen ..."

Q 4 8: Ordnung der Meisterin im Spital zu Straßburg (Zitiert nach: Ketsch 1983, 296 f.)

"Es sollen alle Mägde, die in dem Spital angenommen werden, versprechen und geloben, dem Spital treu und ergeben zu sein, seinen Nutzen zu fördern und seinen Schaden abzuwenden und das in und mit allem, so viel sie können und vermögen. Sie sollen auch gleich den Kranken täglich, sofern sie es vermögen und die Betreuung der Kranken dies zuläßt, in die Predigt und zum Worte Gottes gehen, da Gott erkennen lernen und nach seinem Wort in aller christlicher Zucht und Gehorsamkeit leben, denn es wird nicht recht und gut gehandelt, wenn man Gott und seinen göttlichen Willen vorgehalten, nicht kennt...
Sie sollen auch alle dem Schenken, der Meisterin, der Küsterin und der Brotmutter (nur die Kranken betreffend) gehorsam sein, und was die ihnen als Dienst für die Kranken auftragen, das sollen sie ohne alle Widerrede tun, wie nämlich Fußwasser bereiten, Betten machen, Bett, Kissen, Bettlaken holen oder wegbringen, die Stube, den Hof oder anderes fegen, Feuer machen, die Tische, Ecken und Winkel, Körbe auch Bänke, Fußschemel und Servierbretter scheuern und reinigen, den Kranken kochen oder ihnen das Gekochte geben etc. Sie auch kämmen und bürsten, sie legen, heben, waschen, zum Stuhlgang und wieder davon weg (wenn nötig) führen etc., nichts ausgenommen, womit den Kranken gedient werden mag. Und alle Zeit daran denken, was wir den Bedürftigen tun, das tun wir für Christus selbst...
Sie sollen auch den Kranken ihre Morgensuppe, das Mittagessen, das Abendessen auftragen und gleich austeilen, nicht einem zuviel und dem anderen zuwenig geben, so daß bei dem einen Teil Überfluß, bei dem anderen Teil Mangel herrscht. Sie sollen auch den Kränksten und Schwächsten, ja den Gelähmten ihr Essen und Trinken (weil sie es selbst nicht ohne Nachteil

nehmen können) in deren Münder führen und fleißig und sorgfältig darauf achten, daß sie dieselben nicht mit heißer Kost beschütten oder verbrennen, sondern mit Verstand diese und dergleichen, ja alle Dinge ausrichten.
Sie sollen auch zwischen den Mahlzeiten (wo es nötig ist) den Kranken kochen, es sei Tag oder Nacht...
Sie sollen auch täglich die Betten der Kranken machen und das nicht nur einmal am Tag, sondern so oft und häufig es für die ganz Schwachen, die die ganze Zeit im Bett liegen müssen, nötig ist, damit sie sich nicht wund liegen und dann jedermann desto mehr dadurch belastet und geschwächt wird. Sie sollen auch die Betten und Strohsäcke zu angemessener Zeit umkehren, den Schmutz unter den Betten hervorkehren, damit Betten und Strohsäcke, auch Kissen und Bettlaken nicht verfaulen oder verderben oder zu Schanden gehen oder zerstört werden...
Sie sollen auch den Kranken gegenüber in allen Dingen mit Worten und Taten freundlich sein, sie nicht anschnauzen, nicht mit ihnen zanken oder hadern, sie in keiner Weise schmähen oder beschimpfen, sondern in allen Dingen sich ihnen erkenntlich zeigen und dies auch von Herzen tun wie sie das möchten, daß es ihnen geschähe (wenn sie dort lägen) mit Waschen, Reinigen, Heben, Bürsten, Kämmen, damit das Ungeziefer nicht überhand nimmt und ein solcher Gestank entsteht, daß weder sie noch andere bleiben möchten und Kranke und Gesunde darüber vergehen möchten und versterben..."

Q 4.9: Ordnung der Mägde im Straßburger Spital, 1547 (Zitiert nach: Ketsch 1983, 298 ff.)

Aufgaben:
1. Welche Beeinträchtigung mußte für eine Aufnahme ins Hospital vorliegen?
2. Was gehörte in den Kompetenzbereich der Meisterin?
3. Wie beurteilen Sie die Pflegequalität, wie sie in der Ordnung für die Mägde im Straßburger Spital gefordert wird? Gab es auch damals schon Prophylaxen?
4. Auf welche Gefahren wurde hingewiesen (Vergleichen Sie Kap. 5.1)?

5   Neubelebung der Pflege im 19. Jahrhundert

5.1   Katastrophenstimmung

„Ein widerlicher Geruch, der allen unreinlichen Krankenhäusern eigen ist, war in vielen Fluren und Zimmern verbreitet. In der Nähe des Bettes fanden sich der Gegenstände des Ekels so viele, daß man sich überwinden mußte, der Prüfung einzelner Kranker die gehörige Ruhe und Zeit zu widmen. ... Der Zustand der Leib- und Bettwäsche war höchst ärmlich. Die Kranken wurden mit ihren schmutzigen Händen, die sie aus der Stadt mitbrachten, in die Krankenzimmer gelegt. Die Lagerstellen, die sie vorfanden, waren oft schon zuvor von anderen benutzt und häufig in dem Grad beschmutzt, daß selbst die an Schmutz gewöhnten Kranken sich ohne Ekel ihnen nicht nähern konnten. ... Die Strohsäcke der Kranken hatten meistens schon so lange als Lagerstellen gedient, daß das Stroh in Häcksel verwandelt und zum Vehikel des Ungeziefers geworden war. ... Alle Utensilien, die den Kranken umgaben, die Tische, die Fensterbänke, die Eßgeschirre, der Fußboden ließen vor Unreinigkeit ihre ursprüngliche Farbe nicht erkennen. Wo man hinsah, wo man hinfaßte, überall ein unbeschreiblicher Schmutz. Dabei waren in der Regel alle Fenster dicht verschlossen. Man fürchtete Zug und Erkältung, während man die Kranken einer viel verderblicheren Mephitis (Vergiftung durch Kloakengas) aussetzte. ...“

Q 5.2: Zustände in der Berliner Charité im Jahre 1806 aus dem Rechenschaftsbericht des Leiters der Berliner Charité, Ernst Horn (Zitiert nach: Sticker 1960, 73)

„Es ist ein wahrer Jammer zu sehen, welche Menschen man als Krankenwärter und -wärterinnen anstellt. Jede Alte, Versoffene, Triefäugige, Blinde, Taube, Lahme, Krumme, Abgelebte, jeder, der zu nichts in der Welt mehr taugt, ist dennoch nach Meinung der Leute zum Wärter gut genug. Menschen, die ein unehrliches Gewerbe

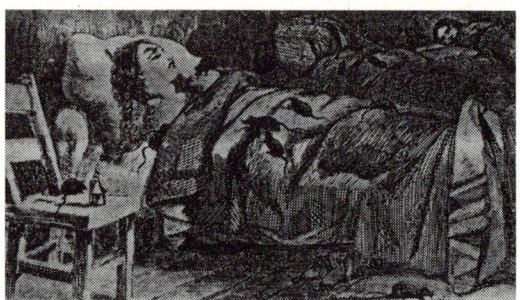

Abb. 5.1: New Yorker Bellevue-Hospital, 1860

getrieben haben, Faulenzer, Taugenichtse, alle die scheinen noch brauchbar als Krankenwärter. So ist denn dieser edle, schöne Beruf in Verruf gekommen.

Also Obdachlose, Taugenichtse und Weibsbilder von zweideutigem Ruf, die kommen als Wärterinnen und Pflegerinnen in einem Krankenhaus zusammen. Herrscht nun noch in einem Krankenhaus Schmutz und Unreinlichkeit, so wird der widrige Anblick noch vermehrt, wenn man die Haufen Wärter und Wärterinnen in ihren schmutzigen Kleidern, mit ihren bösen, mitunter verzerrten, verstellten, oft verstümmelten Gesichtern sieht, so daß man einen Haufen Sträflinge zu erblicken glaubt. Welchen Trost mag der Leidende von einem so verhärteten Wärterherzen erwarten? Er findet kaum einen anderen als den ihm zur Seite liegenden Leidensgefährten. In den katholischen Ländern braucht man diese Sorge um gute Wärter und Wärterinnen gar nicht wie bei uns zu haben. Dort gibt es geistliche Orden sowohl für Männer als auch für Frauen, die sich ausschließlich dem Krankendienst in Spitälern widmen. Sie heißen Brüder und Schwestern. ... Ihr höchster Lohn ist der, von den Kranken geliebt zu werden und von den Sterbenden den letzten dankbaren Händedruck zu empfangen. ...“

Q 5.1: Der Berliner Chirurg Johann Friedrich Dieffenbach über die Krankenpflege im Jahre 1832 (Zitiert nach: Schadewald 1991, 297 f)

Die Quellen schildern anschaulich den desolaten Zustand in den sich zu Krankenhäusern entwickelnden Spitälern. Dabei wird deutlich, daß es sich nicht nur um eine Krise der Pflege handelte, sondern auch der Träger, die weder Mittel für die angemessene Bezahlung der Pflegekräfte noch für eine hinreichende Ausstattung gesichert hatten. Nach der für die vorhergegangenen Jahrhunderte von hoher Motivation geprägten Pflege stellt sich die Frage nach den Ursachen für diese Veränderungen.

Die Entwicklung in der Pflege war genausowenig von den politischen, wirtschaftlichen, sozialen und religiösen Umwälzungen der Neuzeit verschont geblieben wie andere Bereiche des täglichen Lebens. So brachte das Jahr 1517 mit dem Thesenanschlag durch Martin Luther ungewollt auch einen bedeutsamen Einschnitt für Hilfsbedürftige wie für Pflegende mit sich. Durch den in den folgenden Jahrzehnten entbrennenden Religionskrieg wurden zunächst viele Klöster und Spitäler zerstört. Zahlreiche Mönche und Nonnen kamen dabei ums Leben. Langfristig wirkten sich darüber hinaus die Gedanken der **Reformation** in den Regionen aus, die protestantisch wurden. Entsprechend der Ablehnung kirchlichen Anstaltswesens wurden Kirchengüter durch die weltlichen Mächte eingezogen und die Orden aufgelöst. Zudem verdrängte Luthers Reform des Ehe- und Scheidungsrechts mit einer Höherbewertung des Ehestandes das bislang geltende, eng mit dem Klosterleben verbundene Keuschheitsideal.

In Deutschland wurde vor allem der Norden von der Reformation erfaßt. Der Zustrom zu den Orden versiegte hier daher. Die für Gottes Lohn tätigen Schwestern und Brüder standen damit nicht mehr wie im bisherigen Maße für die Pflege in den Spitälern zur Verfügung. Das Problem wurde mit Ende des dreißigjährigen Krieges durch eine schnell **wachsende Bevölkerung** und den Bau weiterer Hospitäler verschärft. Diese Entwicklung überstieg mit der beginnenden Industrialisierung die bis dahin bestehenden Möglichkeiten der „Armenpflege".

Vor allem in den protestantischen Gebieten waren daher die Städte darauf angewiesen, Männer und Frauen aus untersten sozialen Schichten für die Pflege in den Hospitälern einzustellen. Offensichtlich fehlte diesen für wenig Geld arbeitenden Pflegekräften häufig die nötige Einstellung zu ihrer Arbeit. Den alles ertragenden religiösen Eifer brachten sie nicht mit. Aufrufe an Frauen des Bürgertums verhallten jedoch zunächst in Anbetracht der höchst abschreckenden Zustände ungehört.

In dem Maße, wie sich die Hospitäler zu Krankenhäusern mit ärztlicher Präsens und Operationssälen entwickelten, stieg der Anspruch der Ärzte an ihre die Kranken wartenden Helfer, die **Wärter** und **Wärterinnen**. Die Ärzte waren sich schon recht früh der Bedeutung einer qualifizierten Pflege durchaus bewußt und stellten diese ganz in den Dienst ihrer Behandlung:

„Die Erkenntnis, daß die beste ärztliche Behandlung nichts nützt, wenn die Anordnungen des Arztes nicht pünktlich, sachgemäß und mit Verständnis ausgeführt werden, daß die richtige Lagerung und zweckentsprechende Ernährung des Kranken sowie durch genaue Beobachtung des Krankheitsverlaufs im Verein mit der Durchführung der erforderlichen hygienischen und allgemeinen sanitären Maßnahmen eine hervorragende, oft die entscheidende Rolle für den Ausgang einer Erkrankung bilden, ist in den letzten vierzig Jahren in weiten Schichten unseres Volkes Allgemeingut geworden."

Q 5.2: Oberarzt Dr. Friedheim im Jahre 1910 zur Bedeutung der Pflege
(Zitiert nach: Sticker 1960, 90)

Aufgaben:
1. Schildern Sie die Zustände, wie sie sich in vielen Krankenhäusern vor zweihundert Jahren darstellten.
2. Welche Ursachen trugen zu diesem „Pflegenotstand" bei?
3. Wie wurde die Bedeutung der Pflegenden für den Erfolg der Heilbehandlung eingeschätzt?

5.2 Arbeit katholischer Ordensschwestern

Günstiger verlief die Entwicklung in den katholischen Ländern. Dort kam es sogar zu Ordensneugründungen. 1537 war der Orden der Ursulinerinnen gegründet worden und 1634 riefen Vincent de Paul und Louise le Gras die filles de charité ins Leben. In Deutschland wurden sie als der Orden der Barmherzigen Schwestern bekannt und kamen ab 1808 als Vinzentinerinnen und Borromäerinnen nach Deutschland.

"Die Barmherzigen Schwestern beim Krankendienst
... In jeder Abteilung (48 Betten) befinden sich zwei Schwestern oder bei erhöhtem Krankenbestand auch mehrere Jungfrauen zum Dienst, die bei den Nachtwachen so abwechseln, daß in der Regel immer in der vierten Nacht die Wache an eine kommt. Auf der männlichen Seite sind in der chirurgischen Abteilung den Schwestern auch männliche Wärter beigegeben, die dort dasjenige des Krankendienstes zu versehen haben, was das weibliche Zartgefühl verletzen müßte.
Um sechs Uhr des Morgens kommen die Schwestern in die Krankensäle, und nun geht es an das Aufbetten und Reinigen, so daß bis zur ärztlichen Visite um 9°° Uhr alles in Ordnung ist. Während der Visite begleitet eine der Schwestern, in der Regel immer die Älteste in der Abteilung, den Arzt von Saal zu Saal und Bett zu Bett; sie erteilt ihm die nötigen Aufschlüsse über das, was sich in der Zwischenzeit mit dem Kranken zugetragen hat und ist streng aufmerksam auf die den Krankendienst betreffende weitere Verordnung. Ist die Visite geendet, so werden die Spucknäpfe und Urinflaschen, die bis dahin zur Einsicht des Arztes stehen bleiben mußten, geleert und gereinigt, aus den Ordinationsbögen die jedem Kranken vorgeschriebene Kost auf eine Schiefertafel bemerkt, und nun beginnen die vielfachen Geschäfte, die der Dienst gewöhnlich erfordert. Dem einen wird die Medizin gereicht, dem anderen Kataplasmen (Breiumschläge) gemacht, den dritten Blutegel gesetzt oder Blasenpflaster aufgelegt usw. ... Deshalb haben die Schwestern alle Hände voll, und unvermerkt ist die Mittagsstunde herbeigekommen. Nun erhalten zuerst die Kranken die ihnen vorgeschriebene Kost, und danach begeben sich die Schwestern zu Tisch. Die Mahlzeit der Schwestern besteht aber aus zwei Tischen, davon der erste von 12 bis 1°° Uhr, der zweite von 1 bis 2°° Uhr dauert.
.... Nachmittags, wo die Arbeit nie so viel ist als vormittags, reinigen die Schwestern neben der Verpflegung des Kranken die kleineren Gegenstände der Krankenwäsche oder nähen und bessern die Wäsche aus, oder sie beten mit dem Kranken, wenn er katholischer Konfession ist, oder lesen ihm aus einem geistlichen Buch vor. So schleicht denn auch unvermerkt die Abendstunde herbei, es schlägt halb neun Uhr, und die Schwestern beschließen nach einem allgemeinen Gebet ihre Tagesarbeit. Nur diejenige, die die Nachtwache hat, bleibt im Saal. Langeweile kann sie aber nicht leicht überfallen. Denn sie allein hält die Wache über die in den vier Sälen der Abteilung befindlichen Kranken ...
Um drei Uhr morgens hat sie schon mit dem Aufräumen anzufangen, wozu sie, wenn der Kranken viele sind und somit die Arbeit groß ist, noch eine Schwester zur Hilfe wecken kann. So wird fortgearbeitet, bis um sechs Uhr die anderen erscheinen. Die, die Nachtwache hatte, geht nun zu Bett? keineswegs, - sie arbeitet mit den übrigen mit gleicher Anstrengung auch den Tag über fort, bis die Stunde des allgemeinen Schlafengehens kommt. ..."

Q. 5.4: Bruder Bartholomä berichtet 1838 über die Arbeit der Schwestern
(Zitiert nach: Sticker 1960, 149)

An diesem Vorbild richteten sich die im 19. Jahrhundert neu gegründeten Pflegegemeinschaften aus, über die im folgenden berichtet werden soll.

Aufgabe
Vergleichen Sie den von Bruder Bartholomä beschriebenen Tagesablauf mit Ihrem heutigen Dienst.

5.3 Mutterhausorganisationen

5.3.1 Kaiserswerther Diakonieverein

Der Ruf nach qualifizierten, den Arzt in allen Arbeiten unterstützenden Mitarbeiterinnen verhallte nicht ungehört. Angesichts der desolaten Zustände in vielen Krankenhäusern mit den dort als Wärter und Wärterinnen beschäftigten Menschen aus niedrigsten sozialen Schichten und dem dort herrschenden Gestank sollte es jedoch nicht einfach werden, neue, motiviertere Kräfte zu finden.

Einen ersten Fehlschlag mußte Amalie Sieveking (1794 - 1859) erleben. Nachdem sie schon seit längerer Zeit den Gedanken verfolgt hatte, eine evangelische Schwesternschaft zu gründen, unternahm sie 1831 einen Versuch dazu. Anlaß war die im Jahre 1831 über Hamburg hereinbrechende Choleraepedemie. Unter den Hamburger Bürgerfrauen fand sie jedoch keine Gleichgesinnten für ihre Idee.

Einige Jahre später hatte der Geistliche Theodor Fliedner mehr Erfolg. 1836 eröffnete er eine „Pflegerinnenanstalt" in Kaiserswerth bei Düsseldorf. Kranke wurden hier aufgenommen. Im Vordergrund stand die Ausbildung unverheirateter Frauen für die Krankenpflege. Vor allem Frauen aus ländlichen Gebieten folgten seinem Aufruf. Wie sich Fliedner ihr Wirken vorstellte, läßt sich seiner Haus- und Dienstanweisung entnehmen:

Haus- und Dienstanweisung
§ 1 ... Die Diakonissen haben das apostolische Amt wie die Phöbe am Dienst der Gemeinde zu Kenchrea (Römer 16,1) unsern christlichen Gemeinden zu dienen durch Pflege ihrer Kranken, Armen, Gefangenen und hilfsbedürftigen Kindlein. ... Da aber eine Vorbildung zu diesem Amte nötig ist, so ist die hiesige Diakonissenanstalt eingerichtet worden, und durch das damit verbundene Krankenhaus den Diakonissen, die für die Krankenpflege sich ausbilden, ... Gelegenheit zu einer gründlichen Vorbildung gegeben.
§ 18 Die Diakonissen dürfen bei ihrer leiblichen und geistlichen Pflege der Kranken, wo die leibliche Pflege stets die Hauptstelle einnehmen und die letztere derselben untergeordnet bleiben muß, nicht vergessen, daß sie, wie ihr Amtsname sagt, nur Dienerinnen sein, nur Handreichungen tun sollen und haben sich mit aller Vorsicht zu hüten, weder in das Amt des Arztes noch des Seelsorgers überzugreifen.
§ 19 Die Diakonissen haben bei der leiblichen Krankenpflege in der Diakonissenanstalt die Vorschriften des Hausarztes in bezug auf Verbinden, Pflegen, Diät des Kranken usw. pünktlich und ohne Widerrede zu befolgen, sich dieselben, wenn es nötig, in ihr Schreibtäfelchen zu notieren und ihm täglich über den Zustand der ihnen anvertrauten Kranken treu zu berichten.
§ 20 Sie dürfen keine ihnen bekannten oder empfohlenen Hausmittel bei den Kranken ohne Wissen und Erlaubnis des Arztes gebrauchen und dabei stets mit der Vorsicht, daß das Zutrauen der Kranken zu dem Arzt dadurch nicht leide, wie sie denn überhaupt dies Zutrauen bei den Kranken möglichst zu befördern suchen müssen.
§ 26 ... Da sie aber Mägde der Kranken sind, nicht um der Kranken willen, sondern nur um Jesu willen, so haben sie ihnen alle Liebe und Geduld nicht in der Absicht zu erweisen, um von ihnen Lob zu erlangen, daher auch nicht in der Weise, daß sie ihren Eigensinn, Zorn, Neid und andere Bosheit dadurch stärken, sondern stets mit dem Endzweck, daß sie dem Herrn ihre Seelen gewinnen.

Q 5.5: Aus Theodor Fliedners Dienstanweisung für Diakonissen
(zitiert nach: Seidler 1980, 191)

Dazu entwarf Fliedner einen Fragenkatalog, der eine „Gewissensprüfung" hinsichtlich der Einhaltung dieser und weiterer Vorgaben ermöglichte.

Aufgaben:
1. Analysieren Sie die Haus- und Dienstanweisung Fliedners hinsichtlich alter christlicher Werte.
2. Erläutern Sie § 20. Gehen Sie dazu auf die „Vorgeschichte" (Seite 35 - 38) ein.

Als Diakonissen wurden neben Frauen aus ländlichen Gegenden auch Angehörige adeliger und bürgerlicher Familien gewonnen. Eine „Mitgift" mußte nicht eingebracht werden, sondern nur die Verpflichtung, an der eingesetzten Stelle zu dienen. Die Diakonisse wurde dafür auf Lebenszeit versorgt, sie erhielt ein geringes Entgelt, von Fliedner als Gehalt bezeichnet, das einem Taschengeld entsprach. Der Gedanke, im christlichen Geist diakonisch unter der engen Führung und der Versorgung des Mutterhauses in der Öffentlichkeit tätig werden zu können, erschien vielen Frauen attraktiv. So wuchs die Zahl der Diakonissen in den inzwischen auch in anderen Städten etablierten Mutterhäusern in weniger als 20 Jahren auf weit über 300 an. Diakonisse wurde man nach einer halbjährigen Probezeit. Danach wurde eine auf zunächst fünf Jahre festgesetzte Dienstzeit vereinbart.

Von den Mutterhäusern wurden die Diakonissen entweder in der Hauskrankenpflege oder zur Pflege in ein Krankenhaus entsand. Mit den jeweiligen Institutionen wurden Gestellungsverträge abgeschlossen, die unter anderem folgende Bestimmungen enthielten.

Vertrag

zwischen der Großherzoglichen Direktion des Peter Friedrich Ludwig Hopitals zu Oldenburg,
vertreten durch den Oberbürgermeister Tappenbeck
und
dem Vorstande des Oldenburgischen Diakonissenhaus Vereins, vertreten durch den Vorsitzenden Geheimen Kirchenrat Hayen, den Vorsteher des Elisabethstiftes Pastor Thielen und die Oberin Schwester Ida Siebel, betreffend Besetzung des Peter Friedrich Ludwigs Hospitals und Schwestern des Elisabethstiftes

§1 Die Arbeit der Diakonissen im Hospital
Das Elisabethstift sendet zum 1. Oktober 1903 zehn seiner Schwestern in das Peter Friedrich Ludwigs Hospital, welche die Krankenpflege und bis weiter auch die Haushaltung und die innere Verwaltung des Hauses nach Weisung der Hospital-Direktion übernehmen.
Mindestens die Hälfte der Schwestern muß seit Beginn des Probejahres wenigstens vier Jahre zurückgelegt haben. Eine Probeschwester wird das Elisabethstift nur im Notfalle entsenden.

§ 2 Stellung der Diakonissen zur Direktion und zu den Ärzten
Die Hospitaldirektion ist in allen das Hospital und die Krankenpflege im Hospital betreffenden Angelegenheiten die vorgesetzte Behörde der Diakonissen. Diese haben den Anordnungen der Direktion unbedingt, den Anordnungen der Ärzte in Beziehung auf die Pflege und Behandlung der Kranken Folge zu leisten.
Die Diakonissen werden das ihnen von der Direktion entgegengebrachte Vertrauen alle Zeit durch treue Erfüllung ihrer Pflichten zu rechtfertigen wissen. Sollte aber einmal eine Schwester zu Klagen Anlaß geben oder den an sie zu stellenden Anforderungen nicht genügen, so wird das Elisabethstift auf die Vorstellung der Direktion geeignete Schritte tun, den Grund der Beschwerde abzustellen.

§ 3 Die vorstehende Schwester
Das Elisabethstift ernennt eine von den Schwestern zur vorstehenden Schwester, welche der Direktion für das ganze verantwortlich ist.
Ihr liegt außerdem, was ihr von der Direktion sonst noch aufgetragen werden wird, folgendes ob:
a) Die Annahme, Entlassung, Beaufsichtigung und Verwendung des unteren Dienst- und Pflegepersonals (Wärter, Hülfspflegerinnen, Hausdiener, Köchinnen, Mägde) mit Genehmigung der Direktion. Hinsichtlich der Verwendung des unteren Pflegepersonals ist sie an die Weisungen des leitenden Arztes gebunden.
...
d) Die Aufnahme und Entlassung der Kranken und die Führung des Krankenjournals.
...
Die Entlassung geschieht lediglich nach ärztlicher Anordnung.

§ 4 Pflichtenkreis der Diakonissen
Die Stationierung der Schwestern im Hause wird vom Mutterhaus bestimmt.

Ein Wechsel in der Stationierung ist jedoch nur im Einvernehmen mit den Hospitalärzten zulässig.

Die Schwestern sorgen für die Aufrechterhaltung der Ordnung in den Krankenzimmern und haben auf die Befolgung der von den Direktion erlassenen Hausordnung zu halten. Sie können mit Erlaubnis des Arztes für nützliche und je den besonderen Verhältnissen angemessene Beschäftigung der Rekonvaleszenten sorgen.

Die ständige Nachtwache wird von einer der Schwestern in einer von der vorstehenden Schwester zu bestimmenden Reihenfolge wahrgenommen. Für die außerdem noch erforderlichen Nachtwachen werden Hülfskräfte angenommen.

Die Schwestern dürfen von niemandem Geschenke oder Vergütungen für sich annehmen. Es soll nach Möglichkeit vermieden werden, daß Schwestern in der Männerpflege Pflegeakte verrichten, die das weibliche Schamgefühl verletzen. In Zweifelsfällen entscheidet der leitende Arzt nach Rücksprache mit der vorstehenden Schwester. Zu Hülfsleistungen bei Sektionen sind sie nicht heranzuziehen.

Im Übrigen führen die Schwestern ihr Amt nach den ihnen vom Mutterhause zu erteilenden Instruktionen.

§ 5 Andachten und Kirchenbesuch

Die Schwestern sind befugt, täglich in den Krankenzimmern eine kurze Morgen- und Abendandacht zu halten, auch nach Befinden den Kranken aus Gottes Wort vorzulesen.

Zum Besuch des Gottesdienstes soll ihnen, soweit irgend möglich, nach näherer Bestimmung der vorstehenden Schwester Zeit gelassen werden.

§ 6 Urlaub

Den Schwestern soll möglichst alljährlich ein Urlaub bis zu vier Wochen nach näherer Bestimmung des Mutterhauses gewährt werden.

§ 7 Gegenleistung des Hospitals

Die Schwestern erhalten freie Station im Hospital, ferner in Krankheitsfällen für die Dauer von 13 Wochen freie ärztliche Behandlung und Arzenei und im Todesfalle ein anständiges Begräbnis. Das Mutterhaus hat das Recht, eine erkrankte Schwester ins Mutterhaus kommen zu lassen und dort auf seine Kosten zu verpflegen.

Das Wohnzimmer der vorstehenden Schwester steht auch den übrigen Schwestern zur gemeinschaftlichen Benutzung offen. Ferner ist für ausreichende Schlafräume in angemessener Lage zu sorgen.

Für jede Schwester ist ein Jahrgeld von 320 M. an die Kasse des Elisabethstiftes in vierteljährlichen Raten vorher zu zahlen.

...

Q 5.6: Gestellungsvertrag
(Stadtarchiv Oldenburg 136 Nr. 5039)

Das Jahrgeld von 320 Mark, das nicht die Schwester, sondern das Mutterhaus erhielt, entsprach etwa einem Viertel des Gehaltes eines in der verarbeitenden Industrie oder im Bauhandwerk tätigen Mannes. Zu diesem Gehalt kommen die freie Unterkunft und Verpflegung sowie die Versorgung im Krankheitsfall. Für Nahrungsmittel gelten um 1900 etwa folgende Preise:

Nahrungsmittel	Pf/kg
Weizenbrot	46
Kartoffeln	05
Gemüse	7,6
Zucker	75
Fette	145
Rindfleisch	126
Schweinefleisch	129
Eier pro Stück	6,4
Fische	75
Kaffee	326

Abb. 5.2: Nahrungsmittelpreise um 1900

Aufgabe:
1. Beschreiben Sie den Status einer Mutterhausschwester.
2. Welche Befugnisse hielt sich das Mutterhaus gegenüber der Krankenhausleitung und Ärzten vor?
3. Wie "teuer" war eine Schwester im Vergleich zu anderen Arbeitskräften?
4. Stellen Sie die Aufgaben der leitenden Schwester und der übrigen Schwestern zusammen. Vergleichen Sie diese mit heutigen Gegebenheiten.

5.3.2 Die Schwesternschaften vom Roten Kreuz

Die Gründung der Schwesternschaften vom Roten Kreuz geht auf das im 19. Jahrhundert ungelöste Problem der Verwundetenversorgung zurück. Letztlich geht die Initiative auf den Schweizer Bankier **Henry Dunant** zurück. 1859 erlebte er eher zufällig die Auswirkungen des Gemetzels von Solferino. Das Neue an der von ihm daraufhin organisierten Hilfsaktion bestand in der Unterstützung der Verwundeten beider Kriegsparteien, der Italiener wie der Österreicher. Bis 1864 schaffte er es, daß wichtige europäische Regierungen die neu geschaffene **„Genfer Konvention"** unterschrieben. Sie diente einer besseren Versorgung der im Kampf Verwundeten, die Zivilbevölkerung konnte damals ohne Bomber und Raketen noch weitgehend aus kriegerischen Auseinandersetzungen herausgehalten werden. Krankentransporten und Lazaretten sowie allen an der Rettung und Versorgung der Verwundeten beteiligten Personen wurde in der Genfer Konvention ein neutraler Status verliehen. Als Erkennungszeichen wurde das rote Kreuz auf weißem Hintergrund, eine Umkehrung der Schweizer Flagge, vereinbart. Die Notwendigkeit einer Ausbildung in der Krankenpflege wurde bereits von Dunant erkannt und später in den nationalen Rotkreuzgesellschaften weiterverfolgt.

Vor allem begeisterten sich die Mitglieder der schon seit etwa 50 Jahren bestehenden Vaterländischen Frauenvereine, sie waren in und nach den Befreiungskriegen von der napoleonischen Herrschaft gegründet worden, für den Rot Kreuz-Gedanken. Der erste dieser Vereine war der Badische Frauenverein, der bereits 1860 unter dem Eindruck des nahen Krieges in Italien mit der Ausbildung von Frauen zur Krankenwartung begann. Die Frauen lebten ab 1861 in der Stadt Karlsruhe in einer Hausgemeinschaft mit einer festen Hausordnung zusammen. Ähnliche Gemeinschaften bildeten sich auch in anderen Städten. Mit leichten Abweichungen regelten die einzelnen Hausordnungen den Einsatz der

Schwestern wie deren Versorgung. Die erste Mutterhausorganisation, die nicht auf konfessioneller Basis beruhte, war entstanden. Eine religiöse Grundlage bestand jedoch seit den Anfängen des Badischen Frauenvereins. Sie wurde nochmals im Jahre 1953 von einer der führenden Oberinnen, Cläre Port, formuliert:

„Das Mutterhaus vom Roten Kreuz ist nach seinen Satzungen der Zusammenschluß der Schwestern zur Pflege der inneren und äußeren Zusammengehörigkeit und ihrer Berufsbildung im caritativen Sinn auf religiöser Grundlage."

Q. 5.7: Religiöse Grundlage der Rotkreuzschwestern (Zitiert nach: Kruse 1980, 46)

Die ausgebildeten Frauen verpflichteten sich zwar auf Zeit, dem Mutterhaus anzugehören, konnten jedoch auch jederzeit aus dem Verband ausscheiden. Neben einem Bareinkommen erhielten die Schwestern eine Vergütung in Form von Einzahlungen in die Kranken- und Invalidenkasse sowie in freier Unterkunft und Verpflegung. Der auch hier vom Mutterhaus geleitete Einsatz der Frauen konnte in Frieden und Krieg erfolgen.

Ähnlich den konfessionellen Mutterhäusern sorgte eine hierarchisch bestimmte Ordnung von Weisungsbefugnissen sowie das Tragen einer Tracht mit entsprechenden Abzeichen für den inneren Zusammenhalt der Schwesternschaft. Zum Zusammengehörigkeitgefühl durch die Tracht äußert sich die Leiterin der Werner-Schule vom Deutschen Roten Kreuz, „Oberin" Ute Herbst, in einem Zeitschriftenaufsatz im Jahre 1995:

„Die grundsätzlichen Aufgaben der Schwesternschaften haben sich nicht gewandelt, lediglich die Wege der Durchführung haben sich ... angepaßt. Symbolisch läßt sich dies auch am äußeren Erscheinungsbild der Schwestern vom Roten Kreuz nachvollziehen. Das äußere Zeichen der Zusammengehörigkeit ist geblieben, wenn sich auch das Kleid ... modernisiert hat."

Q. 5.8: Wandel und Symbolik der DRK-Schwesternschaften (Herbst 1995, 156)

5.4 Florence Nightingale

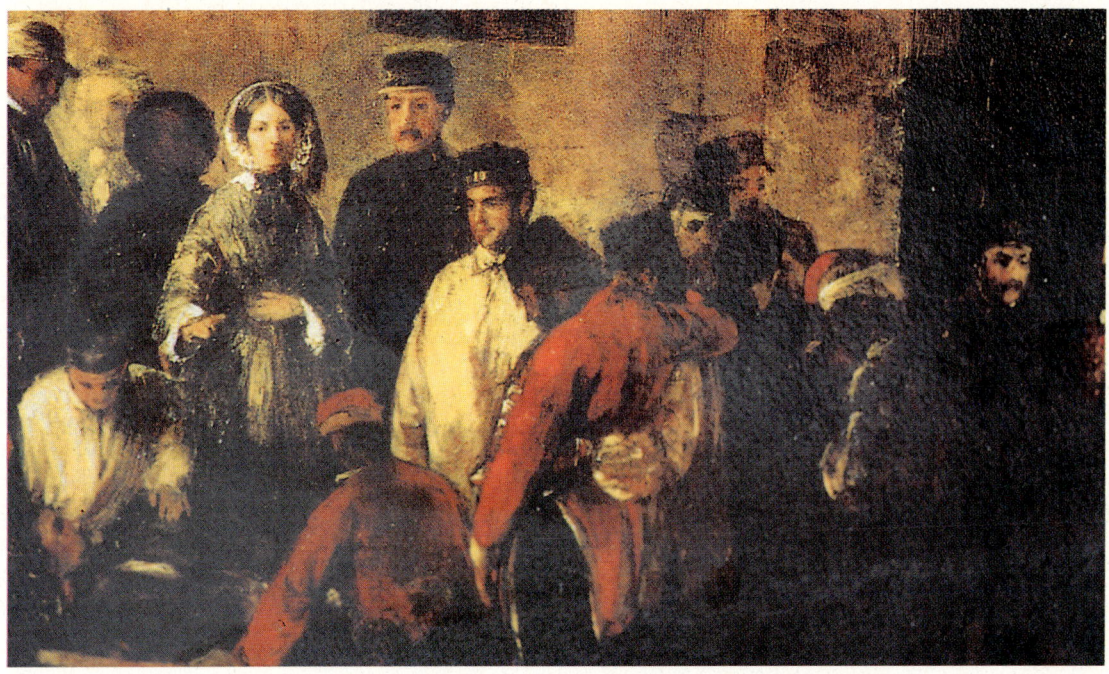

Abb. 5.3: Florence Nightingale während des Krimkrieges (Gemälde von Jerry Barret)

Aus verschiedenen Blickwinkeln kommt Florence Nightingale eine herausragende Stellung für die Weiterentwicklung der Pflege zu. Vor der Darstellung ihrer „Vorreiterrolle" soll über einige Stationen ihres Lebens berichtet werden, das vielen Zeitgenossen sicherlich als für eine Frau sehr ungewöhnlich erschienen ist.

Den Vornamen erhielt sie nach der Stadt Florenz, in der sie im Mai 1820 auf einer der vielen Reisen ihrer Eltern geboren wurde. In ihrer Kindheit und Jugend wurde sie von ihrem weitgereisten und gebildeten Vater in verschiedenen Sprachen und allgemeinbildenden Fächern unterrichtet. Ihre Mutter versuchte, sie zu einer guten Ehefrau zu erziehen, wie man sie sich in gehobenen Kreisen vorstellte. Die junge Florence interessierte sich zum Leidwesen ihrer Eltern jedoch für vieles andere, nur nicht für die Ehe.

Ihr Hauptinteresse galt bald der Entwicklungen im Gesundheits- und Krankenhauswesen. Ihren Wunsch, in die Kran-

kenpflege zu gehen, schlugen ihr die Eltern selbstverständlich mit großer Entrüstung ab. Eine ehrbare Frau aus gehobenen Kreisen durfte sich, nach allgemeiner Auffassung, unmöglich in den Schmutz und das Elend eines an eine Kloake erinnernden Krankenhauses begeben. Hierin ähnelten sich England und Deutschland sehr (siehe Q. 5.1 und 5.2). Aus dieser Institution kamen die im wahrsten Sinne des Wortes Leidenden wegen der häufig auftretenden Infektionen oft nur mit Glück wieder lebend heraus.

Als gehorsame Tochter nahm sie zwar am gesellschaftlichen Leben teil, ihr Denken und Streben gehörte jeoch ihrer Idee. Zum Gesellschaftkreis der Eltern zählten auch Freunde und Diplomaten, die Florence mit den von ihr gewünschten Informationen über das Gesundheitswesen, wie wir heute sagen würden, versorgten. Unter anderem las sie auch über Fliedner und sein Kaiserswerther Projekt, das sie als Dreißigjährige für einige Tage besuchte. Sie war sichtlich beeindruckt und ließ sich von ihrem privaten Umfeld nicht mehr länger an der Umsetzung ihrer Absichten hindern. Im Jahr nach ihrem ersten Besuch nahm sie an der dreimonatigen Ausbildung in Kaiserswerth teil und im Jahr darauf, 1852, lernte sie bei den Vincentinerinnen in Paris. Sie war sehr beeindruckt, mit welcher Hingabe und Sorgfalt in beiden Institutionen gepflegt wurde.

Mit ihren neu erworbenen Kenntnissen übernahm sie 1853 die pflegerische Leitung in einem Krankenhaus, das nur Damen der Gesellschaft aufnahm, eine Tätigkeit, die von ihren Eltern akzeptiert wurde. Ihre große Stunde schlug jedoch 1854, als sie die Gelegenheit erhielt, die Krankenversorgung der verwundeten Soldaten im Krimkrieg in die Hand zu nehmen. Mit aufopferndem Einsatz brachte sie zusammen mit 38 weiteren Frauen innerhalb weniger Tage die schmutzigen Lazarette in einen Zustand, der die Sterblichkeitsrate der Soldaten ganz erheblich sinken ließ. Als „lady with the lamp", die auch des nachts noch nach dem Rechten schaut, wird sie in dieser Zeit bekannt. Ihr Einsatz zollte jedoch seinen Tribut. Als sie 1856 heimkehrte, war sie gesundheitlich für den Rest ihres Lebens sehr angeschlagen.

Ihre Tatkraft ließ sie trotzdem einige Jahre später, 1860, die **Florence Nightingale Krankenpflegeschule** gründen. Bemerkenswert für die damalige Zeit war daran vor allem, daß die Leitung von der Oberin des Krankenhauses und nicht von einem Arzt oder Kleriker, wie dies ansonsten üblich war, übernommen wurde. In Deutschland dauerte es dagegen noch mehr als hundert Jahre, bis auch hier die Leitung ohne ärztliche Aufsicht möglich wurde!

Bemerkenswert sind ihre Gedanken, die sie bezüglich der Pflegequalität entwickelte bzw. wiederbelebte. Diese Gedanken faßte sie in verschiedenen Werken zusammen. Ihre bekanntesten Schriften sind „Notes on Hospitals" (1859) und „Notes on Nursing

(1884). Florence Nightingale stirbt am 13. August 1910.

Eine ihrer wesentlichen Gedanken gibt das folgende Zitat wieder:
Ich brauche das Wort „nursing" mangels eines besseren. Es wurde bisher so eingeengt, daß es wenig mehr bedeutete als die Verabreichung von Medikamenten und die Anwendung von Umschlägen. Es sollte dagegen folgendes umfassen: Der nützliche Gebrauch von frischer Luft, Licht, Wärme, Sauberkeit und Ruhe sowie die geeignete Auswahl und Verabreichung von Speisen - all das mit möglichst geringem Kraftaufwand für den Patienten.
Es ist Dutzende von Malen geschrieben und gesagt worden, daß jede Frau eine gute Schwester ist. Ich glaube dagegen, daß die eigentlichen Elemente der Krankenpflege noch völlig unbekannt sind.

Q 5.9: Aus notes on nursing
(Zitiert nach: Seidler 1980, 192)

Florence Nighingale stand zwar fest auf dem Boden christlicher Weltanschauung, gleichzeitig war sie jedoch eine der ersten, die in der Pflege über den caritativen Gedanken hinaus den Beruf sahen.

Aufgaben:
1. Welche Gedanken in „notes on nursing" sind in dieser Zeit völlig neu; welche dieser Gedanken gelten auch heute noch?
2. Worin sehen Sie die Elemente der Pflege?
3. Wie schätzen sie die Qualität der Verpflegung hinsichtlich gesundheitlicher und geschmacklicher Ansprüche in ihrem Haus ein?
4. An anderer Stelle schrieb Florence Nightingale, daß die richtige Pflege auch für Gesunde gelte. Der einzige Unterschied sei, daß deren Unterlassung bei einem Gesunden nicht sofort Schaden verursacht. Welche Bestandteile der Pflege meint sie? (siehe dazu auch Seite 23)

6 Entwicklung der Pflege zum Beruf

Ein Beruf umfaßt eine mehr oder minder fest umrissene Aufgabenstellung, innerhalb derer Rechte und Pflichten klar abgegrenzt sind. Weiterhin ist ein Beruf einerseits innerhalb gesamtgesellschaftlicher Anforderungen und andererseits als Unterhaltserwerb einzelner zu sehen.

Die Pflege des Menschen kann bezüglich der Aufgabenstellung, der Abgrenzung von Rechten und Pflichten sowie gesellschaftlicher Anforderungen bereits seit vielen Jahrhunderten als Beruf gelten. Im Unterschied zu anderen Berufen des Mittelalters und der Neuzeit war die Ausübung der Pflege jedoch fast ausschließlich im Rahmen religiöser Gemeinschaften möglich. Deren Mitglieder übten Pflege jedoch nicht als Broterwerb, sondern im Rahmen ihrer Christenpflicht aus. Die Ordensgemeinschaften kümmerten sich im Gegenzug um die soziale Sicherung ihrer Mitglieder. Ihre institutionelle Vollendung fand diese Regelung im Mutterhaussystem, mit seinem „Erfinder" Vincenz von Paul und seinen deutschen Nachahmern.

Vereinzelt gab es zwar auch bereits in dieser Zeit die Pflege als bezahlten Beruf, wie die Quelle über die Mägde (Q 4.9) oder das Lohnwartsystem es belegen. Diese Pflegekräfte wurden jedoch nicht nur äußerst gering entlohnt, sondern es fehlte auch jegliche gesellschaftliche Anerkennung, da sich Pflege und Gelderwerb nach damaliger religiös geprägter Anschauung nicht vereinbaren ließen. In dieser Hinsicht setzt im 19. Jahrhundert ein entscheidender Denkwandel ein. Florence Nightingale war dabei eine der ersten, die Pflege von religiös geprägten Abhängigkeiten zugunsten einer

sachorientierten Pflege lösen wollte. Zugleich erschienen ihr Mutterhausstrukturen zu eng, um ein selbstbestimmtes Leben zu führen. Hierin dachte sie wie viele nach Emanzipation strebende Frauen ihrer Epoche. Das 19. Jahrhundert war eine Zeit, in der sich die Frau insgesamt von den sie einschnürenden gesellschaftlichen Konventionen zu befreien suchte. Bildung und Selbständigkeit wurden ihr gesellschaftlich nicht zugestanden. So wurde Frauen in Deutschland erst ab dem Jahre 1908 die politische Betätigung erlaubt. Ihre Rolle war auf die einer treusorgenden Ehefrau und Mutter eingeschränkt. Der Aufbruch aus dieser Knebelung wurde an allen sich bietenden „Fronten" versucht, so auch in der Pflege.

Erfolge stellten sich jedoch in der Pflege nur sehr zögerlich ein, da sich hier nicht nur allgemeine Emanzipationsschranken entgegenstellten, sondern auch ein großer Teil der damals bereits etablierten Schwesternschaften. Es ging also nur sehr langsam, zum Teil über Umwege, voran. Zu den kleinen Schritten zählte beispielsweise der von Friedrich Zimmer gegründete evangelische Diakonieverein. Ein größerer Schritt bahnte sich durch die Gründung der Berufsorganisation an. In seiner Tragweite gleichbedeutend ist das unermüdliche Wirken der Gewerkschaften.

Alle Bemühungen sind vor dem Hintergrund einer schnell wachsenden Bevölkerung und damit einhergehenden sozialpolitischen Veränderungen zu sehen. Dies führte letztlich dazu, daß sich sogar der Reichstag mit der „Pflegefrage" auseinandersetzte.

6.1 Die Situation an der Wende zum 20. Jahrhundert

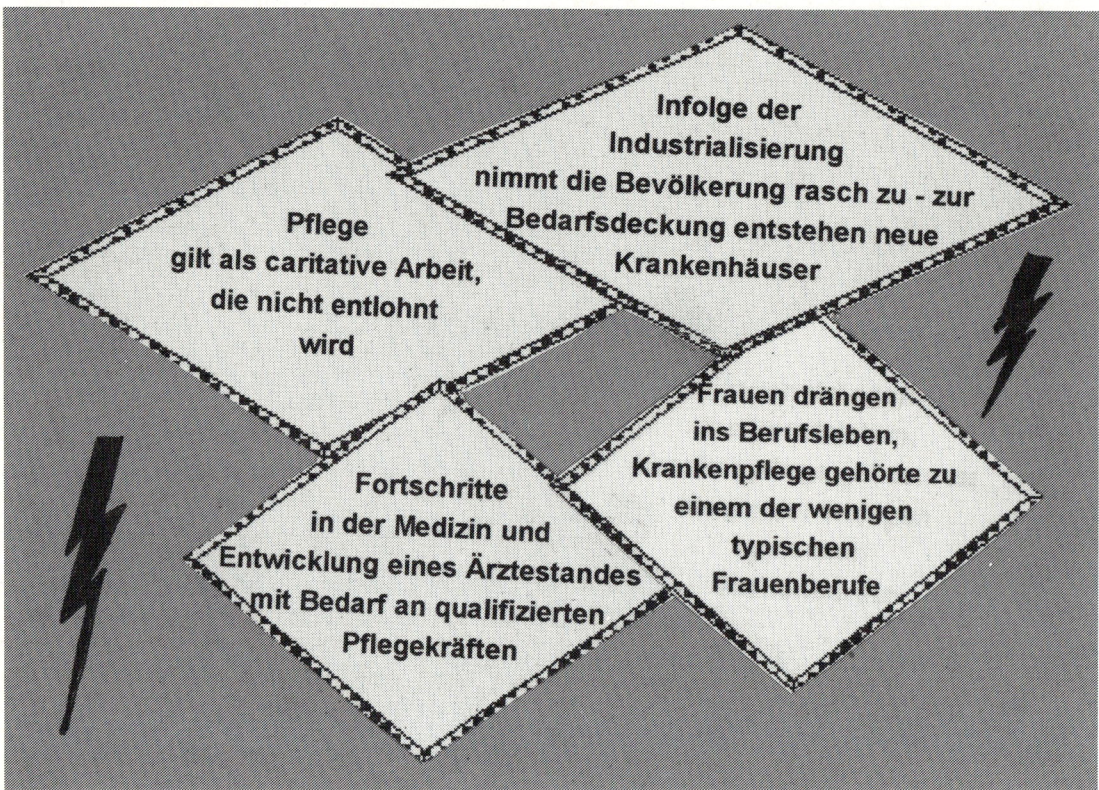

Abb. 6.1: Vier Spannungsfelder beeinflussen die Entwicklung der Pflege

Der Krankenhausbau boomte zu dieser Zeit unter dem Eindruck der schnell wachsenden Bevölkerung und der sich ebenso rasant entwickelnden medizinischen Fortschritte in den Bereichen der Chirurgie und der Hygiene. Weder die bestehenden Pflegeorden mit ihren Schwestern noch die nicht in Mutterhäusern organisierten Wärter und Wärterinnen konnten die enorme Pflegenachfrage befriedigen. Gegenüber der Gruppe der weder religiös motivierten noch einer Ausbildung unterzogenen Wärterstand nahmen die Ärzte zudem eine ablehnende Haltung ein. Handlungsbedarf bestand demnach dringend. Für das von Ärzten favorisierte weibliche Geschlecht besaß die Arbeit in Krankenhäusern jedoch keinerlei Attraktivität. Zudem kamen außerhalb der Mutterhausverbände kaum Ar-

beitsmöglichkeiten in Betracht, da bisher nur der christlich motivierten Pflege die gesellschaftliche Anerkennung zuteil wurde.

Frauen, die es dennoch wagten, den Pflegeberuf auf eigene Rechnung ohne den Schutz eines Mutterhauses zu betreiben, wurden als **wilde Schwestern** in eine Außenseiterposition gedrängt.

Aufgaben:
1. Erläutern Sie unter Heranziehung Ihrer Kenntnisse aus den vorangegangenen Kapiteln die Abbildung 6.1.
2. Beschreiben Sie die Situation der freien (nicht an ein Mutterhaus gebundenen) Schwestern zu Beginn des 20. Jahrhunderts (Kap 6.1.1 und 6.1.2).

6.1.1 Wilde Schwestern

„Was bei uns in Deutschland mehr als alle sachlichen Schwierigkeiten ein Hemmnis für die wünschenswerte Entwicklung des Berufes bilden dürfte, das sind die leidigen Standesvorurteile. Die Pflegerin, die auf eigene Faust und auf eigenes Konto arbeitet, ist nicht salonfähig. Die Schwester, die den Schein erweckt, als arbeite sie um ihres (Mutter-) **Hauses oder der leidenden Menschheit willen, ist es.**"

Q. 6.1: Die BO-Mitbegründerin Marie Cauer 1902 über die freien Schwestern
(Zitiert nach: Kruse 1980, 21)

Viele der freien Pflegerinnen lebten in Häusern, in denen ihnen eine „Oberin" Unterkunft und Verpflegung verkaufte. Auch titulierten sie sich als Schwestern. Diese Bemühungen, nach außen einen Schwesternverband zu bilden, sollte ihnen die nötige gesellschaftliche Anerkennung bringen. Ohne jede Zugehörigkeit fühlten sie sich als wilde Schwestern diskriminiert.
Dabei fehlte ihnen jede soziale Absicherung. Während die Mutterhausschwestern sich durch ihre Organisation versorgt wußten, waren freiberuflich Pflegenden damals nicht in das gerade enstehende soziale Netz aus Kranken-, Unfall- und Rentenversicherung integriert, da sie unter die Gesindeordnung fielen!

	1876	1898	1909
Kath. Orden	66,4 %	48,6 %	38,5 %
Ev. Orga.	20,3 %	28,7 %	23,1 %
Weltl. Orga.	6,0 %	13,7 %	23,1 %
Frei prakt.	7,3 %	9,0 %	20,3 %

Abb. 6.2: Entwicklung der Organisation von Pflegenden.

Die Gruppe der Pflegenden nahm insgesamt im Zeitraum zwischen 1870 und 1910 um fast das Zehnfache zu. Im Jahre 1909 wurden ohne das Wartepersonal ca. 70.000 Pflegende (davon ca. 12.000 Männer) erfaßt.
Der Anteil der wilden „Schwestern" erhöhte sich rasch, zwischen 1898 und 1909 verdoppelte sich ihr Anteil an den Pflegenden.

6.1.2 Arbeitsbedingungen

Der Krankenhausalltag gestaltete sich für freie Schwestern nicht viel anders als für Mutterhausschwestern. 12- bis 14-Stundentage waren die Regel, nicht selten folgten Tag- und Nachtdienste ohne Unterbrechung. Bis zu 40 Stunden Dienstzeit waren so keine Seltenheit. Die physischen und psychischen Anstrengungen waren dabei so hoch, daß fast 1/3 aller Pflegekräfte jährlich mehrwöchige Krankheitszeiten aufwiesen; dies ergab sich aus den statistischen Erhebungen, die von Agnes Karll unter Mitgliedern der BO initiiert worden waren.

Zu alledem existierte ein Kost- und Logiszwang. Neben häufig schlechter Verpflegung schloß dieser auch Einschränkungen der Freizügigkeit ein. So war häufig der abendliche Ausgang nur alle zwei Wochen gestattet. In der Regel war hierzu die ärztliche Erlaubnis einzuholen. Urlaubsansprüche waren sehr unterschiedlich geregelt. Dieser schwankte von „kein Anspruch" über „alle drei Jahre zwei bis drei Wochen" bis zu jährlich einem Monat.

Falls eine Pflegerin heiratete, mußte sie aus dem Dienst ausscheiden. Eine Schwester galt als mit ihrem Dienst verheiratet! Die Haube war das äußere Zeichen hierfür. Für Männer galt diese Regelung nicht!
Auch in der Privatpflege waren die Bedingungen nicht viel besser, wie wir beispielsweise aus Briefen der „Wilden Schwester Agnes Karll" wissen. Mehrere sich aneinanderreihende Schichten waren auch hier keine Seltenheit. Bei genügender Beschäftigungsmöglichkeit bestand jedoch Aussicht auf ein relativ freies Leben. Das geringe Einkommen, es war immerhin höher als das der Mutterhausschwestern, setzte dem jedoch enge Grenzen. Für Frauen reichte dies nicht viel weiter als zur Sicherung des eigenen Lebensunterhaltes, Männer erhielten mehr, unabhängig davon, ob sie eine Familie zu ernähren hatten oder nicht. Insgesamt lagen die Löhne unter denen von Handwerkern.

6.2   Der evangelische Diakonieverein

Im Namen Diakonieverein steckt der alt-christliche Anspruch am Dienst an der Gemeinde. Neu an dieser Idee war jedoch, und hierin liegt die Bedeutung für eine berufliche Entwicklung, daß aus dem Erlernen eines Berufes keine Verpflichtung zur weiteren Mitgliedschaft im Diakonieverein erwuchs. Zudem war der Verein nicht mutterhausähnlich organisiert, sondern verstand sich als Genossenschaft, die ihren Mitgliedern nach außen Schutz bot. Der Gründer, Friedrich Zimmer, versuchte die beiden Gedanken, religiöse Anbindung des Pflegeverständnisses und Drang nach persönlicher Freizügigkeit, zu vereinen. Der Versuch beiden „Trends" in seiner Neuschöpfung gerecht zu werden, findet jedoch nicht überall Zustimmung. Dies wird u. a. in seiner Antwort auf den Vorwurf keine ordentliche Diakonie geschaffen zu haben, da seine Schwestern ein Gehalt beziehen, deutlich:

„Nicht die honorierte Diakonie, sondern nur diejenige Arbeit hört auf, Liebestätigkeit zu sein, die das Honorar, sei es Geld oder Anerkennung, zum eigentlichen Ziel sich setzt. 'Dienen, nicht verdienen!' - ein vortrefflicher Grundsatz, aber er muß richtig verstanden werden. Ohne Lebensmittel ist ein Leben uns einmal nicht möglich; aber was Bedingung ist, muß nicht auch Ziel sein, und es darf nicht sein, wenn Diakonie Liebestätigkeit bleiben soll. Darum nicht dienen, um zu verdienen, aber verdienen, um dienen zu können.!"

Q 6.2: Fr. Zimmer über das Verdienen (Zimmer 1897, zitiert nach: Kruse 1987, S. 52)

In den im Sommer 1894 am Elberfelder Städtischen Krankenhaus eingerichteten Lehrgängen konnten junge Frauen eine Ausbildung zur Ausübung der Krankenpflege erhalten. Die dort wie bald an weiteren großen städtischen Krankenhäusern geschaffenen Schulplätze wurden von Frauen aus der gebildeten Bürgerschicht sehr gut angenommen. Neben Kost und Unterkunft wurde in den Verträgen mit den Kran-

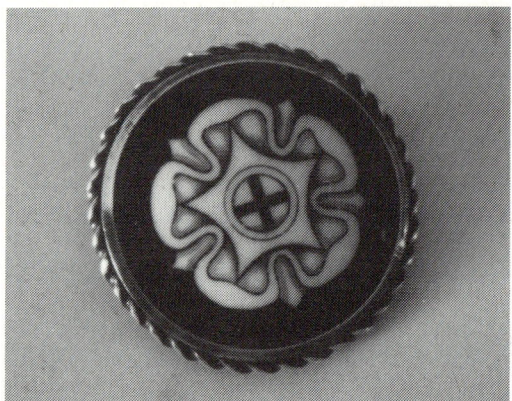

Abb. 6.3: Brosche einer Diakoniestammschwester

kenhäusern standesgemäß für die Ausstattung des Schwesternzimmers ein Klavier vereinbart.

Zwei Namen sind aus der Gründungszeit hervorzuheben: **Friedrich Zimmer** (1855 - 1919) und **Anna Margareta van Delden** (1858 - 1938). Friedrich Zimmer, ein Professor der Theologie, engagierte sich in verschiedenen sozialen Bereichen. Dazu zählt vor allem die Krankenpflege, so wirkte er auch am 1902 verfaßten Aufruf zur staatlichen Ausbildung und Neuorganisation der Krankenpflege mit. 1894 gründete er den „Verein zur Sicherstellung von Dienstleistungen in der Diakonie", in seiner Abkürzung „Evangelischer Diakonieverein". Als die Vorstellungen der sich schnell entwickelnden Schwesternschaft nicht mehr mit Zimmers Gedanken in Übereinstimmung zu bringen sind, löst er sich 1906 aus dem von ihm ins Leben gerufenen Verein.

Anna Margareta van Delden, eine Kaufmanntochter, die in der Bremer Irrenanstalt, St. Jürgen-Asyl, die Krankenpflege erlernt hatte, setzte Zimmers Gedanken als Oberin der Elberfelder Schule um.

Aufgabe:
Worin lag die Bedeutung des evangelischen Diakonievereins bei seiner Gründung?

6.3   Schwester Agnes Karll gründet die Berufsorganisation

Agnes Karll

„Ich bin am 25. März 1868 in der Lüneburger Heide als Tochter eines Gutsbesitzers geboren, aber mütterlicherseits Mecklenburger Abstammung. Auf dem Lande aufgewachsen, besuchte ich die Fortbildungsschule von Johanna Wilborn in Schwerin in Mecklenburg zur Vorbereitung als Lehrerin für Kinder bis zum 10. Jahr. Ich lernte in Johanna Wilborn die erste Vertreterin der Frauenemanzipation und Lehrerinnenorganisation kennen, mit der ich bis zu ihrem Tode freundschaftlich verbunden blieb und der ich viel von den Grundlagen meiner späteren Arbeit verdanke. Zu jung, um die Lehrerinnenprüfung zu machen, begann ich meine Lehrtätigkeit mit der Berechtigung, Kinder bis zum 10. Jahr zu unterrichten, als Erzieherin auf dem Lande, um in den ersten Jahren zu der Überzeugung zu kommen, daß mein Beruf nicht in dem Lehrfach, sondern in der Krankenpflege lag.

Mit 19 Jahren trat ich als Schülerin in das Clementinenhaus in Hannover, ein Mutterhaus vom Roten Kreuz, ein, dem ich mit Unterbrechung eines Jahres in der Rettigschen Privatklinik in Lübeck, bis 1891 angehörte. Der Oberin von Lützerorde, die über ein Vierteljahrhundert an der Spitze dieses Hauses stand, danke ich ebenfalls manche Anregung. Mein Arbeitsfeld war die längste Zeit die Göttinger Medizinische und Chirurgische Universitätsklinik unter den Professoren Epstein und König. 1891 zwangen mich Familienpflichten zur selbständigen Tätigkeit.

Zehnjährige Arbeit in der Berliner Privatpflege mit seiner kleinen Zahl tüchtiger Hausärzte in den geistig wertvollsten Schichten befriedigte mich sehr, da ich die Möglichkeit weitgehendster persönlicher Fürsorge für einen meist Schwerkranken und seine um ihn bangende Familie besonders beglückend empfand, gegenüber dem Massenbetrieb öffentlicher Anstalten.
Wie bei den bisherigen Arbeitsverhältnissen des Pflegeberufs unvermeidlich, brach ich mit 33 Jahren gesundheitlich total zusammen, nachdem schon längere Zeit ein

dauerndes Lavieren nur mühsames Aufrechterhalten eines versagenden Körpers bedeutete. ..."

Q 6.3: Agnes Karll berichtet über ihr Leben (Zitiert nach: Lungershausen 1964, S.19 f)

Die Familienpflichten, die zum Ausscheiden aus der Rotkreuz-Schwesternschaft führten, hatten ihren Grund in der Krankheit ihres Vaters, den sie auch finanziell unterstützen mußte. Als Rotkreuzschwester erhielt sie weitaus weniger als sie in der Privatpflege mit immerhin 6 Mark täglich verdienen konnte. Arbeit gab es genug, da sich Angehörige wohlhabenderer Schichten erst allmählich einem Krankenhaus anvertrauten. Die Behandlung durch den Hausarzt einschließlich der Operation fand im eigenen Haus statt. Für die Pflege wurde eine Privatpflegekraft engagiert.
Ihre eigenen Erlebnisse, die den Zustand des Pflegestandes widerspiegelte, trugen dazu bei, daß sie ihre schon früh einsetzenden Gedanken einer gesteigerten Anerkennung der in Krankenhäusern und in der Hauskrankenpflege tätigen Krankenschwestern jetzt mit Nachdruck verfolgte. Sie fand dazu Gleichgesinnte innerhalb der Frauenbewegung wie unter Berufskolleginnen. Ihre Gedanken wurden im Jahre 1902 auf der Generalversammlung des Bundes Deutscher Frauenvereine erörtert. Agnes Karll berichtet darüber:

"Und so trafen wir vier Schwestern (Elisabeth Storp, Helene Meyer, Marie Cauer und Agnes Karll) uns in den herrlichen Herbsttagen in Wiesbaden wieder! Ich wollte, jede unserer Schwestern hätte wenigstens den einen miterleben können, an dem zum ersten Mal eine große Schar deutscher Frauen, die Vertreterinnen von den damals 80000 Mitgliedern des Bundes Deutscher Frauenvereine, über unseren Beruf verhandelten. Im Publikum, in der Presse stellte man es noch als eine Entweihung der Krankenpflege hin, wenn man sie als Beruf ausübe. Hier (auf der Generalversammlung) sah man es als selbst-

verständlich an, daß sie einer der natür-
lichsten Frauenberufe sei, auch ohne religiösen Hintergrund, daß man gesunde
Grundlagen nur durch tüchtige Ausbildung
und vernünftige Lebensbedingungen
schaffen könne. (...)
Schwester Helene Meyer verlas auf dieser
Generalversammlung den von uns in Zusammenarbeit mit Prof. Dr. Zimmer und
Frau Minna Cauer ausgearbeiteten Antrag
mit folgendem Wortlaut:
' Der Bund wolle eine Eingabe an die zuständigen Behörden richten, dahin lau-
tend: Der Staat möge:
1. allen Pflegerinnen die Möglichkeit geben, nach einer staatlich vorzuschreiben-
den dreijährigen Ausbildung eine Prüfung
abzulegen, nach deren Bestehen ein
Staatliches Zeugnis und die Berechtigung,
ein staatlich geschütztes Abzeichen zu
tragen, erteilt wird, das die Aufsichtsbe-
hörde ggf. wieder entziehen kann.
2. nur solche Krankenhäuser konzessio-
nieren, welche die Gewähr ausreichender
Fürsorge für ihr Pflegepersonal durch Einschränkung der Arbeitszeit auf nicht mehr
als 11 Stunden und durch genügende Sicherstellung für das Alter und im Fall der
Invalidität bieten.
3. in seinen eigenen Krankenanstalten eine
mustergültige Krankenpflegeorganisation
schaffen, die ein zweckmäßiges Ineinan-
dergreifen sowohl von Verwaltung, ärztli-
chem Dienst und Pflegedienst wie von
männlichem und weiblichem Pflegepersonal gewährleistet und dem Pflegepersonal
eine ideale und materielle Sicherstellung
verbürgt."

Q 6.4: Antrag auf der Generalversammlung des Bundes Deutscher Frauenvereine
(Zitiert nach: Lungershausen 1964, S. 17f)

Um die Anliegen der freiberuflicher Pflegerinnen besser durchsetzten zu können,
verfolgten Agnes Karll und ihre Mitstreite-
rinnen das Ziel, eine berufsständische Vertretung zu gründen. Selbständig lebende
Frauen sollten hier ein berufliches Einsatz-
feld finden, in dem sie gesellschaftlich genauso anerkannt wurden wie Schwestern
der Mutterhäuser. Dies gelang ihnen unter
hohem persönlichen Einsatz im Jahre

1903. Mit nur 30 Mitgliedern begann die
Berufsorganisation der Krankenpflegerinnen Deutschlands, B.O.K.D. oder kurz BO.
In wenigen Jahren wuchs die Mitgliederzahl
auf einige Hundert an und bei Beginn des
1. Weltkrieges gehörten ihr bereits 3000
Frauen an. Die soziale Absicherung der
Mitglieder wurde durch einen Vertrag mit
einem Versicherungsunternehmen, in dessen Diensten Agnes Karll zwischenzeitlich
stand, geregelt. Auf eine solche private
Versicherung, in die von den Mitgliedern
der Berufsorganisation eingezahlt wurde,
war man angewiesen, da Pflegende erst
sehr viel später in die staatliche Versicherung integriert wurden.

Die Schaffung einer berufsständischen
Vertretung bedeutete einen großen Fort-
schritt für alle freiberuflich Pflegenden. So
fortschrittlich Agnes Karll in Hinsicht auf die
Schaffung eines anerkannten allen Frauen
zugänglichen Pflegeberufes war, so verhaftet blieb sie andererseits tradierten Denk-
mustern. Beispielsweise Im Verhältnis zur
Ärzteschaft hielt sie es für erstrebenswert,
das bestehende Unterordungsverhältnis
unter den Ärztestand beizubehalten.
Eine geringe Bezahlung, die zum Bestreiten
der Lebenshaltungskosten genügte, erschien Agnes Karll als angemessen für einen Schwesternberuf, dem „große Ehren,
reiche Einnahmen, Vergnügungen, ein be-
hagliches Alter" nicht zuteil werden sollten
(Unterm Lazaruskreuz Heft 5, 1908, 152)

In einige Fragen stand Agnes Karll in Wi-
derspruch zu anderen führenden Ver-
bandsmitgliedern. So vertrat beispielsweise
die Mitgründerin der BO, Marie **Cauer**, die
Ansicht, sich konsequent der alten Normen
Liebestätigkeit Aufopferung und Entsagung
zugunsten einer größmöglichen Selbständigkeit zu entledigen. Auf die Insignien wie
der Anrede „Schwester" oder die Schwe-
sterntracht wollte Marie Cauer daher verzichten. Agnes Karll setze sich jedoch für
deren Beibehaltung ein.
Auch die Aufmachung der Verbandszeitschrift Unterm Lazaruskreuz wurde von
Agnes Karll mit Begriffen der alten Ordnung ausgestattet.

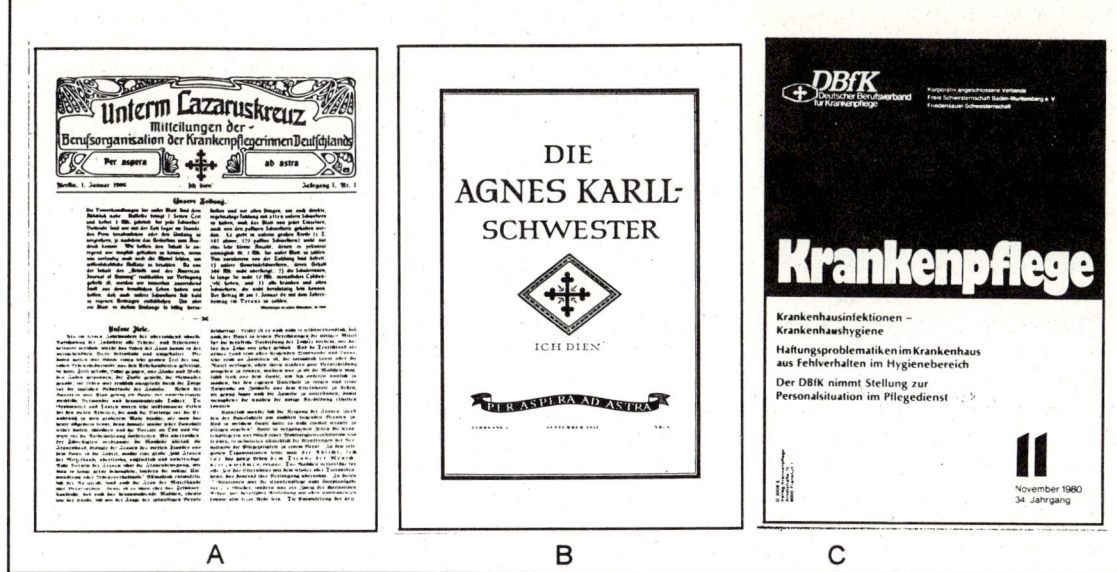

Abb. 6.4: Titelblätter der Verbandszeitschrift der Berufsorganisation (A) und seiner Nachfolgeorganisationen, die Agnes Karll Schwester (B) ab 1947, dem DBfK (C) ab 1972

„per aspera ad astra" kann unterschiedlich übersetzt werden. Es kann vom Dunkel zum Licht oder durch die Mühe zum Himmel bedeuten. „Vom Dunkel zum Licht" wurde von Agnes Karll im Sinne des Aufbruchs der Krankenpflege zu neuen Ufern verstanden, „durch die Mühe zum Himmel" vollzieht im übertragenen Sinn die Anknüpfung an die caritativ orientierte Pflege.

Wie das **„ich dien"** zu verstehen sein sollte, wird aus folgendem Zitat aus der 1907 gegründeten Verbandszeitschrift der BO **„Unterm Lazaruskreuz"** deutlich.

„Ich dien, - welch ein schönes Wort! Und so recht ein Wort, das den Begriff echter Weiblichkeit in sich schließt. Ist's doch eben der Frau so ureigen, das Dienen und die Fürsorge, oder beides zusammengefaßt: 'die dienende Liebe'. Wie denn auch Meister Goehte sagt: 'Dienen lerne beizeiten das Weib nach seiner Bestimmung!' Es ist unsere Bestimmung, das Dienen, und wie es eben für jede Frau ist, so im besonderen in unserem Schwesternberuf."

Q 6.5: Schwester Julie - Ich dien
(Aus der Zeitschrift: Unterm Lazaruskreuz Heft 3, 1908, Seite 16)

„Unterm Lazaruskreuz" war die zweite Zeitschrift, die sich ausschließlich mit Fragen der Pflege beschäftigte. Die andere war die einige Jahre zuvor erstmals herausgegebene Deutsche Krankenpflegezeitschrift.

Aufgaben:
1. Beurteilen Sie den Slogan der Berufsorganisation „ich dien" in Hinsicht auf die Fortführung oder Neuorientierung des Pflegeverständnisses.
2. Welches Rollenverständnis der Frau kommt in dem Zeitschriftenaufsatz zum Tragen?
3. Diskutieren Sie, warum sich Agnes Karll so vehement für die Berufsbezeichnung „Schwester" eingesetzt hat. Einige führende Mitreiterinnen innnerhalb der BO waren dagegen für die Bezeichnung Krankenpflegerin eingetreten.
4. Vergleichen Sie die Ausgaben der Verbandszeitschriften. Welche Veränderungen stellen Sie fest?
5. Fassen Sie die Entwicklung, die sich innerhalb der Krankenpflege an der Wende zum 20. Jahrhundert vollzogen hat, zusammen (Benutzen Sie als Hilfe die Abbildung 6.1)

6.5 Die Gewerkschaften vollenden die Wandlung zum Beruf

Im Dezember 1918, der 1. Weltkrieg war gerade beendet, veröffentlichten die freien Gewerkschaften in ihrer Zeitschrift **Sanitätswarte"** den folgenden Aufruf:

"An das Krankenpflege-, Massage- und Badepersonal

... Eine neue Zeit ist angebrochen! Auch ihr seid in der Lage, euren Beruf und eure Existenz auf gerechte Daseinsbedingungen aufzubauen. ...
Es darf aber nicht geduldet werden, daß Tausende ohne Arbeit und Verdienst sind, während andere in übermenschlich langer Dienstzeit bis zur Erschöpfung ihrer Kräfte angespannt werden. Hierin muß schnellstens Abhilfe geschaffen werden durch erhebliche Verkürzung der täglichen Dienstzeit. ...
Wir fordern daher in erster Linie:
Festlegung der gesamten Lohn- und Dienstverhältnisse mittels tariflicher Vereinbarung mit der gewerkschaftlichen Organisation des Personals.
Zahlung angemessener Löhne, unter Festsetzung von Minimalsätzen und regelmäßigen Dienstalterszulagen.
Herabsetzung der täglichen Dienstzeit auf acht Stunden.
Wöchentliche Ruhepause von mindestens 36 Stunden.
Persönliche Freiheit während der dienstfreien Zeit.
Beseitigung des Kost- und Logiszwangs.
Alljährlichen Sommerurlaub, unter Fortzahlung des Lohnes.
Einführung von Ruhelohn und Hinterbliebenenversorgung.
Gleichstellung des weiblichen und männlichen Personals.
...
Das in der Krankenpflege tätige Personal muß aber nun selbst mit dafür sorgen, daß diese Forderungen möglichst bald erfüllt werden. ... Wollt ihr nun noch länger zaudern und zurückstehen? Nütze jeder die Zeit und baue mit an dem Gebäude der Zukunft. ..."

Q 6.6: Aufruf der freien Gewerkschaften (Sanitätswarte 1918, zitiert nach: Steppe 1993, 42 f.)

Agnes Karll äußert sich im Jahre 1919 in der Zeitschrift Unterm Lazaruskreuz:
"Jetzt in der Überstürzung und dem Chaos des Augenblicks (die Novemberrevolution 1918 hatte zur Ablösung des Kaiserreiches und zur Ausrufung der Weimarer Republik geführt) den Acht-Stunden-Tag zu verlangen und unvernünftige Geldforderungen zu stellen, wie das in der Privatpflege der Großstädte geschieht, ist unseres Berufes unwürdig."

In derselben Zeitschrift schreibt Schwester S.K.:
"Jede Schwester, welche es mit ihrem Beruf ernst meint, wird gegen den Acht-Stunden-Tag sein und zwar aus zwei Gründen: Erstens, weil es für die Kranken unerträglich ist, sich immer wieder an andere Schwestern gewöhnen zu müssen, und zweitens, weil man dem Geist vom 9. November keine Zugeständnisse machen will."

Q 6.7: Schwester S.K. zum Acht-Stunden-Tag (Zitiert nach: Steppe 1993, 41)

Als das Reichsarbeitsministerium im Sommer 1919 in einem vorläufigen Entwurf eines Gesetzes über die Arbeitszeiten der Krankenpflegepersonen die tägliche Arbeitszeit auf acht Stunden und die der wöchentlichen Arbeitszeit auf 48 Stunden begrenzen wollte. war in **"Die Schwester vom Roten Kreuz"** zu lesen:

" ... Früher dünkte dem Krankenpflegepersonal seine Tätigkeit eine schöne und erhabene Aufgabe, der es sich in aufopfernder Hingabe widmete, um innerliche Befriedigung zu finden. Heute soll die Pflegetätigkeit zu einer unangenehmen Arbeit abgestempelt werden, deren Zeitmaß auf möglichst wenige, möglichst gut bezahlte Stunden herabgedrückt werden soll. Damit steigt das Pflegepersonal von der hohen Warte allgemeiner Wertschätzung und Achtung und wird zum zielbewußten nüchternen Lohnarbeiter herabgewürdigt..."

Q 6.8: Reaktion der Rotkreuzschwestern (Zitiert nach: Steppe 1993, 45)

Auch gegen die Widerstände weiter Teile der Schwesternverbände gelang es dem weiteren beharrlichen Wirken der Gewerkschaften bis heute zahlreiche Verbesserungen für den Berufsstand Pflege durchzusetzen. So wurden bis 1929 164 Tarifverträge für 862 Krankenanstalten und 52.500 Beschäftigte abgeschlossen. Die gröbsten Mißstände konnten dadurch beseitigt werden, so auch das letzte noch bestehende Heiratsverbot für freie Schwestern.

Auch heute wird von den Gewerkschaften ein bedeutender Teil der **Berufspolitik** geleistet. Seit Gründung der Bundesrepublik weitgehend von der **DAG** und der **ÖTV**. Berufspolitisch treten Gewerkschaften nicht nur für höhere Gehälter und Verbesserungen der Arbeitsbedingungen ein, sondern versuchen auch auf anderen Ebenen gemeinsam mit Berufsverbänden und Kammern (eine Pflegekammer existiert leider noch nicht!) die Interessen der Pflegenden zu verfolgen (s. auch Kap. 12.4)

Im Jahre 1991 wurde eine neue gewerkschaftliche Interessenvertretung von Pflegenden gegründet, die „**Gewerkschaft Pflege**". Im folgenden sollen einige Auszüge aus der Sicht der Gewerkschaft Pflege deren Zielsetzung verdeutlichen:

„**Vorteile einer eigenständigen Pflegegewerkschaft**

Die Pflegenden werden hier durch ihre eigenen Kolleginnen /Kollegen vertreten, die die Probleme dieser Berufsgruppe aus eigener Anschauung kennen....

Gerade in der Frage des Arbeitskampfes sind die Konzepte der etablierten Gewerkschaften für die Pflege nicht mehr zeitgemäß. Außerdem erlauben sie es Angehörigen des Pflegeberufes nicht, wie es traditionell üblich ist, mittels kompletter Arbeitsniederlegung um ihre Rechte zu kämpfen. Hier ist die Pflegegewerkschaft gefordert, neue Wege des Arbeitskampfes zu suchen, mittels derer in erster Linie der Arbeitgeber und nicht der Patient getroffen wird. ...

Vergessen wir nicht, daß wir die Pflegenden, die größte Berufsgruppe im Gesundheitswesen sind. Sind wir uns einig, kommt niemand an uns vorbei. Deshalb stellt eine eigenständige Gewerkschaft die Chance für alle Pflegenden dar. Nur in dieser ist es

möglich, ein Wir-Gefühl zu schaffen und die eigene Meinung ganz frei von Rücksichtnahmen zu vertreten, d. h. allerdings nicht rücksichtslos. ...

Die Gewerkschaft des 21. Jahrhunderts muß sich für ihre Politik die Begrenzung des Pflegenotstandes zum Ziel setzen und dieses durchsetzen. Hier liegt auch für die nähere Zukunft der Hauptschwerpunkt...

Natürlich läßt sich der 24-Stunden-Tag an sieben Tagen in der Woche nicht abschaffen. Doch die Auswirkungen lassen sich mildern. Dies zu beweisen, hat sich die ‚Gewerkschaft Pflege' als nächste Aufgabe gestellt. ...

Es wird notwendig werden, mit mehr Hilfspersonal als heute zu arbeiten. ... die Anrechnung von Hilfskräften auf die Planstellen darf nicht bei 1:1 bleiben. Andernfalls wird es wieder heißen: ‚Jede gute Hausfrau und Mutter ist auch eine gute Schwester.'

Weiter ist es notwendig, eindeutige Stellenbeschreibungen, in denen die Kompetenzen der einzelnen am Patienten tätigen Berufe genau festgelegt und abgegrenzt werden, für alle Tätigkeitsbereiche verbindlich festzuschreiben. ...

‚Leistung', ‚Qualifikation' und ‚Verantwortung' müssen bezahlt werden. Dieses von der AGP (Aktionsgruppe Pflegegewerkschaft) geprägte Motto gilt für die ‚Gewerkschaft Pflege' auch weiterhin. Das bedeutet für die Zukunft, daß der Kr.-Tarif komplett überarbeitet werden muß ...“

Q 6.9: Die Gewerkschaft Pflege stellt sich vor (Mönig 1992, 335 f.)

Aufgaben:
1. Versuchen Sie Erklärungen für die ablehnende Haltung der Schwesternverbände gegenüber Arbeitszeitverkürzung und höherer Bezahlung zu finden.
2. Für wie wichtig halten Sie Gewerkschaften im allgemeinen und eine Pflegegewerkschaft im besonderen?
3. Nennen Sie gewerkschaftliche Ziele.
4. Diskutieren Sie den Vorschlag der „Gewerkschaft Pflege", neben einem Basislohn auch die in Jahren gemessene Berufserfahrung sowie Fort- und Weiterbildungen bei der Höhe des Gehaltes zu berücksichtigen.

7   Kriegskrankenpflege

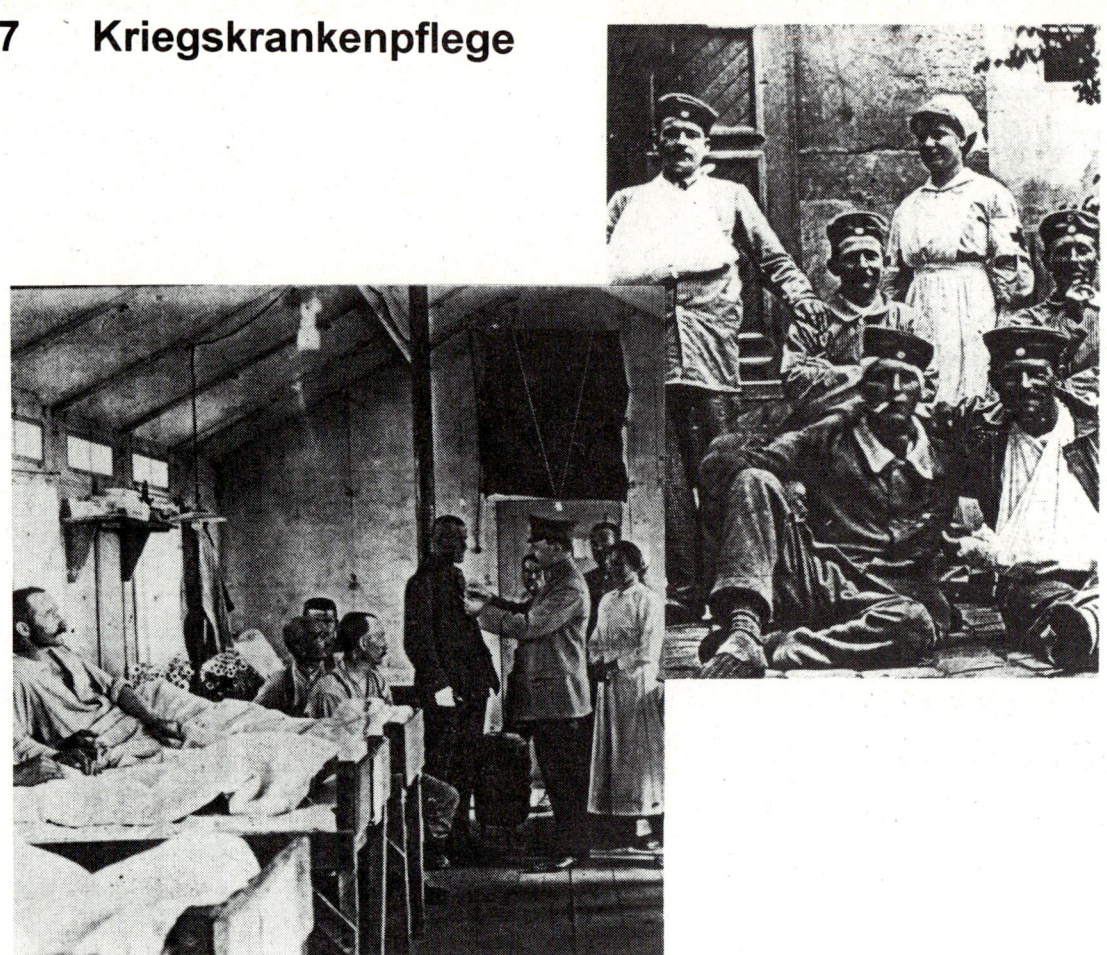

Abb. 7.1: Schwestern in der Kriegskrankenpflege

"An unsere Schwestern!

Die schwerste Prüfung unseres deutschen Vaterlandes und Volkes hat begonnen, und das Vorgehen der vier Länder, die uns zum Kriege gezwungen haben, beweist, daß man Deutschland völlig vernichten will! Jeder Deutsche, ob Mann oder Weib, muß jetzt sein Alles für das Vaterland einsetzen. Vor uns Krankenpflegerinnen werden in den nächsten Monaten ernste Aufgaben liegen. Die Berufsorganisation erwartet, jede ihrer Schwestern werde jetzt beweisen, eine wie ernste Aufgabe es ihr ist, durch äußerste Pflichterfüllung ihrem Verband Ehre zu machen. Jedes Verfehlen, jede Disziplinlosigkeit fällt auf ihn zurück, schädigt das Ganze. Unsere Schwestern haben in dieser ernsten Zeit eine nie wiederkehrende Gelegenheit, der Welt zu beweisen, was sie wert sind, und für den guten Ruf ihres Verbandes unzerstörbare Grundlagen zu schaffen. Wir sind überzeugt, daß jede unserer Schwestern von Herzen das Bedürfnis hat, den Kranken und Verwundeten nach besten Kräften zu helfen, wie ein jeder Deutscher jetzt nur daran denken wird, wie er mithelfen könne, um die Ehre seines Vaterlandes zu retten. Es gibt keine Parteien mehr, es gibt nur noch ein Volk von Deutschen. Das hat jetzt die Blut- und Feuerprobe zu bestehen ... ."

Q 7.1: Aufruf zur Kriegskrankenpflege (1. Kriegsnummer, Unterm Lazaruskreuz)

1914 brach der 1. Weltkrieg aus. Wie die gesamte deutsche Nation hielten es auch die Schwesternschaften für ihre vaterländische Pflicht, für Verwundete und Flüchtlinge zu sorgen. In Deutschland war dazu eine einsatzfähige **Rot-Kreuz-Organisation** aufgebaut worden. Dem Aufruf zur Kriegskrankenpflege der B.O. folgte das Angebot, sich mit zahlreichen freiwilligen Schwestern an der Kriegskrankenpflege zu beteiligen. Sowohl die deutsche Rot-Kreuz-Organisation als auch die deutschen Behörden lehnten eine Beteiligung ab. Die Behörden begründeten ihre Entscheidung damit, daß keine Gelder für „arbeitslose Krankenpflegerinnen" zur Verfügung stünden.

Die B.O. Schwester Gertrud Friedrich berichtet hierüber folgendes:

„Als Anfang August 1914 die Mobilmachung erklärt worden war, befand sich Agnes Karll in der Schweiz bei Emmy Oser. Sie kam so schnell wie es ihr möglich war, nach Berlin zurück und setzte sich sofort mit dem Roten Kreuz in Verbindung, um zu erfahren, ob, wo und wann unsere Schwestern mit der Einberufung zur Kriegskrankenpflege rechnen könnten. Hier muß vorausgeschickt werden, daß in unseren Statistikbögen alljährlich die Frage gestellt wurde: Sind Sie bereit und gesundheitlich im Stande, im Falle eines Krieges sich zur Kriegskrankenpflege zu verpflichten?
Durch die Bearbeitung der Statistikbögen war Agnes Karll im Stande, dem Roten Kreuz sofort die Zahl der zur Verfügung stehenden voll ausgebildeten Schwestern anzugeben. Das Angebot wurde abgelehnt. Das Rote Kreuz habe seine eigene Schwesternschaft. ...

Q 7.2: Ablehnung durch das Rote Kreuz
(Zitiert nach: Lungershausen 1964, 47)

Für die freiberuflichen Schwestern bedeutete dies gleichzeitig eine Bedrohung ihrer Existenz, da die Nachfrage bezüglich Haus- und Krankenhauspflege im zivilen Bereich enorm zurückging.
Agnes Karll hatte sich daher auch an Österreich gewendet, das selber über keine ausreichenden Schwesternorganisationen verfügte. Die österreichische Heeresver-

waltung griff dieses Angebot daher gerne auf. Ungefähr 1700 BO-Schwestern meldeten sich für den Einsatz in Österreich, wo ihnen mangels vorhandener Organisationsstrukturen auch die Leitung der Kriegskrankenpflege übertragen wurde. Die BO-Schwestern erhielten neben Kost und Logis ein Taschengeld. Ihr Gehalt wurde ihnen nach Ausscheiden aus dem Heeresdienst ausbezahlt.

Über den Einsatz der Schwestern in der Kriegskrankenpflege existieren verschiedene Berichte. In der Regel fand der Einsatz hinter der Front in den Flüchtlingslagern und Lazeretten statt. Einige Schwestern begleiteten direkt die kämpfenden Truppen. Darüber berichtet die Schwester Elfriede Scherhans, die bereits 1912 die Erlaubnis zur Begleitung der kämpfenden Truppe erhalten hatte:

„ ... Als dann im August 1914 der Krieg ausbrach, meldete ich mich sofort beim Regiment. Doch nun, wo es ernst geworden war, sah man in der Verwendung einer Schwester so unmittelbar hinter der Front Schwierigkeiten, die ich zunächst überwinden mußte. ... Schließlich ließ auch der kommandierende General seine Bedenken fallen, und ich erhielt die Erlaubnis, dazu einen Ausweis mit der Unterschrift des Regimentskommandeurs und des Korpsarztes, der lautete: 'Schwester Elfriede Scherhans begleitet das Regiment ... ins Feld und erhält darüber diesen Schein als Ausweis.' Ich wurde einem Bataillon zugeteilt und unter den Schutz des Regimentsarztes gestellt. Es wurde mir die Verantwortung für den Sanitätswagen des I. Bataillons mit seinem wertvollen Inhalt übertragen. Mein Platz war auf dem Kutschbock des Wagens neben dem Fahrer. Es war ein hoher, harter und luftiger Sitz. ...

In der ersten Zeit des Vormarsches in Ostpreußen beschränkte sich meine Tätigkeit zunächst auf den Revierdienst, der gewöhnlich in einer Marschpause am Sanitätswagen oder im Quartier abgehalten wurde. Später, als es viele Magen- und Darmstörungen gab (es war die Zeit des unreifen Obstes), kam auch pflegerische Arbeit hinzu, indem ich diese Leichtkranken überwachte, ihnen in den Quartieren Schleimsuppe kochte und die verordneten Medikamente, die gern unterschlagen wurden, verabfolgte. Ich hatte mir im Sanitätswagen ein kleines Depot für Liebesgaben, für Kakao, für Kaffee, Tee u. a. eingerichtet und hatte auf diese Weise für besondere Fälle immer etwas zur Hand.

Nach den ersten Gefechten, noch vor der Schlacht bei Tannenberg, begann unsere ernste und schwere Arbeit auf dem Verbandplatz. ... Es war Abend geworden, ehe wir den Verbandplatz in einer Talmulde einrichten konnten. Die Sanitätsmannschaften wurden vorgeschickt und suchten das Schlachtfeld und den vor uns liegenden brennenden Wald nach Verwundeten ab. Jammerndes Schreien war zu hören, und heldenhaft gingen unsere Leute immer wieder vor und holten Freund und Feind heraus, denen wir die erste Hilfe gaben. ...

In Polen wurde die Arbeit sehr niederdrückend. Es gab kaum noch Unterbringungsmöglichkeiten für die Verwundeten. Stundenlang mußten sie in Regen und Kälte draußen bleiben, bis sie zum Verbandplatz gebracht werden konnten. Die Wege waren grundlos, und der Abtransport oft nur unter Lebensgefahr durchführbar. Doch fehlten mir helfende Hände sehr. In besonderer Erinnerung ist mir ein Novembertag. Wir hatten nach dem Gefecht viele Verwundete in einem halbzerstörten Haus untergebracht und waren froh über diesen notdürftigen Schutz vor Regen und Kälte. Draußen wollte das Geschützfeuer nicht nachlassen. Voll Sorge erwarteten wir die Sanitätskompanie zum Abtransport. Das Feuer nahm an Heftigkeit zu, und bald erfolgten die ersten Einschläge in der Nähe des Hauses. Die Aufregung unter den Verwundeten war furchtbar. Es war begreiflich; sie waren dem Tode eben erst entronnen, und hier griff er erneut nach ihnen. Schwerverwundete versuchten sich hinauszuschleppen, sie waren nicht zu halten, nicht zu beruhigen. Auch wir zitterten und glaubten jeden Augenblick, daß der nächste Volltreffer uns hinwegfegen würde. ...

Es fehlte nicht an Erlebnissen jeder Art. Doch sollte mir bei einer Marschrast ein ganz besonderes Erlebnis beschieden sein. Es war ein regnerischer November-

morgen. Wir waren auf dem Vormarsch in Polen. Ich konnte den Wagen nicht verlassen, denn knietief versank man im Schmutz der Straße. So saß ich durchgefroren und übermüdet auf meinem harten Sitz, als der Regimentskommandeur, den ich lange nicht gesehen hatte, zum Wagen kam, um mich zu begrüßen und nach meinem Ergehen zu fragen. Dann reichte er mir ein Päckchen hinauf und sagte: 'Sie gehören mit zu unseren Tapfersten, Schwester Elfriede, darum ist es mir eine große Freude, ihnen das Eiserne Kreuz zu überreichen, für das der Kommandierende General sie auch in Vorschlag gebracht hat.' Ich sah ihn sprachlos an und konnte seine Worte erst gar nicht fassen. Tränen schossen mir in die Augen. Ich als Frau sollte das Eiserne Kreuz haben? Daran hatte ich nie gedacht.

Ich saß da und hielt das blaue Päckchen noch in der Hand, als der Kommandeur schon weitergeritten war und die Kolonne weitermarschierte. Gut daß der Regen an meinem Gesicht herabtropfte, so sah man die Tränen der Freude und der Ergriffenheit nicht. Am Abend, als der Marschtag zu Ende war, heftete der Stabsarzt mir das Kreuz an mein Schwesternkleid. Wir hatten es beide bekommen. Wie ein Lauffeuer ging diese Nachricht durch das Regiment. Viele kamen und beglückwünschten mich dazu und drückten mir in neidloser Freude die Hand. ..."

Q 7.3: Schwester Elfriede berichtet von ihrem Fronteinsatz
(Zitiert nach: Lungershausen 1964, 48 -52)

Im 1. Weltkrieg wurde allen beteiligten Nationen die Bedeutung einer zahlenmäßig bedeutenden, gut ausgebildeten Schwesternschaft noch deutlicher. Diese Erfahrung führte in Deutschland vor allem nach 1933 zu einem weiteren Ausbau der Schwesternschaft, die auch im 2. Weltkrieg wichtige Aufgaben bei der Seuchenvorsorge, vor allem aber bei der Versorgung verwundeter Soldaten wahrnahm..

Aufgabe:
In welchem Maße hat sich Ihrer Ansicht nach der Schwesternstatus durch den 1. Weltkrieg verändert?

8   Pflege im Nationalsozialismus

8.1   Gleichschaltung

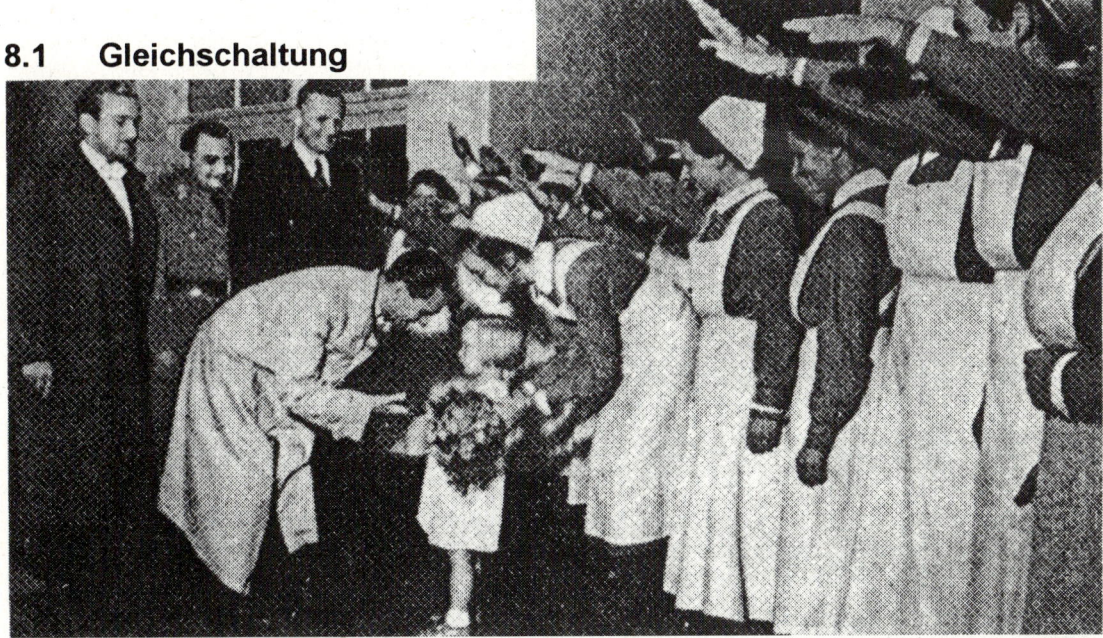

Abb. 8.1: Staatsbesuch durch Goebbels in einem deutschen Krankenhaus (aus: Die deutsche Schwester, 1933)

Wie die Gewerkschaften und andere wichtige Bereiche des öffentlichen Lebens wird auch die Krankenpflege nach der Machtergreifung gleichgeschaltet. Gleichschaltung bedeutet, daß Organisationen ihren individuellen Charakter verlieren und der NS-Doktrin unterworfen werden. Sehr wichtig waren den Nazis vor allem die Gewerkschaften, da sie traditionell sozialistisch ausgerichtet waren. So werden bereits im Mai 1933 die Gewerkschaftsbüros besetzt und ihre Arbeit außer Kraft gesetzt. An ihre Stelle wird die DAF unter ihrem Führer Robert Ley eingerichtet. Mit der Zerschlagung der Gewerkschaften wird auch deren Schwesternverband aufgelöst.

Die Gleichschaltung der verschiedenen Krankenpflegeorganisationen gelingt nur unvollständig. Abbildung 8.2 gibt die Organisation der Krankenpflege wieder. Die folgenden Quellen belegen die Gleichschaltungsversuche der Machthaber sowie die Gründe, die eine völlige Gleichschaltung verhinderten.

DAF	**Deutsche Arbeitsfront** tritt an die Stelle der Gewerkschaften, die DAF enthält 18 Betriebsgemeinschaften, die Krankenpflege ist in der „Reichsbetriebsgemeinschaft öffentliche Betriebe" organisiert
NSDAP	**Nationalsozialistische Deutsche Arbeiterpartei**
NSV	**Nationalsozialistische Volkswohlfahrt**
RAG	**Reichsarbeitsgemeinschaft der Berufe im sozialen und ärztlichen Dienste e. V.,** ist eine Nachfolgeorganisation der NS-Fachschaften der „Abteilung für Volksgesundheit" der NSDAP

Fachausschuß für Schwesternwesen in der AG freie Wohlfahrtspflege				
Vertretung durch je zwei Oberinnen der fünf Verbände				
1933 - 1937: Katholische Schwesternschaft ab 1937 Reichsgemeinschaft der freien Caritasschwestern	Diakoniegemeinschaft	DRK-Schwesternschaft	1933 - 1936: Berufsgemeinschaft (Weltliche Schwestern und Privatpflegerinnen) ab 1936: Reichsbund freier Schwestern blaue Schwestern	1933 - 34 Schwesternschaft der NSV ab 1934: NS-Schwesternschaft braune Schwestern
			ab 1942 NS-Reichsbund Deutscher Schwestern	

Abb. 8.2: Organisation der Schwesternverbände durch die Nationalsozialisten (nach Steppe 1993, 63)

Zur Ablösung konfessioneller Schwesternverbände durch die NS-Schwesternschaft

„Die Durchführung der Fürsorge durch Schwestern des Oldenburgischen Diakonissenhauses hat sich in den verflossenen Jahren bewährt. Die Zusammenarbeit der Krankenhausverwaltung mit der Verwaltung des Diakonissenhauses war einwandfrei. Solange ein genügender Einfluß der Ärzte des staatlichen Krankenhauses auf die Ausbildung der Schwestern gewahrt bleibt, wird daher von Seiten der Leitung des Peter-Friedrich-Ludwig-Hospital die Übernahme der Krankenpflege durch die braunen Schwestern nicht betrieben werden sollen.

Etwas anderes ist es, ob aus politischen Gründen es wünschenswert ist, daß die braune Schwesternschaft die Krankenpflege in den staatlichen Krankenhäusern übernimmt. Der Frage wird frühestens näher zu treten sein, wenn die braune Schwesternschaft in der Lage ist, der staatlichen Krankenhausverwaltung eine volle Schwesternschaft zur Verfügung zu stellen. ...

Q 8.1: Schreiben vom 17.Sep. 1935, das im Zusammenhang mit dem Ersatz konfessionell gebundener Schwestern durch braune Schwestern (NS-Schwestern) von der Krankenhausleitung des Oldenburger Peter-Friedrich-Ludwig-Hospitals verfaßt worden war.
(Stadtarchiv Oldenburg 136/22820)

Aufgaben:
1. Ermitteln Sie anhand der Quellen 8.1 bis 8.6 die Postionen der verschieden Interessenvertreter im „Kampf" um die Besetzung der Schwesternstellen
2. Welche Gründe gaben den Ausschlag für das Scheitern der Gleichschaltung der gesamten Schwesternschaft (bes. Q 8.2)?

Der Reichs- und Preußische Minister des Innern.

IV B 4201/37/3810

Berlin, den   30. Juli 1937
NW 40. Königsplatz 6.
Fernsprecher:
Abtlg. Z, I, II, V, VIII · 11 00 27
" III, IV, VI, VII (Unter den Linden 70/72): 12 00 34
Drahtanschrift: Innenminister.

Vertraulich!

Geschäftsgang.

Büro
des Ministerpräsidenten
Eing.: 31. JULI 1937

Betrifft: Krankenpflegepersonen.

Wie mir bekannt geworden ist, sollen sich örtliche Stellen mit der Absicht tragen, das konfessionellen Krankenpflege-Organisationen angehörende Pflegepersonal mit größter Beschleunigung aus den Krankenhäusern zu entfernen, um es durch NS-Schwestern zu ersetzen. Bei dem bekannten Schwesternmangel, auf den ich erst kürzlich durch meinen Runderlaß vom 28. Juni 1937 - IV B 1537/37/3810 - eindringlich hingewiesen habe, stößt der Ersatz der Ordensangehörigen durch andere Pflegepersonen augenblicklich auf größte Schwierigkeiten. Es wird nach Mitteilung der N.S.V. meistens nicht möglich sein, den Krankenhäusern an Stelle der aus ihnen entfernten Angehörigen konfessioneller Krankenpflege-Organisationen andere Pflegepersonen mit genügender Ausbildung in ausreichender Anzahl zur Verfügung zu stellen. Die Unmöglichkeit, geeigneten Ersatz zu erhalten, kann daher leicht zu dem unerwünschten Ergebnis führen, daß die Stellen, die das vorhandene Pflegepersonal übereilt aus den Krankenhäusern entfernt haben, im Interesse der Sicherstellung der Krankenpflege gezwungen werden, die eben erst entlassenen konfessionellen Pflegepersonen wieder in die Krankenhäuser zurückzuholen.

Ich ersuche daher, unverzüglich das Erforderliche zu veranlassen, um die örtlichen Stellen an der Einleitung übereilter und wegen ihrer Auswirkung unerwünschter Maßnahmen zu verhindern.

In Vertretung

[Unterschrift]

An

die Landesregierungen.
Für Preußen: die Regierungspräsidenten
den Polizeipräsidenten in Berlin und
den Stadtpräsidenten der Reichshauptstadt Berlin.

Q 8.2: Ersatz konfessioneller Schwestern durch NS-Schwestern
(Stadtarchiv Oldenburg 136/22820)

Ausbildungsplätze für NS-Schwestern

... Dem Vorschlag, in dem von unseren Schwestern besetzten städt. Krankenhause zum 1. Oktober 6 - 10 Schülerinnen der NSV-Schwesternschaft zwecks Ausbildung einzustellen, können wir deswegen nicht zustimmen, weil wir alle uns zur Verfügung stehenden Schülerinnenplätze zur Ausbildung unserer Schülerinnen dringend nötig haben. Wir müssen für den Nachwuchs der angestellten Schwestern Sorge tragen und können deshalb keinen Schülerinnenplatz abgeben, zumal wir genügend Schülerinnenmeldungen haben. ...

Heil Hitler

Q 8.3: Aus einem Schreiben des Ev. Diakonieverein e. V. an den Delmenhorster Oberbürgermeister vom 28. April 1937
(Stadtarchiv Oldenburg 136/22820)

Betrifft: Krankenpflegepersonen
... Der augenblickliche und der durch die verstärkte Gesundheitsarbeit der NSV in Zukunft noch erhöhte Bedarf kann vielfach nicht mehr gedeckt werden. Es droht ein allgemeiner Schwesternmangel, der für die Volksgesundheit in Friedens- und Kriegszeiten verheerende Folgen haben kann. ...
Um ... dem Schwesternmangel entgegenzuwirken, muß ein neuer Anreiz zur Ergreifung dieses Berufes durch organisatorische Maßnahmen geschaffen werden. Zu diesem Zweck muß die schwere Schwestern-arbeit nach Möglichkeit erleichtert und so gestaltet werden, daß die richtige Berufsfreudigkeit erhalten bleibt; desgleichen muß die wirtschaftliche Stellung der Schwestern gehoben werden. ...

Q 8.4: Schreiben des Innenministers an die Landesregierungen vom 28.06.1937
(Stadtarchiv Oldenburg 136/22820)

E i l t !

Betrifft: Krankenpflegepersonal
Wie mir vom Hauptamt der Volkswohlfahrt mitgeteilt worden ist, hat die in dem Krankenhaus in Delmenhorst tätige Schwesternschaft der Inneren Mission die Kündigung für den Fall angedroht, daß in dem Krankenhaus eine Ausbildungsstätte für die Schwesternschaft der NS-Volkswohlfahrt eingerichtet werden würde. Ich ersuche um Bericht innerhalb 3 Wochen.
Im Auftrage
gez. Dr. Cropp

Q 8.5: Schreiben des Innenministeriums an das Oldenburgische Staatsministerium vom 14. Okt. 1937
(Stadtarchiv Oldenburg, 136/22820)

Verdrängung konfessioneller Schwesternschaften

... Elisabethstift und Krankenhaus arbeiten leider nicht miteinander, sondern gegeneinander. Das Krankenhaus hat die Pflicht, seine Kranken zu schützen. Dabei ist auch die Arbeit am Krankenbett Gottesdienst und Diakonie und eine Schwester, die ihre Kranken nicht versorgt, um zur Bibelstunde zu gehen, erwirbt sich hier keine Verdienste und zeigt, daß sie den Beruf einer Diakonisse nicht erfaßt hat.
Das Krankenhaus ist deshalb zu seinem Leidwesen gezwungen, verantwortliche Stellen mit Hilfsschwestern zu besetzen, jedenfalls nicht mit Diakonissen, weil die Diakonissen immer wieder aus der Arbeit herausgerissen werden.

Q 8.6: Brief Professor Koenneckes, des ärztlichen Leiters am Evangelischen Krankenhaus in Oldenburg und zugleich Standortältestem der SS in Oldenburg
(Zitiert nach: Steenken 1990, 235)

Einfluß konfessioneller Schwestern

Die Schwestern machen ihre Fürsorge vom religiösen Verhalten der Kranken oder Verwundeten abhängig. Das muß aufhören und wäre auch leicht möglich, wenn endlich die Angabe der Konfession in den Aufnahmebögen aufhörte. ...
Aus München wird gemeldet, daß Patienten weniger durch äußere Druckmittel, als durch die Tätigkeit der Schwestern selbst beeindruckt werden, abgesehen davon, daß heute, unter der Einwirkung des Kriegsgeschehens, vielfach eine konfessionelle Betreuung gewünscht wird, auch infolge fehlender weltanschaulicher Betreuung. ..."

Q 8.7: Aus Berichten des SD aus dem Jahre 1943 (Zitiert nach: Steenken 1990, 238)

8.2 Arbeitsbedingungen

„Es ist untragbar, daß noch immer in vielen Anstalten die Schwestern nicht nur die pflegerischen Arbeiten leisten, sondern an Mangel an Hausmädchen auch deren Arbeiten mit zu übernehmen haben. Eine besondere Überlastung ergibt sich häufig dadurch, daß die Organisation des Krankenhausbetriebes einen regelmäßigen Tagesablauf vermissen läßt und die Schwestern weder mittags noch abends die Möglichkeit des Einhaltens der Mahlzeiten haben, da sich die Sprechstunden und Operationen weit in die Mittagszeit und bis in die Nacht hinein ausdehnen. Dem Arbeitsvermögen, auch des gesunden Menschen, sind Grenzen gesetzt. Ständige Überanspannung erschöpft sehr bald die natürlichen Kraftreserven und gefährdet die Gesundheit. Erste Anzeichen der Erschöpfung ist die bei den Pflegekräften jetzt nur allzu häufig zu beobachtende nervöse Unruhe, das Unbefriedigtsein, eine Mißgestimmtheit, die wiederum für den Kranken schädigend ist."

Q 8.8: Pflegefremde Tätigkeiten (Harmsen 1939, zitiert nach: Steppe 1993, S. 70)

„ ... Wo für Urlaubs- und Krankheitsvertretung, Nachtwachen und Spezialbeschäftigung (Schwestern im Operationssaal, Laboratorium, Verwaltung und Wirtschaft) viele Schwestern für die Pflege verloren gehen, sollte in der Regel durchschnittlich auf 4 belegte Betten eine Schwester kommen. In anderen Häusern, insbesondere bei einem größeren Bestand von Leichtkranken sowie bei ausschließlicher oder vorwiegender Verwendung von Nichtschwestern im Laboratorium, in der Verwaltung und Wirtschaft, kann das Verhältnis von Schwestern zur Bettenzahl 1:5, bei dem bestehenden Schwesternmangel vorübergehend auch einmal 1:6 sein. Eine Verschlechterung bisher günstigerer Verhältnisse, die auf Grund örtlicher Gegebenheiten notwendig und möglich waren, darf natürlich nicht eintreten. ...

Q 8.9 : Aus einem Runderlaß des Innenministers vom 28.Juni 1937 (Stadtarchiv Oldenburg 136/22820)

An die „Gefolgschaft

„Es entspricht dem Wesen des Evangelischen Krankenhauses, daß die Gefolgschaft im Geiste des Hauses und im Sinne nationalsozialistischer Weltanschauung innerhalb und außerhalb des Betriebes handelt. Die Dauer der Arbeitszeit richtet sich nach den Bedürfnissen der Kranken. Den Gefolgschaftsmitgliedern steht in der Woche ein freier Nachmittag zu und alle vierzehn Tage ein freier Sonntag. Die Mahlzeiten dauern 20 bis 30 Minuten und werden gemeinsam eingenommen."

Q 8.10: Nach einer Dienstanweisung von 1934 (Zitiert nach: Steenken 1990, 232)

Frau L., geboren 1913, berichtet über die Dienstordnung im psychiatrischen Krankenhaus von Heppenheim:

„ ... Damals war es üblich, nur Personal aus der weiteren Umgebung einzustellen und nicht direkt aus Heppenheim, da man fürchtete, es würden Krankengeschichten von Patienten nach außen getragen. ... Unsere Dienstzeit ging von 7 Uhr bis 18.30 Uhr. Wir hatten 1/2 Stunde Frühstückspause, 1/2 Stunde Mittagspause und von 18.30 bis 19 Uhr war gemeinsames Abendessen. Es gab außerdem einen geteilten Nachtdienst von 19 Uhr bis 1.30 Uhr und von 1.30 bis 7 Uhr, sowie einen Bereitschaftsdienst, der auf Station schlafen mußte. Es war unsere Pflicht, im Haus zu schlafen, bis 22 Uhr hatten wir Ausgang, danach wurde die Tür abgeschlossen. Kurz vor 1941 wurde es etwas lockerer, so konnte ich auch manchmal zu Hause bei meiner Familie übernachten. Urlaub hatten wir keinen, es gab höchstens einmal eine Woche frei pro Jahr. ... Auch in Goddelau hatten wir nur bis 22 Uhr Ausgang. Wir mußten es anmelden, wenn wir länger wegbleiben wollten. Damals war ich schon beinahe 30 Jahre alt. Um 22 Uhr wurden wir in unseren Häusern vom Nachtwächter eingeschlossen. Durch den ständig steigenden Bedarf an Krankenpflegepersonal waren wir dann zunehmend mehr verheiratete Krankenschwestern, zum Teil auch mit Kindern, auf den Stationen eingesetzt. Dies hatte es früher überhaupt nicht gegeben. ...

Q 8.11: Dienstordnung (Zitiert nach: Steppe 1993, 57)

8.3   Rolle und Funktion der Schwester

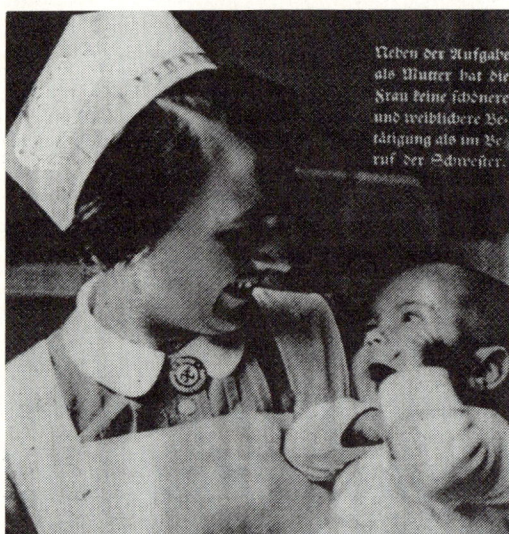

Abb. 8.3: Nach der Mutter die Schwester (aus: Zeitschrift der Reichsfachschaft Deutscher Schwestern und Pflegerinnen „Dienst am Volk", Heft 2, 1934)

Die Frau als Schwester und Mutter

"Dann steht hier bei der deutschen Mutter die deutsche Schwester. Und ich möchte an dieser Stelle einmal all den deutschen Schwestern Dank sagen für ihre stille, treue und mühevolle Arbeit, die sie an unserem Volke tun. Sehen Sie meine lieben Frauen, was hat so eine stille und bescheidene Gemeindeschwester oder Krankenausschwester oder Privatschwester für einen Einfluß auf den Menschen in den Zeiten, in denen er schwach und krank ist. Und auch sie muß ich hier bei dem einen packen, nämlich als schaffende Frau und muß ihr sagen: Liebe deutsche Schwester, auch Du wirst immer mehr lernen müssen, daran zu denken, daß Du in erster Linie Frau deines Volkes bist und daß Du diesem Volke Verantwortung schuldest für all dein Tun und Handeln, und vor allen Dingen für die Art der Ausrichtung Deines Handelns und Deines Denkens. Daß Du nachher als deutsche Schwester Deinen stillen Weg gehst, immer in dem Bewußtsein, nicht zuerst zu denken, welchem Orden gehöre ich an? Was für ein Abzeichen trage ich? Sondern in aller erster Linie bin ich hier als

deutsche Schwester so verwachsen mit dem Willen meines Volkes, daß jede andere Frage erst in zweiter Linie kommt. ..."

Q 8.12: Ansicht der Reichsfachschaft Deutscher Schwestern und Pflegerinnen zur Schwesternrolle
(„Dienst am Volk", Heft 11, 1934)

Schwestern haben zu dienen!

"Die große Erneuerungsbewegung, welche heute Deutschland beherrscht, hat auch einen Wandel in unser Schwesterdasein gebracht. Unser nationalsozialistisches Deutschland ... stellt neben den heldischen Kampf des Mannes heldisches Dienen der Frau ... Und darum soll, meine lieben deutschen Schwestern, heldisches Dienen und politische Arbeit unser höchstes Ziel sein, zum Wohle unseres Vaterlandes und seines Führers.
Heil Hitler!"

Q 8.13: Ansicht der Reichsfachschaft Deutscher Schwestern und Pflegerinnen zum „Dienen"
(„Dienst am Volk", Heft 12, 1934)

Über den Sinn und Zweck der Schwesternschaft

"Ich hoffe, man wird mich nun verstehen können, wenn ich sage, daß der Nationalsozialismus nicht darauf verzichten kann, seine Einflußnahme auf eine so große und so wichtige Berufsgruppe wie die Schwesternschaft auszudehnen. Ja, er muß unabweisbar besonders und gründlichst die Schwesternschaft erfassen, denn die Schwestern gehören zu dem Personenkreis, der einmal wichtige Aufgaben auf dem Gebiet der Volksgesundheitspflege mit zu erfüllen hat, und der zweitens mit seinen Volksgenossen so eng und unmittelbar unter solch besonderen Umständen in Berührung kommt, daß er außerordentlich großen, erzieherischen Einfluß auf diese seine Volksgenossen nehmen kann.

Diese beiden Gesichtspunkte sind es in der Hauptsache gewesen, die mich seinerzeit bestimmt haben, mich für die Gründung einer NS-Schwesternschaft miteinzusetzen.

... Praktisch für die Erfüllung der genannten Aufgaben auf dem Gebiete der Volksgesundheit und der Erziehung und Beeinflussung der Volksgenossen am wichtigsten ist die Gemeindeschwester....

Ich habe selbst lange genug als Arzt auf dem Lande gelebt und auch das Leben und Wirken der Gemeindeschwester beobachten können, um ermessen zu können, wie die Menschen sich mit Vorliebe und am vertrauensvollsten an diejenigen wenden, zu denen sie in der Sorge um die Gesundheit und das Leben ihrer selbst und ihrer Angehörigen kommen, und wie sie niemandem offener und vertrauter ihren Kummer, ihre Sorgen und ihr Leid darlegen als dem Arzt und der Schwester...

Sie kann auch im Stillen mithelfen, daß Rasseninstinkt und die Erkenntnis von Wichtigkeit und Gültigkeit der nationalsozialistischen Anschauung über Rassenlehre und Rassenpflege immer tiefer und fester in unsere Volksgenossen eindringen sollen. ..."

Q 8.14: Dr. Jensen äußert sich 1934 über den Sinn und Zweck der NS-Schwesternschaft", in der Zeitschrift der Reichsfachschaft deutscher Schwestern und Pfleger. (Zitiert nach: Steppe, 1993, 73)

Aufgaben:
1. Welches Selbstverständnis sollte die Schwester im NS-System haben?
2. Worin bestand der Bedeutungswandel des „Dienens"?
3. Für welche Aufgaben und Ziele hatten die Nationalsozialisten die Schwestern vorgesehen?
4. Welche Maßnahmen wurden ergriffen, um Anreize und Möglichkeiten einer Erhöhung der Schwesternzahl zu erreichen (Q 8. 4)?
5. Macht sich auch heute noch ein staatlicher Einfluß auf die Arbeit in der Pflege bemerkbar? Falls ja, in welchen Bereichen?
6. Welchen Anteil sollte Ihrer Ansicht nach der Staat bei der Festlegung von Pflegeaufgaben und Pflegeethik inne haben?

8.4 Verhältnis zwischen Machthabern und Schwesternschaften

Auf die gesamte Schwesternschaft bezogen läßt sich lediglich vermuten, daß die Zustimmung zum Nationalsozialismus dem Anteil der Gesamtbevölkerung entspricht. Einige Quellen belegen zumindest für die ersten Jahre bei einigen Schwesternschaften einen außergewöhnlich großen Zuspruch gegenüber den neuen Machthabern. So sieht die Diakonisse D. Bauer nationalsozialistische Werte in völliger Übereinstimmung mit eigenen berufsethischen Belangen:

"Nationalsozialismus und Sozialismus, beides sind in der Diakonie keine Fremdwörter. Immer standen die Diakonissen-Mutterhäuser zum Dienst bereit, wenn die Nation das Volk rief. (...) Und Sozialismus ist einer der Beweggründe zur Entstehung der Diakonie. (...) Aus diesem sozialen Moment heraus wächst der Dienstgedanke und die Gemeinschaftspflicht. (...)

Auch der Totalitätsanspruch des Nationalsozialismus ist uns durchaus verständlich, denn er ist auch bei uns, wenn auch in anderer Weise, ausgeprägt. (...) Diese Totalität kostet Kampf. Kampf ist der Grundgedanke des Nationalsozialimus. Kampf ist ein Zeichen der Lebensfähigkeit. Auch die Diakonie hat seit hundert Jahren gekämpft um ihre Existenzgrundsätze und hat heute eine Schar von 54.000 Schwestern hinter sich. (...)

Der Führergedanke ist in der Diakonie seit ihrem Bestehen durchgeführt. Disziplin und Gehorsam werden in der Diakonie gefordert. (...) So hat die Diakonie seit ihrer Erneuerung vor hundert Jahren schon im Verborgenen im deutschen Vaterland auf nationalsozialistischer Grundlage gearbeitet. Darum begrüßt sie die nationalsozialistische Bewegung mit dankbarem Herzen. (...) Für uns bekommen die Geschehnisse dieser Welt durch das Evangelium ihre Bedeutung, und wir tragen die Schicksale dieses Lebens durch die Kraft von oben, und so erhalten unser Leben und unsere Aufgaben ihren tiefsten Sinn. Eine Schwesternschaft mit dieser Lebensauffassung kann dem nationalsozialistischen Staate auch Werte geben."

Q 8.15: Diakonie und Nationalsozialismus
(Bauer 1934, 238, zitiert nach:Steppe 1993, 82 f.)

Daß diese Worte ernst gemeint waren und nicht die Gedanken einer Einzelnen sind, belegen zahlreiche öffentliche Sympathiekundgebungen. So berichtet die Oberin der Lehniner Diakonissen anläßlich eines Besuches Hitlers im Mai 1933:

"Es war ein feierlicher Augenblick, als der Kanzler (Hitler) **und Prinz August Wilhelm die Schwesternschaft leuchtenden Auges anschauten, und wir sie mit 'Heil' begrüßen konnten. Alle Schwestern wurden vorgestellt und vom Reichskanzler mit Handschlag begrüßt. Die von den Schwestern ausgesprochene Bitte, die Herren mit den Schwestern fotografieren zu dürfen, wurde gern und freudig gewährt."**

Q 8.16: Begrüßung Hitlers
(Zitiert nach: Klee 1989, 12)

Wenn auch gelegentlich Übertritte konfessioneller Schwestern zu den „braunen" Schwestern vorkamen, handelte es sich seltener um ideologische Gründe. Vielmehr haben pragmatische Überlegungen eine Rolle gespielt. Übertritte sind nämlich vor allem dort feststellbar, wo konfessionelle Schwestern von NS-Schwestern verdrängt wurden. Hier scheint vor allem die Identifikation mit dem jeweiligen Krankenhaus eine Rolle gespielt zu haben.

Nach dem Ende des 2. Weltkrieges galten alle Mutterhausschwestern als unbelastet und konnten ihre Arbeit fortsetzen (Steppe 1993, 215).
Der Agnes-Karll-Verband als Nachfolgeorganisation der B.O., die 1938 aufgelöst worden war und deren Schwestern in den Reichsbund deutscher Schwestern integriert worden waren, wurde mit Ausnahme der russischen Zone erneut aufgebaut. Das Rote Kreuz wurde bei der Entnazifizierung als "sonstige Naziorganisation" eingestuft. Diese „Sonderbehandlung" des Roten Kreuzes durch die Siegermächte ist auf den verstärkten Zugriff des NS-Staates auf die Rot-Kreuz-Organisation zurückzuführen. Dazu hatten die Nazis im Dezember 1937 ein „Gesetz über das Deutsche Rote Kreuz" verabschiedet, das die völlige Eingliederung „in das Machtgefüge des Dritten Reiches" abschloß (Guttenberg 1980, 229). Personell wurde die Einverleibung zum einen durch Frau Gertrud Scholz-Klink vollzogen, die zugleich das Amt der Führerin der NS-Frauenschaft sowie das Amt der Führerin des Reichsfrauenbundes des Deutschen Roten Kreuzes inne hatte. Zudem gab es eine männliche Leitung des Deutschen Roten Kreuzes, die ab 1937 von SS-Oberführer Dr. med Ernst Grawitz, Reichsarzt der SS und der Polizei und Leiter des SS-Gesundheitsdienstes, wahrgenommen wurde.

Nach dem Krieg durften Rotkreuzschwestern, die der Partei nicht angehört hatten, weiterhin auch höhere Stellen besetzen. Aufgelöst wurde das Deutsche Rote Kreuz in der russischen Zone, in Berlin und "in den westlichen Bezirken des ehemaligen deutschen Reiches." (Steppe 1993, 215)

Die Identifizierung der „braunen" Schwestern in der Nachkriegszeit gelang nur ansatzweise. Nach Aussage Steppes waren es eher die „blauen" Schwestern, d. h. die ehemaligen freien Schwestern, denen es in den Kliniken schwieriger gemacht wurde, Arbeit zu finden, als den ehemaligen braunen Schwestern! (Steppe 1993, 212).

Aufgabe:
1. Diskutieren Sie, inwieweit sich in der Äußerung der Diakonisse D. Bauer Zustimmung, Abgrenzung und eigene Bestandssicherung unterscheiden lassen.
2. Informieren Sie sich anhand Ihres Geschichtsbuches über die Zustimmung im deutschen Volk zum Nationalsozialismus

8.5   Beteiligung am „Euthanasieprogramm"

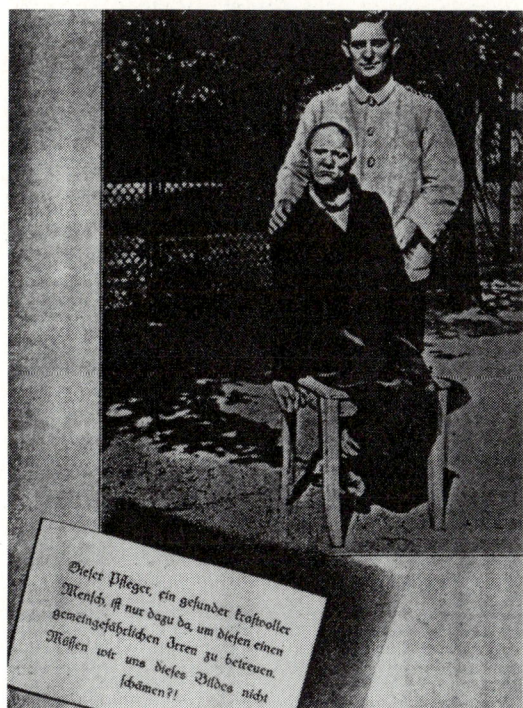

Abb. 8.4: Kampagne gegen psychisch Kranke

Das "Gesetz zur Verhütung erbkranken Nachwuchses" von Juli 1933 leitete den zwangsweisen "Gnadentod" für Tausende von Menschen ein. Die Erfassung der Opfer geschah über Meldebögen, die von den Pflegeinstitutionen ausgefüllt und weitergeleitet werden mußten. Den Meldebögen war ein Merkblatt beigefügt, dessen Wortlaut hier wiedergegeben werden soll:

                                    Merkblatt
Bei Ausfüllung der Meldebögen zu beachten!
Zu melden sind sämtliche Patienten, die
1. an nachstehenden Krankheiten leiden und in den Anstaltsbetrieben nicht oder nur mit mechanischen Arbeiten (Zupfen u. ä.) zu beschäftigen sind:
Schizophrenie
Epilepsie (wenn exogen Kriegsdienstbeschädigung oder andere Ursachen angeben)
senile Erkrankungen

Therapie-refraktäre Paralyse u. a. Lues-Erkrankungen
Schwachsinn jeder Ursache
Encephalitis
Huntington und andere neurologische Endzustände:
oder
2. sich seit mindestens 5 Jahren dauernd in Anstalten befinden:
3. als kriminelle Geisteskranke verwahrt sind
oder
4. nicht die deutsche Staatsangehörigkeit besitzen oder nicht deutschen oder artverwandten Blutes sind unter Angabe von Rasse und Staatsangehörigkeit.
Die für jeden Patienten einzeln auszufüllenden Meldeblätter sind mit laufenden Nummern zu versehen.
Die Meldebögen sind nach Möglichkeit mit Schreibmaschine auszufüllen.
Als Stichtag gilt der ...

Bericht der Schwester L.
„Während des Krieges hörte man immer wieder von Patienten, die weggebracht wurden und deren Angehörige dann eine Benachrichtigung erhielten, daß sie verstorben seien, oder deren Asche dann den Angehörigen zugeschickt wurde. ...

Eines Tages nahm er (der Oberarzt) mich dann zur Seite und sagte: Luzie, jetzt ist es bei uns auch soweit. von Berlin aus wurden Patiententransporte zusammengestellt, und es hieß, diese Patienten werden verlegt in ein anderes Haus, mehr haben wir darüber nicht erfahren. Es sah alles nach normaler Verlegung aus, die Patienten selbst wußten nicht, wohin es ging. Diese Patienten wurden nach der Erbfolge, Epilepsie und angeborenem Schwachsinn ausgewählt...

Im Jahr 1941 wurden alle Patienten verlegt, und bis auf einige Kolleginnen und zwei Oberpflegerinnen wurde das ganze Personal zwangsversetzt. Das Haus in Heppenheim wurde zum Gefangenenlazarett für Zwangsarbeiter, hauptsächlich Russen waren dann dort untergebracht.
Mit den letzten Patiententransporten wurden die Schwestern in andere Psychia-

trien verschickt. So kam ich am 18.07.1941 in das Psychiatrische Krankenhaus Philippshospital in Goddelau und blieb bis zu meiner Pensionierung am 1.8.1973. Dort trat ich dem Deutschen Roten Kreuz bei....
Einmal mußte ich einen Transport zum Eichberg (Psychiatrisches Krankenhaus bei Wiesbaden) begleiten. Eine Patientin hatte hohes Fieber und eine Lungenentzündung. Dort angekommen, wurde sie vor meinen Augen in einen Graben geworfen. Ich bat das Bewachungspersonal, die schwerkranke Frau sofort auf eine Station und unter ärztliche Obhut zu bringen, worauf mir geantwortet wurde, daß die Patientin dann schon zur Station käme und ich mich nicht weiter darum kümmern solle. Ich habe immer vermutet, daß Patienten ermordet würden, aber es blieb bei der Vermutung, die Wahrheit habe ich erst nach dem Krieg erfahren. ...
Nach dem Krieg sollten alle Schwestern zur Rechenschaft gezogen werden, die einmal einen Transport begleitet hatten, davon wurde jedoch wieder Abstand genommen.
Für ein halbes Jahr wurde ich zu Aufbauarbeiten ins Psychiatrische Krankenhaus Merxhausen versetzt, kam dann aber nach Goddelau zurück. Dort war ich Stationsschwester und später Oberschwester bis zu meiner Pensionierung.
Es war eine schlimme Zeit. Ich bin aber sicher, das Richtige getan zu haben, da ich immer versucht habe, alle meine Patienten gleich zu behandeln."

Q 8.17: Aus dem Leben der Schwester Luzie (Zitiert nach: Steppe, 1993, 58 f.)

Aus der eidesstattlichen Erklärung der Schwester P. Kneißler:

"... 1939 erhielt ich eine Berufung vom Polizeipräsidenten, mich am 4.1.1940 im Innenministerium, welches im Gebäude des Columbushauses war, zu melden. Dort sprach ein Herr namens Blankenburg zu unserer Gruppe, welche aus 22 oder 23 Personen bestand. Er erörterte die Wichtigkeit der Geheimhaltung des Euthanasieprogramms und erklärte uns, daß der Führer ein Gesetz für Euthanasie ausgearbeitet habe, das mit Rücksicht auf den Krieg nicht veröffentlicht werde. Es war absolut freiwillig für die Anwesenden dieser Ver-

sammlung, ihre Mitarbeit zuzusichern. Keiner der Anwesenden hatte irgendwelche Einwände gegen dieses Programm, und Blankenburg nahm uns den Eid ab. Wir wurden auf Schweigepflicht und Gehorsam vereidigt, und Blankenburg machte uns darauf aufmerksam, daß jede Eidesverletzung mit dem Tode bestraft würde ...
Nach Beendigung dieser Versammlung fuhren wir im Omnibus nach Schloß Grafeneck, wo uns der Leiter dieser Anstalt, Dr. Schuhmann, empfing. Unsere Arbeit in Grafeneck begann erst im März 1940, aber das männliche Personal arbeitete schon früher dort. Eine meiner Aufgaben war es, mit Herrn Schwenninger, der auch ein Mitglied der 'Gemeinnützigen Stiftung für Anstaltspflege' war, nach den verschiedenen Anstalten zu fahren und dort Patienten abzuholen, um sie nach Grafeneck zu bringen. Herr Schwenninger, der unser Transportleiter war, hatte die namentlichen Listen der Patienten, die verlegt werden sollten ... Die Patienten, die von uns verlegt wurden, waren nicht unbedingt schwere Fälle, sie waren wohl geisteskrank, aber sehr oft in einem guten körperlichen Zustand. Jeder Transport bestand aus ungefähr 70 Personen, und wir hatten derartige Transporte fast täglich ... Nach Auskunft der Patienten in Grafeneck wurden diese in den dortigen Baracken untergebracht, wo sie von Dr. Schumann und Dr. Baumhardt an Hand der Fragebogen oberflächlich untersucht wurden. Diese beiden Ärzte hatten das letzte Wort zu sprechen, ob ein Patient vergast werden sollte oder nicht. In einzelnen Fällen wurden Patienten innerhalb 24 Stunden nach Ankunft in Grafeneck getötet. Ich war fast ein Jahr in Grafeneck und weiß nur von wenigen Fällen, in denen die Patienten nicht vergast wurden. In den meisten Fällen bekamen die Patienten vor der Vergasung eine Einspritzung von 2 ccm Morphium-Skopolamin. Diese Einspritzungen wurden durch den Arzt verabreicht. Die Vergasung wurde durch bestimmte ausgewählte Männer vorgenommen. Dr. Hennecke sezierte einige der Opfer. Auch idiotische Kinder zwischen 6 und 13 Jahren waren in dieses Programm eingeschlossen. ...
Von Hadamar wurde ich nach Irrsee bei Kaufbeuren versetzt, wo ich meine Arbeit fortsetzte. Dr. Valentin Falthauser war der

Direktor dieser Anstalt. Dort wurden die Patienten sowohl durch Einspritzungen, als auch durch Tabletten getötet. Dieses Programm wurde bis zum Zusammenbruch Deutschlands durchgeführt."

Q 8.18: Schwester P. Kneißler
(Zitiert nach: Mitscherlich 1993, 187 f.)

Schwester Luise E. berichtet im Obrawalde-Prozeß

"Ich kann mich sehr gut noch an den ersten Fall erinnern. Bald nachdem ich Abteilungspflegerin geworden war, hielt Frau Dr. Wernicke eine Visite. In dem Krankensaal befanden sich etwa 12 Betten mit Patientinnen. In einem Bett lag eine Frau mittleren Alters, also ca. 30 bis 40 Jahre alt, die sehr unruhig war. Es handelte sich um eine Schizophrene. Dr. Wernicke stand am Bett der Patientin und betrachtete sie. Dann sagte sie zu mir: 'Geben Sie dieser Patientin 4 bis 5 Gramm Veronal.' Dann schaute sie sich noch die anderen Patientinnen an und ging. Ich war der Überzeugung, daß ich der Patientin das Veronal nur geben sollte, um sie ruhig zu stellen. Im Giftschrank der Abteilung war die entsprechende Menge Veronal vorhanden. Ich entnahm das Veronal aus dem Schrank und gab der Patientin zwei Dosen à 0,5 Gramm. Da die Patientin nach dieser Menge ruhig blieb, verabreichte ich ihr nicht die gesamte angeordnete Dosis. Am folgenden Tag berichtete ich bei der Visite der Dr. Wernicke, daß ich nicht die gesamte Dosis verabreicht habe, weil die Patientin mit den Teilgaben ruhiggestellt war. Darauf schrie mich Dr. Wernicke an, ich hätte das zu verabreichen, was vom Arzt angeordnet werde. Auf meinen Einwand, die Patientin sei doch durch die geringere Menge ruhig gestellt, ging sie nicht ein. Weitere Fragen stellte sie nicht mehr. Auf die Frage, was ich mir hierzu für Gedanken gemacht habe, muß ich sagen, daß ich mir in diesem Augenblick klar darüber geworden bin, was die Ärztin Dr. Wernicke mit der hohen Dosis Veronal bezwecken wollte."

An anderer Stelle berichtet Schwester Luise E.:
"Die jeweiligen Anordnungen traf Dr. Mootz. Am Tage zuvor verlangte er von mir die Krankengeschichten von bestimmten Patienten, die er mir jeweils nannte. ... Seine Anordnung hatte ungefähr folgenden

Wortlaut: 'Fräulein E. nehmen wir ungefähr 5 Gramm Luminal.' Es kam auch vor, daß die Anweisung auf ein anderes Mittel lautete, je nachdem, was uns zur Verfügung stand. Dr. Mootz sagte nicht mehr dazu, insbesondere gab er keine Weisung darüber, wann und wie das Mittel zu verabreichen war. Danach wandte sich Dr. Mootz ab und ging zum nächsten Bett. ... Obgleich ich einerseits zur Ansicht kam, daß Dr. Mootz nach sorgfältiger Prüfung seine Auswahl traf, war ich andererseits doch der Meinung, daß nach meiner laienhaften Ansicht bei etwa der Hälfte der Fälle die Tötung der Patienten nicht gerechtfertigt war. Wegen dieser ungerechtfertigten Fälle bin ich auch immer in einem gewissen Konflikt gestanden. ...

Wenn ich aufgefordert werde, den Vorgang des Gebens des Medikamentes genau zu schildern, so muß ich dazu sagen, daß diese Schilderung deswegen nicht einfach ist, weil es sich jedesmal etwas anders abspielte. Die Patienten verhielten sich dabei alle etwas verschieden. ...

Im allgemeinen ging es so vor sich, daß die Abteilungspflegerin oder ich die Patientin aufrichtete und in den Arm nahm. Dabei wurde ihnen gut zugeredet, soweit es möglich war."

Q 8.19: Aussage der Hauptangeklagten Schwester Luise E. im Obrawalde-Prozeß.
(Zitiert nach: Steppe 1993, 158 ff.)

Schwester Anna G. macht im gleichen Verfahren folgende Aussage:

"Ich habe es nicht ein einziges Mal erlebt, daß ein Patient eine solche große Menge aufgelösten Medikaments freiwillig zu sich genommen hat. Es ist eine Erfahrungstatsache, daß Medizin nicht gut schmeckt, und sich Menschen allgemein nicht dazu bereit finden, gerne Medizin zu sich zu nehmen. Das gleiche wäre hinsichtlich von Spritzen zu sagen. Unsere Patienten hatten fast durchweg Angst vor Spritzen. Um nun den zu tötenden Patienten das aufgelöste Mittel eingeben bzw. die Spritze zu verabfolgen, war das Zusammenwirken von mindestens zwei Pflegerinnen nötig. ..."

Q 8.20: Schwester Anna G.
(Zitiert nach: Steppe: 1993, 161 f.)

"Landespflegeanstalt Grafeneck Münzingen, den 6. Aug. 1940
Frau B ... Sch ..., Z ...
Sehr geehrte Frau Sch.!
Es tut uns aufrichtig leid, Ihnen mitteilen zu müssen, daß Ihre Tochter F... Sch..., die am 26. Juli 1940 im Rahmen von Maßnahmen des Reichsverteidigungskommissars in die hiesige Anstalt verlegt werden mußte, hier am 5. August 1940 plötzlich und unerwartet an einer Hirnschwellung verstorben ist. Bei der schweren geistigen Erkrankung bedeutete für die Verstorbene das Leben eine Qual. So müssen Sie ihren Tod als Erlösung auffassen. Da in der hiesigen Anstalt z. Z. Seuchengefahr herrscht, ordnete die Polizeibehörde sofortige Einäscherung des Leichnams an. Wir bitten um Mitteilung, an welchen Friedhof wir die Übersendung der Urne mit den sterblichen Überresten der Heimgegangenen durch die Polizeibehörde veranlassen sollen... Etwaige Anfragen bitten wir schriftlich hierher zu richten, da Besuche hier gegenwärtig aus seuchenpolizeilichen Gründen verboten sind ...
gez.: Dr. Koller"

Q 8.21: Todesnachricht
(Zitiert nach: Mitscherlich 1993, 195)

Bis August 1941 betrug die Zahl der Opfer nach Berechnungen des an den Tötungsprogrammen maßgeblich beteiligten Karl Brandt ca. 60 000 Menschen (Mitscherlich 1993, 205). Zu diesem Zeitpunkt hatte Hitler unter dem Eindruck der öffentlichen Meinung eine vorläufige Einstellung der Mordaktionen angeordnet. Der öffentliche Druck hatte trotz großer Geheimhaltungsbemühungen nicht vermieden werden können. So erhielten Angehörige immer das gleiche Schreiben über das Ableben ihrer Verwandten. (siehe Q 8.21)

Aufgaben:
1. Charakterisieren Sie die Einstellung der Pflegenden zum Mordprogramm der Nazis
2. Wie würden Sie das Verhältnis zwischen Vorgesetzten (Ärzten) und Pflegenden beschreiben?

8.6   Widerstand

Ein zu dieser Zeit seltenes, daher umso mutigeres Auftreten gegen die Tötungspraktiken der Nazis ist vom Münsteraner Bischof Clemens August Graf **von Galen** bekannt. Im folgenden einige Auszüge aus seiner Predigt vom 03. August 1941, die er einige Wochen später von den Kanzeln des Landes Oldenburg der Bevölkerung mitteilen ließ:

„ Seit einigen Wochen hören wir Berichte, daß aus Heil- und Pflegeanstalten für Geisteskranke auf Anordnung von Berlin Pfleglinge, die schon länger krank sind und vielleicht unheilbar erscheinen, zwangsweise abgeführt werden. Regelmäßig erhalten dann die Angehörigen nach kurzer Zeit die Mitteilung, die Leiche sei verbrannt, die Asche könne abgeliefert werden. Allgemein herrscht der an Sicherheit grenzende Verdacht, daß diese zahlreichen unerwarteten Todesfälle von Geisteskranken nicht von selbst eingetreten, sondern absichtlich herbeigeführt werden, daß man dabei jener Lehre folgt, die behauptet, man dürfe sogenanntes 'lebensunwertes Leben' vernichten, also unschuldige Menschen töten, wenn man meint, ihr Leben sei für Volk und Staat nichts mehr wert. Eine furchtbare Lehre, die die Ermordung Unschuldiger rechtfertigen will, die die gewaltsame Tötung der nicht mehr Arbeitsfähigen, Invaliden, Krüppel, unheilbar Kranken, Altersschwachen grundsätzlich freigibt. ... Noch hat die Gesetzkraft der § 211 des Reichsstrafgesetzbuches, der bestimmt, wer vorsätzlich einen Menschen tötet, wird, wenn er die Tötung mit Überlegung ausgeführt hat, wegen Mordes mit dem Tode bestraft!" ... Das Strafgesetzbuch bestimmt im § 139: Wer von dem Vorhaben des Verbrechens wider das Leben glaubhafte Kenntnis erhält und es unterläßt, der Behörde oder dem Bedrohten hiervon zur rechten Zeit Anzeige zu machen, wird bestraft.

Q 8.22: Aus der Predigt von Galens in der St.-Lamberti-Kirche zu Münster
(Zitiert nach: Tornow 1994, 109)

Am 28. Juli 1941 hatte der Bischof unter Berufung auf die §§ 211 und 139 StGB Anzeige bei der Staatsanwaltschaft beim Landgericht Münster und beim Polizeipräsidenten in Münster erstattet. Die Anzeige bezog sich auf Überführung von Pfleglingen aus der Provinzial-Heilanstalt Mariental bei Münster in die Heilanstalt Eichberg.

Über den aktiven Widerstand Pflegender gibt es nur wenige Dokumente unterschiedlichen Grades. Zunächst eines aus der alltäglichen Arbeit:

„Auf unserer Station wurde jedoch versucht, diese Anordnung (Sonderzulage an Obst nicht zu geben) zu umgehen, indem wir die Patienten ins Bad einsperrten, wo sie ebenfalls eine Sonderzulage erhielten. Die Oberschwester wußte davon und bat uns immer wieder, vorsichtig zu sein.
Es war sehr gefährlich, Anordnungen zu mißachten, da es in Goddelau einige Kolleginnen gab, die NSDAP-Mitglieder waren und vor denen wir uns in acht nehmen mußten, obwohl ich nie eine Denunziation erlebt habe.

Q 8.23: Nadelstiche
(Zitiert nach: Steppe 1993, 59)

Als mutige Befehlsverweigerung ist folgendes Dokument zu werten:

"An den Reichsverteidigungskommissar im Wehrkreis XVIII
Salzburg, den 23. August 1940
Die Oberin der Versorgungsanstalt Schernberg bei Schwarzach St. Veith erhielt dieser Tage die Mitteilung, die sie mir als ihrer Vorgesetzten weitergab, daß Kranke der Anstalt in Sammeltransporten abgeholt und in andere Anstalten überführt würden.
Es ist nunmehr schon ein offenes Geheimnis, welches Los diese abtransportierten Kranken erwartet...
Bedenken Sie, Herr Reichsverteidigungskommissar, die Folgen dieses Vorgehens: Unsere siegreich heimkehrenden Krieger, die Blut und Leben fürs Vaterland gewagt haben, werden vielleicht Vater oder Mutter oder sonst einen nahen Verwandten nicht mehr vorfinden; wie werden sie sich dazu stellen? Und bringt es nicht eine große Unruhe unter das Volk, das gerade heutzutage mehr denn je geeint und vertrauensvoll dastehen sollte, wenn ein jeder sich sagen

muß:'Was wird noch mit mir selbst geschehen?'. Denn ein jeder von uns, auch sie und ich, wird einmal hilfsbedürftig werden oder durch Krankheit oder Unfall der Gemeinschaft keinen aktiven Dienst mehr leisten können. Was wird auch das Ausland von uns denken, wenn ein so hoch stehendes Kulturvolk, das die größten Siege der Weltgeschichte errungen, mitten in seinem Siegeslauf beginnt, sich selbst zu verstümmeln?
Müssen Sie nicht auch fürchten, daß die Seelen all dieser Armen, denn sie haben eine unsterbliche Seele wie Sie und ich, Sie vor dem Richterstuhle Gottes anklagen werden, vor dem wir alle erscheinen müssen, ob wir es glauben oder nicht, und was dann?
Die göttliche Vorsehung, die unser Führer immer wieder vertrauensvoll nennt, wird auch andere Mittel haben, das beabsichtigte Ziel zu erreichen, und ich erlaube mir, folgenden Weg vorzuschlagen:
Wenn Sie uns zusagen, uns unsere Pfleglinge in Schernberg zu belassen, so sind wir bereit, bis zum Ende des Krieges und der Rückkehr zu Friedensverhältnissen auf den staatlichen Beitrag zur Erhaltung der Kranken zu verzichten und einzig auf Kongregationskosten die Anstalt im jetzigen Zustand weiter zu erhalten. ... Sollte aber aus irgendeinem Grunde der Vorschlag nicht angenommen werden, so bitte ich Sie, nicht auf unsere Mithilfe beim Abholen und Transport der Kranken zu rechnen.
Für die Kongregationsvorstehung:
gez. Schwester Anna Bertha Königsegg
Visitatorin der barmherzigen Schwestern vom Heiligen Vincenz von Paul"

Q 8.24: Befehlsverweigerung
(Zitiert nach: Steppe 1993, 191 f.)

Aufgaben:
1. Diskutieren Sie folgende Äußerung Roman Herzogs vom April 1995:
   „Man ist nicht nur verantwortlich für das, was man tut, sondern auch für das, was man geschehen läßt."
2. Gibt es für Sie im heutigen (Pflege-) Alltag Situationen, in denen sie sich Anweisungen widersetzen müßten? Wären Sie bereit, für ihre konsequente Haltung Nachteile in Kauf zu nehmen?

9 Pflege seit Gründung der Bundesrepublik

9.1 Entwicklungen in der Krankenpflege

9.1.1 Veränderungen am Arbeitsplatz

Die Entwicklungen und Veränderungen, die sich innerhalb der Pflege im letzten halben Jahrhundert ereigneten, sind enorm. Sie sollen im folgenden aus der Sicht eines Mannes, der im Jahre 1952 „in die Pflege ging", beschrieben werden:

„Nach einer Bauhandwerkerlehre und einem durchlebten Unfall ging ich mit Freude, auch Neugierde zu dem neuen Beruf. Das Krankenhaus als Arbeitsstätte und Lebensraum in EINEM hatte zu dieser Zeit was für sich.
Der Arbeitstag war mit zehn bis zwölf, ja 14 Stunden ereignisreich. Stationen mit 40 bis 70 Betten, in Krankensälen mit 8 bis 21 Betten waren keine Ausnahme. Sicher gab es auch kleinere Zimmer und Einbettzimmer. Die Hauptarbeit war aber in den Großräumen.

Die tägliche Körperpflege der Bettlägrigen, die Prophylaxen, die Lagerungen, die Mobilisation der Menschen wurden mit den geringsten Mitteln, sehr zeit- und kraftfordernd durchgeführt. Hausinterne Transporte führte das Pflegepersonal aus, überwiegend die Lernpfleger. Nicht selten waren Teile der Raum- und Gerätepflege Aufgaben der Pflege. Das Bereitstellen, die Aufbereitung, zum Teil die Fertigung und/oder Entwicklung von Pflegeartikeln, Gerätschaften und Verbandmaterialien war den Pflegepersonen mit überlassen.
Einige diagnostische Untersuchungen, das sogenannte kleine Labor, die Magen-, Duodenal- und Gallensonden als Funktionsprüfungen, Blutzuckerbestimmungen und an-

deres wurden mit in den Stationen durchgeführt.
Im internistischen Bereich standen Wickel, Umschläge und Kataplasmen, in den chirurgischen Abteilungen die ausgedehnten Wund-, Streck- und Gipsverbände im Vordergrund.
Epidemien mit Darm- und Virusinfektionen gab es noch häufiger. Ereignisse und Krankheitsverläufe der Menschen, die an Kinderlähmung erkrankten, waren für mich prägend. Viele starben, viele blieben auf Dauer gelähmt. ...

Die Körperpflege und das Durchführen der Prophylaxen wurden nicht als niedere Tätigkeiten empfunden. Die Begleitung der erkrankten Menschen zu den allgemeinen und invasiven Untersuchungen und das Dabeibleiben während der Eingriffe waren eher selbstverständlich. ...
Selbstverständlich spürten und kritisierten wir auch die Mängel und waren heilfroh, als sich Änderungen abzeichneten. Es waren die Jahre, in denen aus dem angloamerikanischen, skandinavischen und französischen Raum kommend, die Intensivtherapie und Anästhesie Einzug in die Kliniken hielt. Die Fort- und Weiterbildungen zu Stationsleitungen, Oberschwester/ -pfleger und Unterrichtsschwester, -pfleger nahmen sehr konkrete Formen an. Über den Zeitraum von zweieinhalb Jahren fuhren wir von Saarbrücken nach Frankfurt, um dort eine Zusatzausbildung in Anästhesie zu genießen. 1964 konnte ich - mit anderen aus dem gleichen Krankenhaus - den Stationsleiterkurs in der DBfK-Schule/ Frankfurt besuchen. ...

Die Krankenpflege fand 1957 erstmals nach dem Krieg eine gesetzliche Neuregelung. Die Arbeitszeit im Krankenhaus wurde auf 53 Wochenstunden verkürzt. Durchschlagender empfand ich folgendes: Technologien fanden in unvorstellbarer Eile Anwendungen in den Kliniken. ...

Es war also eine Zeit, in der neben den Pflegenden und den Ärzten mehr und mehr andere Berufe, insbesondere aus dem Ingenieurwesen im Krankenhaus tätig wurden.

Die Arbeitsteilung und Spezialisierung nahmen ihren Lauf.

Abgeschlossen scheinen mir diese Prozesse noch nicht. ...

Ein weiterer Meilenstein, das Jahr 1965 ! Die Krankenpflege wurde durch ein neues Gesetz beglückt. Der internationale Anschluß sollte gefördert werden. Die theoretische Ausbildung wurde auf 1200 Stunden angehoben, die psycho-sozialen Fächer wurden eingeführt. Die schulische Sonderstellung der Pflege wurde erneut festgeschrieben. 1967 erfolgten die ersten Änderungen, sehr zweckrational, das Zugangsalter der Schülerinnen wurde auf 17 Jahre herabgesetzt. Es fehlte nämlich Personal.

Beachtlich waren dann auch die Herabsetzung der Wochenarbeitszeit auf 48 Stunden und die Einführung des Schichtdienstes. ...

Die Jahre um 1965 bis Mitte der 70er Jahre (waren) ereignisreich. Der Krankenhausbau boomte. **Konzentration, Funktionalität und Demokratisierung** waren die Zauberformeln.

Die Konzentrationsbestrebungen galten dem Einsatz der Geldmittel, den technischen Einrichtungen und Gerätschaften. Wir waren begeistert in dem Glauben, die Einführung *neuer* Technologien bringe mehr Zeit für die Patienten. Ich denke an:

- Die bildgebenden Verfahren wie:
  Sonographien,
  Szintigraphien,
  Computertomographien,
  Magnetresonanztomographien
- Die labortechnischen Verfahren mit all ihren Vielfachanalysen und Nachweismethoden
- Die Chemo-, Zystostatikatherapien und sonst biologisch wirksame Arzneimitteltherapien

- Die Endoskopieverfahren, zunehmend verbunden mit Operationstechniken
- Die Mikro- und Implantationschirurgien
- Die operative und transfusionstechnische Organtransplantation

All diese Veränderungen führten unbestritten dazu, daß eine Unzahl von Menschen mehr erfolgreich kuriert wurden, mit ihren bleibenden Gesundheitsstörungen Erleichterungen fanden, vielen ein früheres Sterben erspart und/oder erleichtert wurde, als es jemals vor dieser Zeit der Fall war. ...

Ich denke, daß diese Verfahren und Veranstaltungen die Klinikbetriebe beherrschen, große Areale des Personals binden und damit weitgehend die Sozial-, Wirtschafts- und Gestaltungsressourcen ausschöpfen. Der räumliche Ausbau und die technische Komplettierung dieser Einrichtungen scheint mir oft politisch leichter durchsetzbar, als daß Personalressourcen erreichbar sind. Wir beobachten allerdings auch, daß das in den Funktionen und Spezialstationen tätige Pflegepersonal sich *eher* zur Elite des Krankenhausbetriebes zählt. ...

Die technischen Fortschritte sollten ja auch mehr Zeit, mehr Qualität und mehr Selbständigkeit für die Pflege bringen. Das ist nur bedingt, wenn überhaupt, Wirklichkeit geworden. ...

Wenn das gültige Krankenpflegegesetz von 1985 mit der Ausbildungs- und Prüfungsordnung auch wesentliche inhaltliche Verbesserungen brachte, die Stellung der Schule festigte und die Ausbildung eindeutiger beschrieben wurde, bleibt Nachholbedarf. Die gesetzlich vorgeschriebenen Ausbildungsziele, der Pflegeprozeß und die Pflegedokumentation konnten bisher nicht verbindlich, richtiger, überhaupt nicht durchgesetzt werden. ...

Q. 9.1: Aus der Rede „Abschied aus dem Dienst", gehalten von Werner Buchinger anläßlich seiner im Jahre 1995 erfolgten Pensionierung als Schulleiter der Krankenpflegeschule der Medizinischen Hochschule Hannover

Aufgabe:
Worin sehen Sie die weitreichendste Veränderung in der Krankenpflege seit den 50er Jahren?

9.1.2 Pflege-Personal-Regelung

Die Pflege-PR regelt die Anzahl der Pflegekräfte im Pflegebereich. Ausgenommen sind, OP, Intensivpflege und Psychiatrie. Die Pflege-Personal-Rege-lung (Pflege-PR) trat zum 1. Januar 1993 in Kraft. Ihre Rechtsquelle ist das Gesundheitsstrukturgesetz, für die Anpassung ist ein Zeitraum von vier Jahren vorgesehen.

Bis Ende 1992 war die Personalstärke nach der belegten Bettenzahl berechnet worden. Diese Berechnung wurde dem sich verändernden Pflegeaufwand jedoch nicht mehr gerecht, da sie Pflegeleistungen nur pauschal nach Betten erfaßte. Die steigende Anzahl pflegeintensiver, mehrfach kranker (multimorbider) Menschen sowie die sich ständig verkürzende Verweildauer (Anzahl der Krankenhaustage eines Patienten) erforderte eine individuellere Erfassung des Pflegeaufwandes. Hierin besteht die Zielsetzung der Pflege-PR. Dazu müssen Pflegeleistungen erfaßt werden. Um dies zu erleichtern, wurden unterschiedliche Kategorien geschaffen, die nach Allgemeiner Pflege und Spezieller Pflege unterteilt sind. Jede dieser beiden Kategorien enthält drei Leistungsbündel (Abb. 9.1). Die Patienten werden dann innerhalb der A- oder/und der S-Kategorie einer der drei dort vorhandenen Leistungsstufen zugeordnet. Je ein Leistungsbereich aus der allgemeinen und der speziellen Pflege werden zusammengefaßt. Ihnen wird der für die hier in Frage kommenden Patienten ein Zeitwert in Minuten zugeordnet.

Die Pflege-PR geht nicht von einer optimalen, sondern von einer notwendigen Versorgung aus. Dies zieht als eine Konsequenz nach sich, daß der Einsatz nichtexaminierten Personals weiterhin möglich bleibt.

Aufgaben:
1. Wie beurteilen Sie, daß der Personalbedarf nicht mehr pauschal nach Betten, sondern nach den tatsächlichen pflegerischen Leistungen erfolgt?
2. Erkundigen Sie sich in Ihrem Haus, welche Erfassungsinstrumente zur Eingruppierung in eine Pflegestufe verwendet werden.
3. Bringen Sie dabei auch in Erfahrung, inwieweit durch die Pflege-PR die Einführung der Dokumentation und des Pflegeprozesses behindert oder gefördert werden und die Pflege-PR zu einem Stellenabbau oder einer Stellenvermehrung geführt hat.

A =		Allgemeine Pflege
		Leistungsbereiche:
		Körperpflege, Ernährung, Ausscheidung, Bewegung und Lagerung
A 1	Grundleistungen	Der Patient benötigt wenig Unterstützung, da er über seine Grundbedürfnisse selbst entscheiden und sie selber ausführen kann
A2	Erweiterte Leistungen	Der Patient braucht geringe Hilfen, kann aber selbständig über seine Grundbedürfnisse entscheiden und sie weitgehend selber ausführen
A3	Besondere Leistungen	Der Patient bedarf fortwährend Hilfen, er kann über seine Grundbedürfnisse nur teilweise oder gar nicht selbst entscheiden und/oder sie selbst nur teilweise oder gar nicht ausführen
S =		Spezielle Pflege
		Leistungen im Zusammenhang mit OP, invasiven Maßn., akuten Krrankheitsphasen
		Leistungen im Zusammenhang mit medikamentöser Versorgung
		Leistungen im Zusammenhang mit Wund- und Hautbehandlung
S1	Grundleistungen	Der Patient erfordert einige pflegerische Leistungen wie Vitalzeichenkontrolle, Verbandswechsel, Medikamentenverabreichung
S2	Erweiterte Leistungen	Der Patient befindet sich in einer akuten oder postoperativen Krankheitsphase, es fallen mehrere, z.T. arbeitsintensive Maßnahmen an
S3	Besondere Leistungen	Der Patient befindet sich in einer lebensbedrohlichen Phase und benötigt eine intensive Beobachtung und Behandlung

Abb. 9.1: Übersicht der Leistungskategorien

Patientengruppe	Minutenwert
A1/S1	52
A1/S2	62
A1/S3	88
A2/S1	98
A2/S2	108
A2/S3	134
A3/S1	179
A3/S2	189
A3/S3	215

Abb. 9.2: Minutenwerte je Patientengruppe in der Kinderkrankenpflege gelten höhere Minutenwerte.

9.2 Veränderungen in der Altenpflege

9.2.1 Schaffung eines sozialpflegerischen Berufsbildes

Die Entwicklung einer spezifischen Altenpflege begann in der Nachkriegszeit. Die Krankenpflege hat in dieser Hinsicht einen Vorsprung von ca. 100 Jahren! In den letzten Jahrzehnten zeichnet sich in der Altenpflege eine tragende Entwicklungslinie ab, nämlich die einer **sozialpflegerischen** Ausrichtung. Der Deutsche Berufsverband für Altenpflege e.V. (**DBVA**) hat dazu einen Entwurf „Modell der Altenpflege" vorgelegt. Hierin wird der Anspruch vertreten, den speziellen Bedürfnissen alter Menschen gerecht zu werden und praxisnah zu sein. Auszüge aus dem DBVA-Entwurf::

2.1: Menschenbild

Jeder Mensch (der alte Mensch, die Fachkraft für Altenpflege, der Angehörige ...) ist als Person einzigartig in seiner jeweils individuellen (Un) Vollkommenheit.

Er befindet sich in einem lebenslangen Entwicklungsprozeß von der Geburt bis zum Sterben und Tod. Der Mensch lebt in ständiger Interakion mit seiner Umwelt und entwickelt in der Auseinandersetzung mit ihr seine ihm eigenen Strategien, Kompetenzen und Unvollkommenheiten. Er erfährt darin seine besondere biographische Prägung. Die Individualität eines Menschen resultiert somit aus seiner Biographie und seiner Umwelt.

Die Zielrichtung des Entwicklungsprozesses ist, die Integrität der Person zu erreichen, zu erhalten oder wieder neu herzustellen.

Seine Begrenztheit ist u. a. die Grundlage für den Kontaktbedarf zu anderen Menschen.

Mit zunehmendem Alter treten deutlicher die Tatsachen hervor, die auf die eigentliche Endlichkeit hinweisen. Körperliche, geistige, seelische und kommunikative Behinderungen oder soziale Isolation schränken einen Teil alter Menschen in einem hohen Ausmaße ein. Sie können die Integrität ihrer Person nicht mehr selber schützen und brauchen Unterstützung bis hin zur Pflege als Lebensraumsicherung. ...

2.3: Klientsystem

Das Klientsystem der Altenpflege ist der alte Mensch in seinem Lebensraum.

Dem Klienten begegnet die Fachkraft für Altenpflege in verschiedenen Lebensräumen wie z. B. in seiner Privatwohnung, in seinem eigenen Zimmer im Altenheim, in der Tagespflege, in seiner angestammten oder neuen Umgebung. ...

2.5: Altenpflege

- **Altenpflege ist die Intervention (das Eingreifen) einer Fachkraft für Altenpflege bei bestehendem Interventionsbedarf** (Interventionsbedarf= der alte Mensch kann seinen Bedürfnissen nicht aus eigener Kraft nachkommen, die Pflegekraft muß eingreifen).

- **Altenpflege soll die Integrität des alten Menschen schützen, fördern, erhalten und wiederherstellen helfen.**

- **Altenpflege ist eine professionelle und zugleich existentielle Handlung zwischen Menschen.**

- **Altenpflege wird immer subsidiär** (unterstützend) **tätig.**

- **Altenpflege ist prinzipiell Langzeitpflege**
  - sie ist biographisch am Lebenslauf orientiertes Tun.
  - Sie ist Pflege in und durch Beziehung. Die altenpflegerische Beziehung an sich ist therapeutisches Mittel.
  - Sie ist der Selbstbestimmung des alten Menschen verpflichtet und unterstützt seine Selbständigkeit, um in allen Lebenssituationen jeden Entscheidungs- ,Handlungs- und Gestaltungsspielraum des alten Menschen ausschöpfen zu können.
  - Sie ist Begleitung in Grenzsituationen des Lebens, so auch im Sterben. Sie schafft ein Milieu zum Sterben.

Q. 9.2: Modell der Altenpflege (April 1992) (Arbeitsgruppe des DBVA)

Aufgaben
1. Versuchen Sie, das Modell Altenpflege des DBVA in einer Collage oder Strukturskizze darzustellen.
2. Halten Sie das DBVA-Modell für umsetzbar?

9.2.2 Heim-Personal-Verordnung

Anders als die Pflege-Personal-Regelung in der Krankenpflege regelt die Heim-Personal-Verordnung nicht die Anzahl der Pflegenden. Sie formuliert Mindestanforderungen hinsichtlich der **Qualität** der in der Altenpflege Tätigen. Die Heim-Personal-Verordnung trat am 01. Oktober 1993 in Kraft. Welche Anforderungen an die persönliche und fachliche Eignung gestellt werden, gibt Abb. 9.3 die wieder.

Wie bei (fast) allen Verordnungen gilt auch hier eine Übergangsfrist, in diesem Falle fünf Jahre, innerhalb derer die Anforderungen erfüllt sein müssen.

Betreuende Tätigkeiten dürfen nur durch **Fachkräfte** oder unter deren angemessener Beteiligung durchgeführt werden. Angemessen heißt, daß auf 20 *nicht* pflegebedürftige Klienten oder bei mehr als vier Pflegebedürftigen mindestens die Hälfte der Beschäftigten Fachkräft sein müssen. Für Nachtwachen gilt, daß bei pflegebedürftigen Bewohnern mindestens eine Fachkraft vorhanden sein muß. Von dieser Fachkräfteregelung kann die zuständige Behörde allerdings unter bestimmten Umständen befreien. Bei diesen wie anderen Befreiungen werden immer die individuellen Umstände darufhin überprüft, ob sich durch eine Abweichung von der Verordnung mit den Interessen der Heimbewohner in Übereinstimmung bringen läßt.

In § 8 wird die Fort- und Weiterbildung geregelt. Danach muß der Heimträger sowohl der Heimleitung als auch den übrigen Beschäftigten die Gelegenheit zur Teilnahme an berufsbegleitenden Fort- und Weiterbildungen, die Aufgabenbereiche in einem Heim beinhalten, geben. Mehrjährig Beschäftigte, die nicht als Fachkräfte gelten, sollen Gelegenheit zur Nachqualifizierung erhalten. Eine Verpflichtung zur Übernahme der Weiterbildungskosten durch den Heimträger besteht nicht, wird aber in der Regel über die Heimkosten finanziert.

Aufgaben:
1. Wie beurteilen Sie die Verordnung?
2. Erkundigen Sie sich in verschiedenen Einrichtungen, inwieweit dort eine Annäherung an die HeimPerV stattgefunden hat.

	persönliche Eignung	fachliche Eignung
Heimleitung	Rechtliche Unbescholtenheit muß bestehen. So gelten Straftaten, die gegen das Leben, die sexuelle Selbstbestimmung, die persönliche Freiheit sowie weitere schwere Straftaten als Tatsachen, die den Ausschluß von der Heimleitung begründen. Neben Straftaten führen auch Ordnungswidrigkeiten nach § 17 des Heimgesetzesführen unter bestimmten Bedingungen zum Ausschluß	Die fachliche Kompetenz beinhaltet einerseits die staatliche Ausbildung zur Fachkraft im Gesundheits- oder Sozialwesen, in einem kaufmännischen Beruf oder in der öffentlichen Verwaltung sowie andererseits eine mindestens zweijährige hauptberufliche Tätigkeit, in der die Kenntnisse für die Leitung eines Heimes erworben wurden. Weiter heißt es in der Verordnung : „Die Wahrnehmung geeigneter Weiterbildungsangebote ist zu berücksichtigen". (Befreiung durch die Heimaufsicht möglich)
Pflegedienstleitung	s. Heimleitung (Befreiung durch die Heimaufsicht möglich	staatlich anerkannter Abschluß zur Fachkraft im Gesundheits- oder Sozialwesen sowie eine zweijährige hauptberufliche Tätigkeit. (Befreiung durch die Heimaufsicht möglich)
Fachkräfte		abgeschlossene Berufsausbildung, die Kenntnisse und Fähigkeiten zur selbständigen und eigenverantwortlichen Wahrnehmung der ausgeübten Tätigkeit (AltenpflegehelferInnen, KrankenpflegehelferInnen oder vergleichbare Hilfskräfte gelten nicht als Fachkräfte)

Abb. 9.3: Übersicht zur Eignung des Heimpersonals

9.3 Arbeitszeiten

Die Pflegeberufe gehören zu den Dienstleistungsberufen, die eine **rund-um-die-Uhr-Arbeit** leisten müssen. Nacht- oder Spätschichten und Wochenendarbeit werden daher auch in Zukunft anfallen.

Einfluß kann jedoch auf die Organisation der Arbeitszeiten genommen werden. Das ist beispielsweise in folgenden Fällen möglich:

- Zeit des Dienstbeginns,
- Anzahl und Länge einzelner Schichten sowie deren Lage innerhalb einer Woche,
- Verteilung ungünstiger Dienstzeiten auf das gesamte Personal
- ausreichende zeitliche Vorausplanung von Arbeitszeiten

Wie die nebenstehende Zeitungsannonce aus dem Jahr 1990 zeigt, sind arbeitnehmerfreundlichere Arbeitszeitmodelle mit Fünf-Tage-Woche, mit zwischen 7.30 und 8.00 Uhr beginnendem Regeldienst sowie der Mitbestimmung bei der Auswahl von Arbeitszeiten keine Utopie. Inzwischen gibt es eine Reihe von Altenheimen und Krankenhäusern, die diesem damals viel beachteten Beispiel gefolgt sind. Die Klienten, also Bewohner von Altenheimen und Patienten in Krankenhäusern, müssen unter diesen Neuregelungen auch nicht leiden. Im Gegenteil: Frühe Weckzeiten und andere „Unarten" gehören damit der Vergangenheit an! In der Annonce wird die Entschädigung ungünstiger Arbeitszeiten finanziell gelöst. Nach präventiv-gesundheitspolitischen (Kap. 2.5.2) Überlegungen ist dagegen ein Freizeitausgleich, der sich direkt

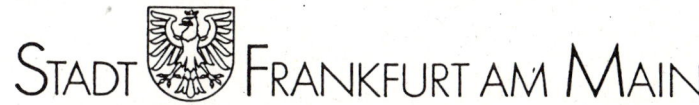

STADT FRANKFURT AM MAIN

STÄDTISCHES KRANKENHAUS FRANKFURT A. M.-HÖCHST
Krankenhaus der Maximalversorgung und Akademisches Lehrkrankenhaus der Johann Wolfgang Goethe-Universität mit 1150 Betten.

FÜR DIE KRANKENPFLEGE
Abkehr vom Wechseldienst

Neues Dienstzeitmodell

im stationären Bereich für Krankenschwestern / Kinderkrankenschwestern / Krankenpfleger.
Richtungweisend für die Zukunft
familienfreundliche, flexibel gestaltbare Arbeitszeiten

Schicht Ihrer Wahl

in der 5-Tage-Woche arbeiten Sie die
- Hauptdienstzeit Beginn 7.30 Uhr
- Spätdienst Beginn 15.00 Uhr
- Nachtdienst Beginn 23.00 Uhr
als Orientierungsrahmen

Innerhalb dieser Vorgaben sind alle denkbaren individuellen Arbeitszeitvarianten möglich. Tarifliche Vergütung nach dem BAT mit allen Sozialleistungen des öffentlichen Dienstes. Zusätzliche übertarifliche

finanzielle Zulagen
für

den Spätdienst ca. 650,– DM brutto monatlich
den Nachtdienst ca. 1200,– DM brutto monatlich
Darüber hinaus stellen wir auch Pflegekräfte ein, die ausschließlich an Wochenenden ihren Einsatz erbringen können.
Preisgünstige moderne Appartements stehen zur Verfügung.
Auch die Betreuung der Kinder in der hauseigenen Kindertagesstätte ist möglich.
Aufgeschlossene, reformwillige und interessierte Krankenschwestern und Krankenpfleger, Kinderkrankenschwestern und Kinderkrankenpfleger

die mit uns neue Wege beschreiten wollen

wenden sich an

Leitung des Pflegedienstes, Herrn Ulrich Tschierschke, Städtisches Krankenhaus
Gotenstraße 6-8, 6230 Frankfurt am Main-Höchst, Telefon (0 69) 31 06-01, App.: 23 18 oder 20 41

Abb. 9.4: Krankenhaus mit neuem Arbeitszeitmodell sucht Pflegekräfte.

an die ungünstigen Dienstzeiten anschließt, vorteilhafter. Hierdurch können soziale oder/und gesundheitliche Belastungen am wirkungsvollsten gemindert werden.

Aufgaben:
1. Wie stellen Sie sich eine für Sie optimale Arbeitszeitregelung im Pflegedienst vor. Planen Sie für sich eine Woche mit Hauptdienst sowie je einem Nachtdienst und einem Spätdienst. Für je eine Stunde Spät- oder Nachtdienst erhalten Sie 20 min Gutschrift als Freizeit.
2. Wie wichtig wäre Ihnen bei der Auswahl eines Arbeitsplatzes das Vorhandensein eines für Sie günstigen Dienstzeitmodells?

9.4   Professionalisierung der Pflegeberufe

Der Begriff Professionalisierung ist seit einigen Jahren in aller Munde. Was bedeutet er im berufssoziologischen Sinne? Dieser Prozeß schließt sich an die Berufsfindung an. Von einem Beruf ist auszugehen, wenn bestimmte für diesen Beruf typische Arbeitsleistungen erbracht werden, für die ein bestimmtes Anforderungsniveau erforderlich ist. In der Regel werden die an einen **Beruf** gestellten Anforderungen durch eine möglichst planvolle Ausbildung gewährleistet. Die Ausbildungsinhalte werden durch andere Berufe und deren spezifische Interessen festgelegt.

Die **Profession** unterscheidet sich vom Beruf zunächst dadurch, daß der Berufsstand die **Ziele und Inhalte seiner Ausbildung selber definiert** und nicht wie bislang durch berufsfremde Gruppen. Diese eigene Berufsbildfindung ist jedoch nicht isoliert zu sehen, sondern als Ergebnis einer Entwicklung im Beruf selber.

Diese Entwicklung schließt vor allem das **eigenständige Planen, Durchführen und Überprüfen** der geleisteten Arbeit ein, in diesem Falle also der Pflege.

Diese qualifizierte Arbeit ist auf der Basis einer **sinnvollen Zusammenarbeit zwischen Praxis, Ausbildung und Forschung** erreichbar.

In der Bundesrepublik ist die **Pflegeforschung** noch ein recht zartes, junges Gewächs, das sich aber in den nächsten Jahren mit der Etablierung zahlreicher Pflegestudiengänge rasant entwickeln wird.

Professionalisierung heißt auch, **das eigene Handeln in größeren Zusammenhängen** zu sehen. Dieser größere Zusammenhang ist für den Bereich der Pflege in der Einbindung in gesundheitsfördernde Gedankengebäude zu sehen (Kap. 2.5 und 17.1).

Schließlich muß sich die Arbeit auf eigene **ethische Regeln** stützen können, die über den nationalen Rahmen hinaus verbindlich sind. In Deutschland befindet sich die Pflege derzeit am Beginn des Weges zur Professionalisierung.

Für eine Pflegekraft bedeutet Professionalisierung die Erreichung einer bestimmten Qualitätsanspruches an die eigene Arbeit. Dieser Qualitätsanspruch umfaßt die Verinnerlichung einer klientenorientierten Pflege. Arbeiten nach dem Pflegeprozeßmodell und die Ausrichtung des Handelns an pflegeethischen Normen sind hierzu eine Grundvoraussetzung. Hinzu kommt ein umfassendes pflegepraktisches Wissen, das situationsgerecht angewendet wird. Ohne eines dieser Bestandteile ist keine professionelle Pflege möglich. Dies bedeutet beispielsweise: Solange eine Pflegekraft zwar prozeßorientiert arbeitet, bei einem alten Menschen jedoch keine Demenzprophylaxe in ihre Planung aufnimmt, muß ihr die anzustrebende Professionalisierung abgesprochen werden.

Ausreichende Fort- und Weiterbildung sind neben der notwendigen Erfahrung wichtige Hilfsmittel, um sich zum Pflegeexperten/zur Pflegeexpertin zu entwickeln. Darüber hinaus ist jedoch ein tiefgreifender Denkwandel nötig. Dieser Denkwandel muß die Aufgeschlossenheit gegenüber bisher nicht gewohnten Denkschemata und Praktiken einschließen. „Das haben wir schon immer so gemacht", ist demnach kein geeignetes Argument. Nie sind auf die Pflegenden soviel und so tiefgreifende Veränderungen zugekommen wie in diesem Jahrzehnt. Das Neue darf jedoch nicht als lästige, die lieb gewonnenen Gewohnheiten bedrohende Gefahr bekämpft werden, wie dies bei der „Einführung des Pflegeprozesses" noch heute beobachtbar ist.

Aufgaben:
1. Fassen Sie wesentliche Elemente der Professionalisierung zusammen.
2. Geben Sie Ihrem Haus und seinen Pflegekräften Professionalisierungsnoten, die von sehr gut bis ungenügend reichen. Begründen Sie Ihr Urteil.

9.5   Qualitätssicherung

Unter Qualitätssicherung in der Pflege sind alle systematisch geplanten Maßnahmen zu verstehen, die sich mit der Pflegequalität beschäftigen. Die Pflegequalität ergibt sich aus der Übereinstimmung zwischen aufgestellten Normen, wie Pflege auszuführen ist, und wie sie tatsächlich erbracht wird. Diese Qualität läßt sich an verschiedenen Teilbereichen der Pflege überprüfen. Solche Bereiche sind z. B.:

- die Prozeßorientierung in der Pflege
- die Entwicklung von Pflegestandards
- der Grad der Pflegedokumentation
- die Zusammenarbeit mit anderen Berufsgruppen
- das Fortbildungsangebot für Pflegende
- die Ausbildung der Schüler
- die Zusammenarbeit mit anderen Berufsgruppen wie Ärzten oder Krankengymnasten
- die räumliche und hilfsmitteltechnische Ausstattung

Um hier zu Ergebnissen zu kommen, gibt es verschiedene Verfahren und Vorgehensweisen, die in der Regel die Befragung von Klienten (Patienten/Bewohner) oder von Pflegekräften beinhalten. Über diese Befragung wird der tatsächliche Zustand (=Ist-Zustand) ermittelt. Über den Vergleich mit dem gewollten Zustand (=Soll-Zustand) ergibt sich der **Qualitätsgrad**. Festgestellte Defizite können nun gezielt zur Hebung der Qualität angegangen werden. Das Beispiel (Abb. 9.5) zeigt einen Befragungsbogen zum Standard „Ernährung".

Ihre Legitimation bezieht die Qualitätssicherung aus dem Gesundheitsreformgesetz (nach § 137 Sozialgesetzbuch V) und aus dem Pflegeversicherungsgesetz (nach § 80 Sozialgesetzbuch XI).

PFLEGEQUALITÄTSERMITTLUNG II						II
Pflegeeinheit: Station 3 Beobachter:						
Belegte Betten: .... Datum:						
Pflegekategorie: ..2 + 3 .. ERNÄHRUNG						

Merkmal Nummer	Quelle	Merkmal	nicht erhebbar	trifft nicht zu	ja	nein
1	P	Hat jemand mit Ihnen darüber gesprochen, warum Sie gegebenenfalls eine bestimmte Diät einhalten müssen, welcher Art die Diät ist und welche Auswirkungen eine Nichteinhaltung für Sie haben kann?				
2	P	Erhalten Sie Gelegenheit, sich vor dem Essen die Hände zu reinigen (Waschen, Erfrischungstuch oder ähnliches)?				
3	B	Wird der Patient zur Nahrungsaufnahme fachgerecht in eine zweckmäßige, sichere und bequeme Stellung gebracht?				
4	B	Wird der Patient stets über den Ablauf der einzelnen Maßnahmen fachgerecht im Zusammenhang mit der Ernährung informiert?				
5	B	Wird die Einnahme der Mahlzeiten kontrolliert und werden gegebenenfalls Maßnahmen eingeleitet?				
6	B	Wird der Patient bei der Nahrungsaufnahme von der Pflegekraft fachgerecht unterstützt?				
7	B	Vergewissert sich die Pflegekraft, wie es dem Patienten geschmeckt hat?				
8	B	Wird der Patient nach dem Essen wieder fachgerecht gelagert?				
9	B	Erhält der Patient nach dem Essen Gelegenheit, sich zu reinigen?				
10	B	Werden bei der Darreichung der Nahrung die besonderen Bedürfnisse des Patienten im Hinblick auf die Portionsgröße, Temperatur, eine mögliche Schluckbehinderung usw. beachtet?				
11	B	Kontrolliert die Pflegekraft nach der Nahrungsaufnahme, ob das Bett oder auch die Kleidung verunreinigt ist und werden gegebenenfalls Maßnahmen eingeleitet?				
12	B	Wird kontrolliert, daß ausgeteilte Medikamente eingenommen werden?				

Abb. 9.5 : Beispiel eines Erhebungsbogens zum Qualitätsstandard „Ernährung"

(aus: Kurrath-Lies, G: Sicherung der Pflegequalität bei Chronischkranken. In: Die Schwester/Der Pfleger Heft 8 1992, Seite 746)

9.6 Pflege im 21. Jahrhundert

Aus dem Arbeitsalltag im 21. Jahrhundert

Um 8.00 begann mein Dienst. In meinen Pflegebereich fallen zur Zeit fünf Klienten, für deren Pflege ich zuständig und verantwortlich bin. Bei Arbeiten, die ich nicht allein ausführen konnte, stand mir heute mein Kollege Michael als Springer zur Verfügung.
Die Pflegeplanung habe ich nach der Mittagspause entsprechend einiger Beobachtungen und nach einem Gespräch mit meinen Klienten modifiziert und entsprechende Korrekturen auf den Diagnosebögen vorgenommen. Damit bin ich auch gut für die morgen stattfindende Pflegevisite und das anschließende Teamgespräch mit der betreuenden Ärztin und „unserem" Krankengymnasten vorbereitet.
Um 15.00 waren meine täglichen 7 ¼ Arbeitsstunden (5 Tagewoche) beendet. Eigentlich hätte ich einschließlich der Pausen bis 16.00 arbeiten müssen, aber ich kann zur Zeit täglich eine Stunde Gutschrift aus ungünstigen Arbeitszeiten anrechnen lassen. In der nächsten Woche habe ich an zwei Tagen Regeldienst, zwei Spätschichten und eine Nachtschicht. Spätschicht und Nachtschicht gelten als ungünstige Dienstzeiten, aus denen sich 8 Stunden „Gutschrift" ergeben.

Q 9.3: Bericht aus der Zukunft

So oder ähnlich wie in dem fiktiven Bericht könnte der Pflegealltag in Zukunft aussehen. Jedenfalls dann, wenn sich moderne, die Bedürfnisse der Pflegenden wie der Klienten berücksichtigende Strukturen durchsetzen.

In der Theorie sind sie bereits da, die neuen Strukturen, in der Praxis übrigens auch, in Deutschland leider bisher nur in Ansätzen!
Begriffe wie Pflegediagnose oder Pflegevisite wehen seit einigen Jahren als schwache Brise vornehmlich aus den USA zu uns herüber. Dort ist die Pflege längst als eigenständiger Berufsstand etabliert. Eigen-

ständig bedeutet, daß für Entscheidungen, die als pflegerelevant gelten, nicht mehr Angehörige anderer Berufsgruppen, z. B. die der Ärzte, um Erlaubnis gebeten werden müssen.

Der Pflegeprozeß wird in einigen Häusern ansatzweise durchgeführt. Eine flächendeckende Ausweitung wird sich jedoch erst in den kommenden Jahrzehnten durchsetzen.
Bei uns gilt übrigens das medizinisch - naturwissenschaftliche Modell. Dies bedeutet beispielsweise für den Pflegeprozeß, daß bei der Planung von Pflegemaßnahmen auch die ärztlichen Behandlungsstrategien aufgenommen werden müssen. Die Pflege darf ihre Interventionen (Abb. 9.6) nicht selber bestimmen. Dies wird erst der Fall sein, wenn Pflege auch bei uns als eigenständige Disziplin definiert sein wird (siehe Professionalisierung).

Wenn es bei uns auch noch nicht so weit ist, so haben einge Begrifflichkeiten und ihre Anwendung bereits Einzug in den Pflegealltag gehalten. Auf der nächsten Seite werden daher wesentliche Begriffe erklärt und in ihrer Zuordnung zu den Phasen des Pflegeprozesses dargestellt (Abb. 9.5)

Aufgaben:
1. Geben Sie ein Beispiel für eine Pflegediagnose anhand eines Klienten, den sie bei ihrem letzten praktischen Einsatz betreut haben.
2. Führen Sie ein Rollenspiel durch, in dem Sie eine Pflegevisite simulieren. Sie benötigen dazu außer den Pflegekräften einen Klienten mit zugehöriger Pflegeplanung.
3. Welche Chancen geben Sie der Realisierung einer Pflege als eigenständiger Disziplin. Welche Voraussetzungen seitens der Pflegenden sind dazu notwendig?

Pflegebegriffe und ihre Bedeutung		Pflegeprozeßmodell nach Fiechter/Meier
Pflegeanamnese	ist der Beginn der Pflege. Alle Informationen über den zu Pflegenden hinsichtlich seiner Lebensaktivitäten und seines Gesundheitszustandes gehen hier ein, größte Bedeutung hat das pflegerische Erstgespräch. Die hierbei gesammelten Daten sind laufend zu aktualisieren. Der im Laufe des Pflegeprozesses zu einem bestimmten Zeitpunkt gültige Zustand eines zu Pflegenden ist der **Pflegestatus**.	1. Informationssammlung
Pflegeassessment	ist die Einschätzung des Pflegebedarfs aufgrund der gesammelten und geordneten Daten, eine wichtige Vorstufe für die weiteren Schritte	
Pflegediagnose	sie wird aus gesamten Informationsstand über den zu Pflegenden gestellt und beschreibt pflegerelevante Fähigkeiten und Einschränkungen des zu Pflegenden. Sie bezieht die Ursachen für den derzeitigen gesundheitlichen Zustand aus der Selbstwelt, Mitwelt und Umwelt (s. Kap. 2.5.2) ein.	2. Erkennnen von Ressourcen und Problemen
Pflegeprognose	ist die Formulierung dessen, was durch die Pflege unter Einbeziehung des jeweiligen Gesundheitszustandes erreichbar ist.	3. Festlegung der Pflegeziele
Pflegeverordnung	ist die für den jeweiligen Bedarf vom Pflegenden unter Berücksichtigung der Pflegediagnose und Pflegeprognose festgelegte Pflegemaßnahme.	4. Planung der Pflegemaßnahmen
Pflegeintervention	ist der Eingriff in den aktuellen (gestörten) Gesundheitszustand. Im engeren Sinne geschieht dies während der Durchführung von Pflegemaßnahmen. Im weiteren Sinne umfaßt sie alle Schritte des Pflegeprozesses.	5. Durchführung der Pflege
Pflegevisite	erfaßt den gegenwärtigen Zustand des zu Pflegenden. Der/die für die Pflege Verantwortliche sowie ein oder mehrere Mitarbeiter ermitteln in gemeinsamen Gespräch mit dem zu Pflegenden 1. den Grad der Erreichung der vorher festgelgten Pflegeziele. Das **Pflegeergebnis** wird damit festgestellt - 2. das weitere Vorgehen bezüglich der zu treffenden Pflegemaßnahmen	6. Beurteilung der Wirkung der Pflege
Pflegeergebnis	gibt den Grad der erreichten Ziele an	

Abb. 9.6: Wichtige Pflegebegriffe in ihrer Zuordnung zu den Phasen des Pflegeprozesses

10   Pflegeeinrichtungen

10.1   Vom Hospiz zum Krankenhaus

Die Hospize der Klöster, Bischöfe und Bürger waren Aufnahmestätten für alle Bedürftigen. Sie stellten eine soziale Einrichtung zur Versorgung der Armen dar. Für aufgenommene Kranke bestimmten Gebet, Pflege und heilkundliche Kenntnisse den Alltag.

Die bauliche Gestaltung entsprach einer religiös motivierten Pflege (s. Kap. 4). In keinem Hospiz durfte daher im Krankensaal der Altar fehlen, an dem regelmäßig Messen gehalten wurden. Nicht selten entsprach auch die äußere Architektur der von Kirchenbauten.

Ärzte gehörten zunächst nicht zum Personal, sie wurden, wenn überhaupt, gelegentlich zur Behandlung hinzugezogen. Die Entscheidung darüber traf die Oberin oder Meisterin des Spitals, die für die Pflege verantwortlich war. Pflege umfaßte damals auch einen Teil der Aufgaben, die heute in Deutschland den Ärzten vorbehalten sind. Mit der Verantwortung für die Pflege war auch deren selbständige Verordnung durch die Schwestern eine Selbstverständlichkeit.

Ab dem 17./18. Jahrhundert wurde dann die ständige ärztliche Präsenz in den sich zu Krankenhäusern entwickelnden Hospizen bald zur Regel. An der baulichen Konzeption änderte sich jedoch zunächst wenig, wie das nebenstehende Gemälde von Jan Beerblock von 1778 mit dem Blick in einen Krankensaal zeigt.

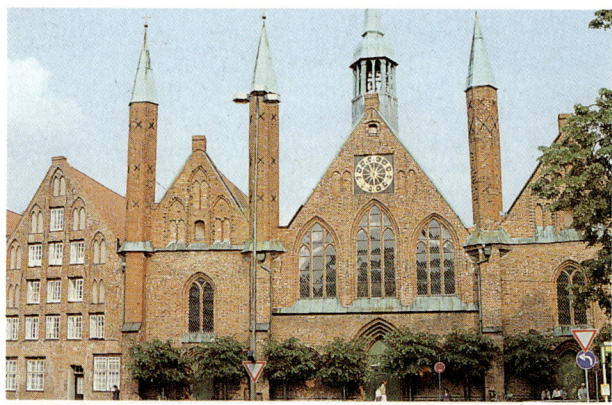

Abb. 10.1: Heilig-Geist-Hospital in Lübeck

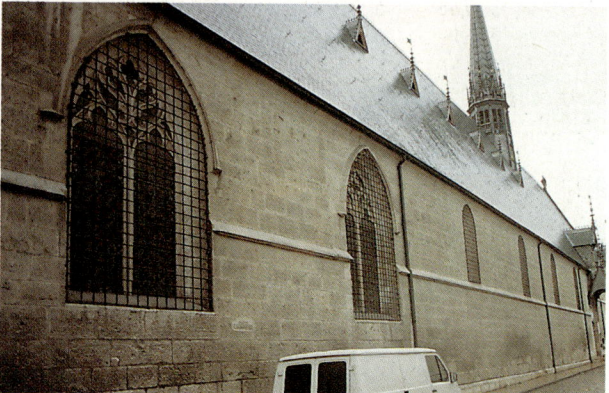

Abb. 10.2: Außenansicht des Hotel Dieu, Beaune

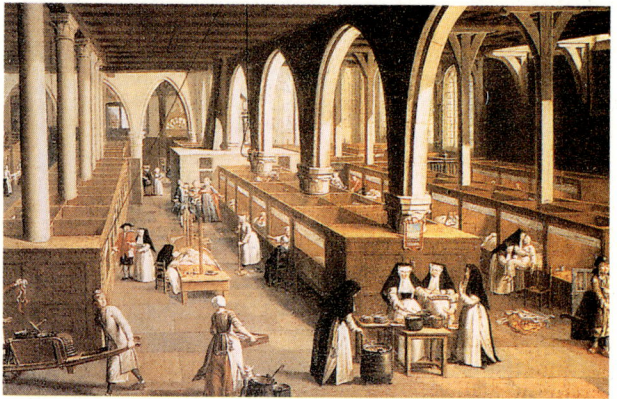

Abb. 10.3: Sint Jans Hospital in Brügge, 1778

10.2 Krankenhausentwicklung vom 18. bis 20. Jahrhundert

Einschneidende Veränderungen traten ein, als die Fürsten des 18. Jahrhunderts eine soziale Fürsorgepflicht gegenüber ihren Untertanen entdeckten. Ihre Soldaten, aber auch Handwerker, Hausdiener und andere einfache Menschen sollten im Krankheitsfall versorgt sein. Es sollte ihnen nicht an Nahrung und Pflege mangeln. Versicherungen wie in der heutigen Zeit existierten damals noch nicht. Angehörige wohlhabender Schichten ließen sich im eigenen Haus behandeln und pflegen.

Die medizinische Versorgung wurde jetzt landesfürstlich durch den Bau neuer Krankenhäuser mit Krankenzimmern für vier bis 10 Betten geregelt. Eines der bekanntesten Bauwerke aus dieser Zeit ist das Allgemeine Krankenhaus in Wien (1783-84) oder die Charité in Berlin (1727).

Für die Entwicklung der Medizin ist dieser Schritt entscheidend, da von nun an die Ausbildung junger Mediziner am Krankenbett stattfindet. Das ehemalige Hospiz wird allmählich vom Krankenhaus als Behandlungs- und Ausbildungsstätte abgelöst. Auch für die Pflege werden damit neue Bedingungen eingeleitet (S. 37/38).

Im 19. Jahrhundert setzte sich im Krankenhausbau zunächst die Kompaktbauweise durch. Das oben abgebildete Peter-Friedrich-Ludwigs-Hospital in Oldenburg ist ein typisches Beispiel aus dieser Zeit. Das im Jahre 1841 eröffnete Hospital ist eine staatliche Krankenanstalt, für die der Oldenburger Herzog, Peter Friedrich Ludwig, die finanzielle Basis geschaffen hatte. Der Medizinhistoriker Murken beschreibt dieses Gebäude folgendermaßen:

„Die kompakte dreiflügelige Anlage mit den einseitigen Fluren, die in den beiden Seitenflügeln jeweils auf der Nordseite lagen, (entsprach) in klassischer Weise den Vorstellungen, die man im ausgehenden Biedermeier an ein Allgemeines Krankenhaus einer 20 000 bis 30 000 Einwohner umfassenden Residenzstadt stellte. ... Die unterschiedlich großen Krankenzimmer im Erdgeschoß und im ersten Stockwerk, die zur

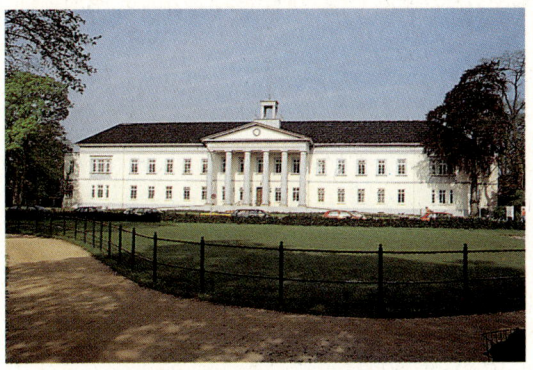

Abb. 10.4: Peter-Friedrich-Ludwigs-Hospital in Oldenburg, 1841

Sonne nach Westen und Süden orientiert waren, hatten zehn, sechs, drei und zwei Betten. In den größeren Sälen installierte man flurwärts in abgetrennten Verschlägen Toiletten mit Wasserspülungen, wie man es wahrscheinlich im Krankenhaus St. Georg (in Hamburg) gesehen hatte. Neben komfortablen Badezimmern zeichnete dieses Haus ein großzügiger Operationssaal aus, der an zentraler Stelle im ersten Geschoß an der rückwärtigen Seite des Mitteltraktes gegenüber der Kapelle lag. Im Souterrain fand eine gut ausgestattete Küche Platz. Im Dachgeschoß richtete man eine Abteilung für abzusondernde Kranke ein, die vornehmlich an Infektionskrankheiten litten. In diesem Krankenhaus versuchte man allgemeinmedizinische Abteilungen mit einem Militärlazerett zu verbinden. ... Erst seit dem ausgehenden Biedermeier strebten die Heeresverwaltungen in allen deutschen Staaten mit großem Nachdruck danach, eigene Krankenhäuser für die Angehörigen des Heeres einzurichten. ...

Das von Anfang an großzügig bemessene Gebäude ließ eine bauliche Erweiterung ohne Umstände zu, die schon bald mit dem 1843 errichteten Pockenhaus begann. So war es auch möglich 1872 in unmittelbarer Nähe mit dem Eisabeth-Kinderkrankenhaus eine der modernsten Kinderkliniken ihrer Zeit zu gründen. Weitere Satellitenbauten wie ein eigenes Isolierhaus erhielt das Peter-Friedrich-Ludwigs-Hopital im letzten Jahrzehnt vor der Jahrhundertwende.

Q 10.1: Peter-Friedrich-Ludwigs-Hospital (Murken 1988, Seite 67 f.)

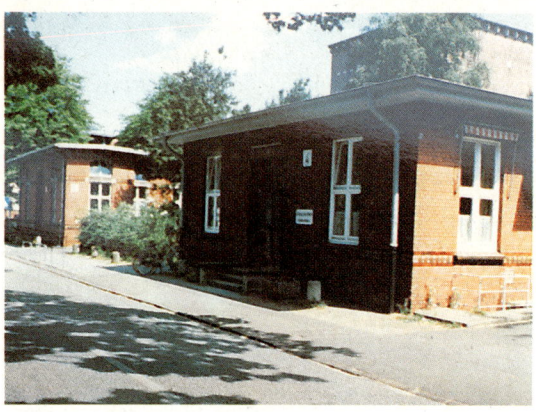

Abb. 10.5: Pavillonbauweise des Städtischen Allgemeinen Krankenhauses in Hamburg-Eppendorf, 1888

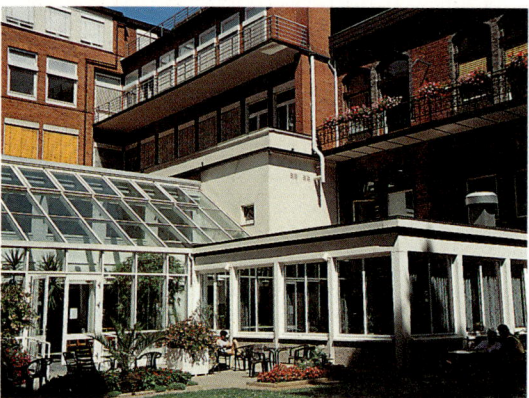

Abb. 10.6: Alt- und Neubautrakt des St. Josepf-Krankenhauses in Bremen

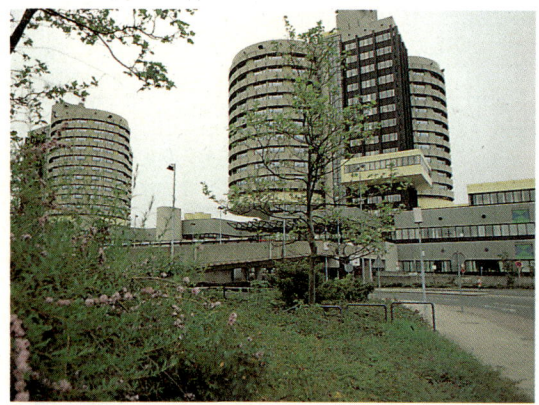

Abb. 10.7: Klinikum der Universität Münster, 1982

Bevor sich die **Kompaktbauweise** mit ihren langen Korridoren durchsetzte, wurde als Sondertyp die **Pavillonsbauweise** entwickelt. Sie entsprach den Erfahrungen der Militärlazarette, die häufig nur aus Zelten oder kleinen Baracken bestanden. Diese kleinen Einheiten hatten den Vorteil, die Infektionsgefahr durch die Entzerrung der Krankenzimmer zu verringern. Gleichzeitig wurde eine effektivere Be- und Entüftung ermöglicht. Die Nachteile der kleinen Einheiten bestehen vor allem in den längeren Wegen, die einen erhöhten Personalaufwand erfordern. Dies konnte auch nur unwesentlich durch die Vergrößerung des kleinen Pavillons zu zwei bis drei geschossigen Gebäuden ausgeglichen werden. Zudem erlaubte die Weiterentwicklung der Krankenhaushygiene schon bald den Verzicht auf die Vorteile der Pavillonbauweise.

Eine Besonderheit zu Beginn des 20. Jahrhunderts stellen sicherlich die **Terrassenkrankenhäuser** dar. Ganz im Sinne der Lebensreform (S. 22/23) wurden die Krankenzimmer so konzipiert, daß die Patienten möglichst häufig mit Sonne und Frischluft versorgt werden konnten. Dies ließ sich durch Veranden, Terrassen und bis zum Boden durchgehende Fenster erreichen. Insgesamt vergrößerten sich die Baumaßnahmen zusehends, da immer mehr Patientenzimmer, labormedizinische sowie sanitärtechnische Entwicklungen eingeplant werden mußten. Durch Anbauten fand hier häufig eine Anpassung statt. Aus weitgehend personaltechnischen Gründen setzte sich in den letzten Jahrzehnten der Trend zu immer kompakteren Krankenhäusern durch, die alle Abteilungen unter einem Dach vereinigen. Die Funktionsabteilungen befinden sich zumeist im Erdgeschoß, während sich die Patientenzimmer oft als Bettentürme weit über das Klinikum erheben.

Aufgaben
1. Beschreiben Sie die Entwicklung, die der Krankenhausbau seit dem 18. Jahrhundert genommen hat.
2. Erkundigen Sie sich nach der „Geschichte" des Hauses, in dem Sie arbeiten.

10.3 Bau psychiatrischer Kliniken

Während spezielle Kinderkliniken erst seit dem 19. Jahrhundert in allgemeine Krankenhäuser integriert wurden oder als getrennte Einheiten entstanden, hatte die Entwicklung psychiatrischer Kliniken bereits seit dem 16. Jahrhundert eigene Wege eingeschlagen. Tollhäuser und Irrenspitäler wurden seit dieser Zeit gebaut und nahmen durch Abteilungen für ungefährliche Ruhige einerseits und tobsüchtige Unruhige andererseits auf unterschiedliche Erscheinungsformen in dieser Grobeinteilung Rücksicht. Die Tollhäuser wurden meist in der Nähe eines bereits vorhandenen Hospitals errichtet. Im 18. Jahrhundert enstanden zahlreiche neue Irrenanstalten, das wohl bekannteste Bauwerk dieser Zeit ist der Narrenturm in Wien.

Die „Irrenwärter" und „Pflegerinnen" wohnten, wie dies auch in „normalen" Hospitälern noch lange üblich blieb, innerhalb der Anstalt. Ledige Frauen teilten sich hier zu mehreren ein Zimmer. Verheiratete Pfleger erhielten für sich und ihre Familie eine Wohnung auf dem Gelände.

Schon früh folgte die Namensgebung „Zuchthaus" oder „Werkhaus" dem Bestreben, durch Arbeit und Disziplin den Irren eine Orientierung zu ermöglichen. Neuanlagen im 19. und 20. Jahrhundert entstanden dann auch häufig außerhalb der Städte, wo einerseits landwirtschaftliche Beschäftigung als Tätigkeit möglich wurde, andererseits durch die Großzügigkeit der Anlage ein geringerer Grad der Kasernierung nötig war.

Ein typisches Beispiel hierfür ist das St. Jürgen Asyl in Bremen, das zu Beginn des 20. Jahrhunderts aus der Stadt an deren Grenzen verlegt wurde (Kap. 14.3). Auf insgesamt 72 ha, die verstreut liegenden Gebäude erstreckten sich über 18 ha, wurde diese koloniale Anstalt errichtet. Der zeitgenössische Begriff „koloniale Anstalt" geht auf den Gedanken einer in sich autarken Gemeinschaft zurück, die den Bedarf für das tägliche Leben in einer dazu organisierten Lebensumwelt selber sicherstellte. Derartige dorfähnliche Formen existieren auch heute noch neben geschlossenen Zentralanstalten

Den Wandel in der Konzeption von Irrenanstalten gibt folgender Vortrag des Arztes F. Scholz wieder:

„Das Irrenhaus - in den Augen Vieler noch heute mit dem ganzen schauerlichen Mysterium der Vergangenheit umkleidet, halb Zwingburg, halb Pandämonium (Versammlungsort böser Geister), **wo alle personificirten Leidenschaften entfesselt rasen, wo der Aufseher die Peitsche schwingt und die unglücklichen Eingekerkerten in ohnmächtiger Wut an den Eisenstäben rütteln, - es entspricht diesem Bilde nicht mehr und hat ihm vielfach auch nie ganz entsprochen. Die moderne Irrenanstalt ist kein düsteres Gefängnis, kein Werk- und Arbeitshaus, sondern eine Heil- und Pflegestätte, eine Krankenanstalt für Gehirnkranke, ausgestattet mit allen sanitären Erfordernissen unserer Zeit und geleitet von den Grundsätzen einer fortgeschrittenen Humanität.**
Freilich ist sie keine Krankenanstalt wie jede andere. Denn die besondere Natur der in ihr verpflegten Leiden drückt ihr nicht nur einen eigenartigen Charakter auf, sondern erfordert auch gewisse, ihrer speziellen Bestimmung entsprechende äußere Einrichtungen, so namentlich Vorrichtungen zum Schutze und der Bewachung der Insassen, ferner eine mehr auf dauerhafte Behaglichkeit als vorübergehenden Aufenthalt berechnete Ausstattung der Räume ..."

Q 10.2: Vortrag aus dem Jahre 1882
(Zitiert nach: Engelbracht 1990, Seite 17)

Vorherrschende „Anstaltsform" ist in der Bundesrepublik immer noch das psychiatrische Großkrankenhaus mit dem Charakter einer Verwahranstalt. Die nicht selten durch den zu langen Aufenthalt hervorgerufene **Hospitalismus** in solchen wenig Hilfe bietenden Institutionen wird von Experten als dringend reformbedürftig eingestuft (Hospitalismus = seelische und/oder körperliche Schäden durch Krankenhaus oder Heimunterbringung).
Beschützende Wohnangebote oder Tagesstätten bilden bislang noch die Ausnahme.

10.4 Enwicklung der Altenheime

Das Hopital oder Siechenhaus kann als Vorläufer des Altenheims gelten. Mit den rapiden Fortschritten der Medizin im 19. Jahrhundert spezialisierten sich die Hospize auf die Heilung ihrer Patienten. Für „nur Pflegebedürftige", die bislang hier ihre Bleibe gefunden hatten, entstanden bald eigene Pflegeeinrichtungen. Diese zumeist für ältere Menschen, oft als „Pfründnerabteilung", einem Kankenhaus angegliederten Altersruhesitze wurden in vielen Fällen zum Altenpflegeheim ausgeweitet, wenn die Krankenabteilungen in ein neu gebautes Haus umzogen. So wurden beispielsweise in den ehemaligen Krankensaal des Heilig-Geist-Hopitals in Lübeck Schlafkammern für die dort lebenden alten Menschen eingebaut. Der Trend zur Umfunktionierung ehemaliger Krankenhäuser zu häufig kombinierten Altenheimen/ Altenpflegeheimen reicht bis in unsere Zeit hinein.

In den letzten Jahrzehnten hat der Neubau moderner Altenheime enorm zugenommen. An der baulichen Ausstattung von Altenheimen und Altepflegeheimen haben sich in der Zwischenzeit vor allem hinsichtlich der Bettenzahl je Zimmer Änderungen ergeben. So gehört das Zimmer mit sechs oder mehr Betten der Vergangenheit an. Zweibettzimmer entsprechen heute der Norm, auf den Bezug eines Einzelzimmers entfallen jedoch häufig Wartezeiten. Bei entsprechenden finanziellen Mitteln der Bewohner werden auch Appartments angeboten, in denen auch Pflege möglich ist. Zudem hat sich mit der Lösung vom alten Menschen als „Insasse" hin zum „Bewohner" und Klienten. das Bemühen um eine kundenorientierte bauliche Ausstattung verbreitet. Neben großzügigen Gemeinschaftsräumen bieten einige Häuser Wohnküchen, Gymnastikräume oder Werkstätten sowie kleinere Läden als Service an. Der Wohn- und Lebensbereich in der Institution wurde nicht zuletzt hierdurch wesentlich attraktiver. Die Namensgebung hat sich der Entwicklung angepaßt, aus dem Siechenheim wurde längst das Altenheim, aus dem Altenheim das Seniorenzentrum oder die Seniorenresidenz.

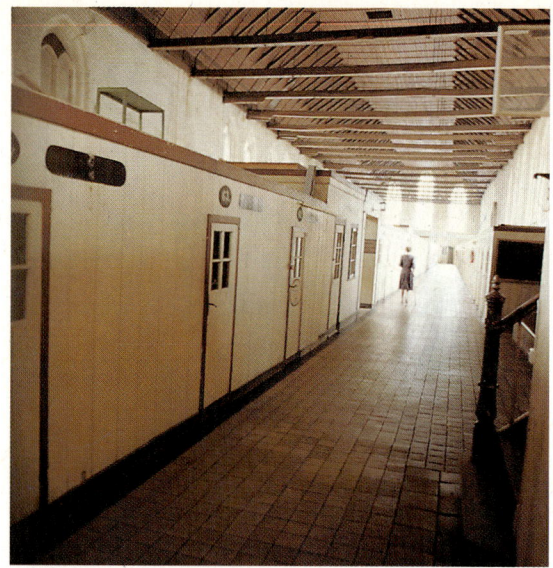

Abb. 10.8: Schlafkammern im Heilig-Geist-Hospital in Lübeck

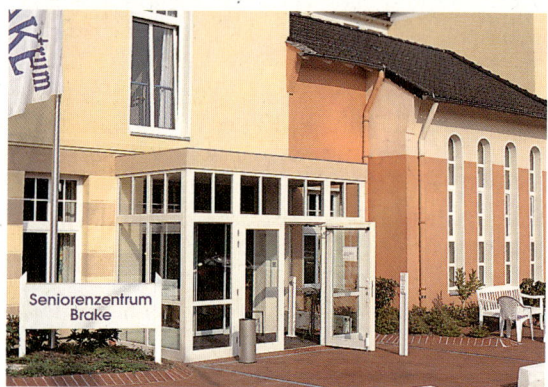

Abb. 10.9: Nutzung eines ehemaligen Krankenhauses als Seniorenzentrum

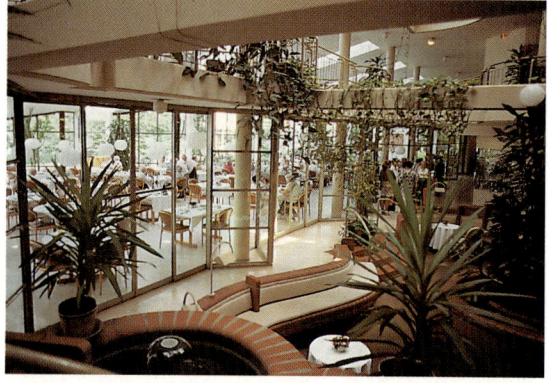

Abb. 10.10: Wohnliche Atmosphäre im „Haus Riensberg" der Bremer Heimstiftung

10.5 Pflege in ambulanten und teilstationären Einrichtungen

Häusliche Krankenpflege	Häusliche Altenpflege	Haus- und Familienpflege
Unser Kranken- und Altenpflegepersonal übernimmt auf ärztliche Verordnung:	Pflege und Betreuung alter Menschen in ihrer Häuslichkeit	Unsere Haus- und Familienpflegerinnen übernehmen stundenweise:
Hilfe, Betreuung und Pflege der Kranken jeden Alters	Ausführung ärztlicher Anordnungen	Haushaltshilfe und Weiterführung des Haushalts
Häusliche Krankenpflege in der eigenen Wohnung oder in der Wohnung von Angehörigen	Betreuung bei Krankheit und Gebrechlichkeit	Unterstützung Alleinstehender bei Verrichtungen im Ablauf des täglichen Lebens
Medizinische Behandlungspflege z. B. Spritzen, Verbände, Wickel, Spülungen, Einreibungen, Geh- und Bewegungsübungen, Druckgeschwürbehandlungen.	Grundpflege Hilfe beim: Waschen, Baden, Duschen, Betten	Besorgungen Einkäufe Hausarbeit Betreuung von Kindern und Haushalt bei Krankheit oder Abwesenheit der Eltern Begleitung bei Spaziergängen
Darüber hinaus bieten wir an:	Ausleihen von Pflegehilfsmitteln Krankenpflegebetten Nachtstühle Bettpfannen Gehhilfen Rollstühle Hebegeräte	Hilfe im Umgang mit Behörden Kontakte zu Wohlfahrtsverbänden Aktion „Essen auf Rädern" Mobiler sozialer Hilfsdienst Beratungsstelle für Krebsbetroffene und deren Angehörige Haus-Notrufsystem
Grundpflege		
Hilfe zur Selbsthilfe Nachbarschaftshilfe z. B. Beratung und Zuspruch Anleitung in der Pflege Angehöriger Kurse in häuslicher Krankenpflege	Sterbebegleitung und Hilfe in der Auseinandersetzung mit Krankheit und Tod	

Abb. 10.11: Angebote der Sozialstation „Wesermarsch-Mitte"

Häusliche Pflege oder Gemeindepflege ist keine Erfindung unserer Zeit, sondern wurde schon zu allen Zeiten geleistet. Heute existieren neben den traditionellen Hilfsorganisationen und kirchlichen Trägern eine Reihe kommunaler sowie privater **Sozialstationen**. Von hier wird der Einsatz examinierter Pflegekräfte wie des angelernten Personals koordiniert. Behandlungspflege, Grundpflege oder hauswirtschaftliche Hilfen werden von hier aus mit den entsprechenden technischen Hilfen organisiert. Das Leistungsangebot gibt die Abb. 10.11 wieder.

Abnehmer dieser Dienstleistungen können kranke Menschen sein, deren stationärer Aufenthalt auf diese Weise verkürzt oder sogar vermieden werden kann. In diesen Fällen übernimmt die Krankenversicherung die entstehenden Kosten. Eine weitere große Nachfrage nach ambulanten Diensten besteht seitens pflegebedürftiger, zumeist älterer Menschen. Die hierbei entstehenden Kosten mußten bis zum Inkrafttreten der Pflegeversicherung aus eigenen Mitteln der

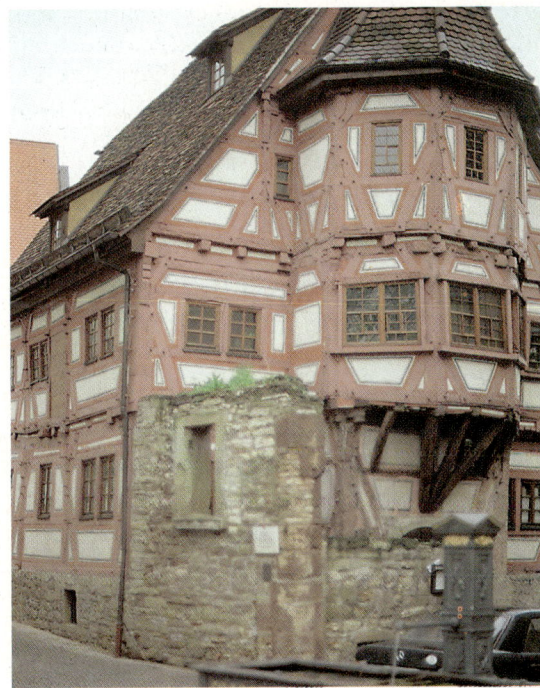

Abb. 10.12: „Klösterle" bei Stuttgart, frühe Sozialstation der Beginen

Sie ist als „radelnder Engel" in Erinnerung

Schwester Maria Xaveria ist verstorben

bi **Burhave.** Die katholische Ordensschwester Maria Xaveria ist gestern nachmittag in Hamburg beigesetzt worden. 38 Jahre lang, von 1946 bis 1984, hat sie sich in der Gemeinde Butjadingen zahlloser Kranker und Pflegebedürftiger angenommen. Dieser Einsatz wurde der bescheidenen Frau 1980 gedankt, als Bundespräsident Karl Carstens ihr am Verfassungstag in Bonn das Bundesverdienstkreuz am Bande überreichte.

Maria Xaveria wurde am 23. April 1904 als Elisabeth Frenzel im schlesischen Städtchen Bilau geboren. 1923 trat sie in den Orden der heiligen Elisabeth ein und ließ sich zur Krankenschwester ausbilden. Bis 1946 war sie in ihrer Heimatstadt tätig. Die Vertreibung der deutschen Bevölkerung nach dem verlorenen Krieg verschlug Schwester Maria Xaveria gemeinsam mit Pfarrer Augustin Schinke nach Burhave.

Es läßt sich nicht leugnen, daß die Frau im schwarzen Habit in Butjadingen zunächst auch auf Vorbehalte und Ablehnung stieß. Doch durch ihre rastlose Einsatzbereitschaft gewann Schwester Maria Xaveria schnell die Her-

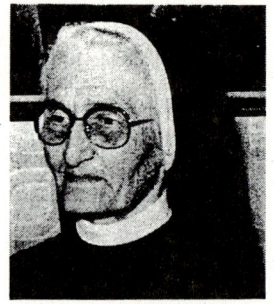

Schwester Maria Xaveria.
Archivbild: Käte Manuwald

zen für sich. Zunächst erledigte sie die Hausbesuche in den katholischen Gemeinden Burhave und Stollhamm mit dem Fahrrad. Vielen Menschen ist sie daher noch als „radelnder Engel" in Erinnerung. Bald kaufte ihr die Gemeinde Burhave ein Moped, später gab's ein Auto, für das Schwester Maria Xaveria noch als 63jährige den Führerschein machte.

1984 trat sie in ein Schwesternruheheim in Hamburg-Reinbek ein. Dort ist sie jetzt im Alter von 91 Jahren verstorben.

10.13: Früher genügte dem „mobilen Dienst" ein Fahrrad

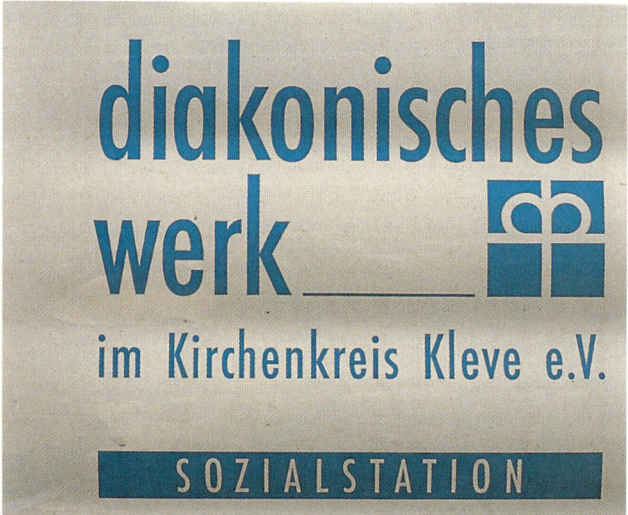

Abb. 10.14: Heute sind die mobilen Dienste mit dem Auto unterwegs

Nachfrager bestritten werden. Nur in einigen wenigen Fällen von Schwerstpflege übernahm die Krankenkasse seit 1991 einen Teil der entstehenden Kosten. Wo diese Beteiligung nicht ausreichte oder keine Ansprüche bestanden, half das Sozialamt bei Bedürftigkeit im Rahmen der „Hilfe zur Pflege" aus. Diese Möglichkeit besteht auch heute noch, wobei seit 1995 mit Einführung der Pflegeversicherung davon seltener Gebrauch gemacht werden muß.

Dort wo eine ständige häusliche Pflege nicht möglich ist und der Einzug in ein Pflegeheim nicht angestrebt wird, können weitere Angebote genutzt werden. So bieten einige Träger **Kurzzeitpflege** an. Diese kann als Übergang vom Krankenhaus in den häuslichen Bereich oder für die Zeit, in der pflegende Angehörige aus Krankheitsgründen oder zur eigenen Erholung die Pflege nicht wahrnehmen können, nötig werden.

Ein anderes Angebot besteht in der sogenannten **Tagespflege** oder **Nachtpflege**. Dort werden, wie der Name aussagt, ausschließlich tagsüber oder des Nachts pflegebedürftige Menschen betreut. Sie werden mit entsprechenden Fahrdiensten oder durch Angehörige aus ihrer häuslichen Umgebung zur Betreuung in die Tagespflegeeinrichtung gebracht.

Aufgabe:
Erkundigen Sie sich in Ihrem Stadtteil/Ihrer Gemeinde nach den Angeboten von Kurzzeit- und Tagespflege sowie ambulanten Diensten.

11 Symbolik der Berufs- und Schutzkleidung

11.1 Kleidung als Symbol

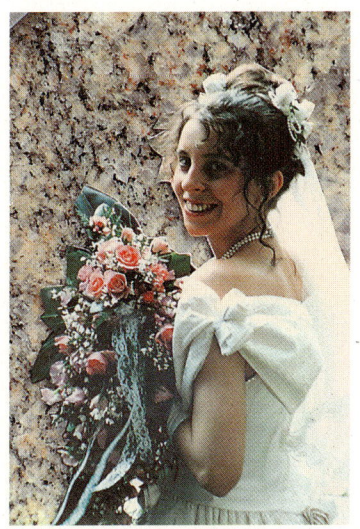 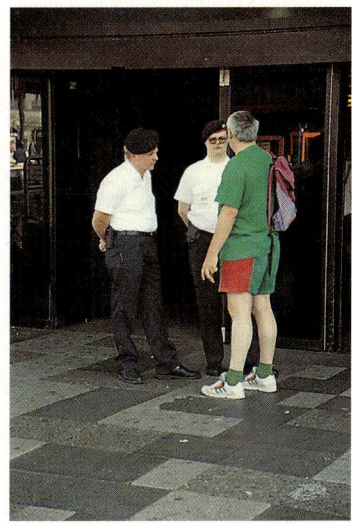 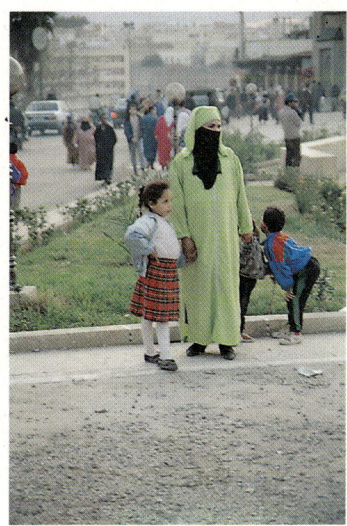

Abb. 11.1: Verschiedene Bekleidungen und ihre Symbolik

Kleidung dient ganz allgemein dem Körper als Schutz. Als zweite Haut des Körpers ermöglicht sie eine Thermoregulation, einen Schutz vor mechanischen Einflüssen, vor Bakterien und Strahlen. Für einige Berufsgruppen wird daher spezielle Schutzkleidung vorgeschrieben. Zudem ist der Schutz des Schamgefühls eine sehr wichtige Funktion der „Be" - Kleidung.

Im folgenden soll die Kleidung als Symbolträger dargestellt werden. Ein Symbol ist ein stellvertretendes Zeichen für etwas. Kleidung hat als Symbol eine soziale Funktion. Sie kann das Geschlecht, das Alter, eine Gruppenzugehörigkeit und eine soziale Stellung innerhalb einer Gesellschaft zum Ausdruck bringen.

Jede Zeit und jede Kultur entwickelt ihre eigene Kleidersprache als eine Form der nonverbalen Kommunikation und auch heute noch verstehen wir den Ausspruch „Kleider machen Leute." Der damit zum Ausdruck gebrachte Symbolcharakter der Kleidung wird besonders augenfällig durch die unterschiedlichen Kopfbedeckungen verdeutlicht.

Aufgaben:
1. Welche Aussagen verbergen sich hinter den Bekleidungen in der Abb. 11.1? Was symbolisieren sie ? Wie bewußt ist den Symbolträgern, -trägerinnen diese Aussage?
2. Finden Sie weitere Beispiele für Bekleidungen, die einen symbolischen Charakter haben.

11.2 Das Symbol „Haube"

11.2.1 Allgemeine Bedeutung der Haube

Seit jeher gibt es Kopfbedeckungen, die nicht nur als Schutz vor Witterung, sondern vor allem Rang und Würde ihres Trägers zum Ausdruck bringen sollen. Dies mag vor allem daran liegen, daß die Kopfbedeckung besonders weit sichtbar ist, den Träger oftmals vergrößert und den Ausdruck des Gesichts als einen wichtigen Körperausdruck stark verändern kann.

Die Haube als Kopfbedeckung und Symbol für die Frau hat eine sehr alte Tradition. Noch heute ist der Ausspruch „unter die Haube kommen" als Sinnbild für das Verheiraten einer Frau zu verstehen.

Schon aus dem 1. Jahrhundert n. Chr. wird berichtet, daß germanische Frauen den Kopf mit einem Tuch oder Netz bedecken als Zeichen dafür, daß sie verheiratet sind.

Ein verheiratete Frau hatte über die Jahrhunderte unserer Kultur einen höheren gesellschaftlichen Rang als eine unverheiratete Frau. Diese Stellung und die damit verbundenen Pflichten und Rechte wurden durch ihre Kopfbedeckung symbolisiert.

Als einen besonderen Reiz der Frau sah schon der Apostel Paulus ihr langes Haar. Er forderte in seinem ersten Brief an die Korinther, daß sie es als Zeichen ihrer Demut vor Gott beim Beten und Weissagen verdecken soll.

Die Nonnen als gottgeweihte Jungfrauen und Bräute Christi, verdecken ihr Haupt aus Demut vor Gott, zudem verbergen sie den Reiz ihrer Haare vor der Welt. Eine Nonne zeigt durch ihre Haube, daß sie ihren Gemahl gefunden hat und ihn nicht mehr in dieser Welt sucht.

Die Pflege von Menschen in den Klöstern und Hospizen wurde im Mittelalter und in der frühen Neuzeit fast ausschließlich von angehörigen christlicher Ordensgemeinschaften ausgeübt. Da diese Ordenspflege aufgrund ihrer selbstaufopfernden Pflege als vorbildlich erkannt wurde, orientierten sich auch die im 19. Jahrhundert entstehenden Pflegegemeinschaften symbolisch an der Ordenskleidung.

11. 3 Schwesterntracht

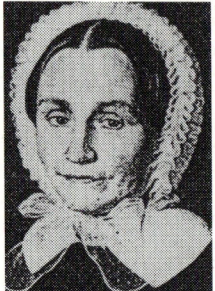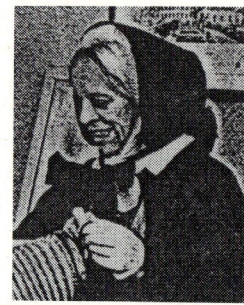

Abb. 11.2: Caroline Fliedner mit der Rüschenhaube/Anna Sticker mit Schutenhut

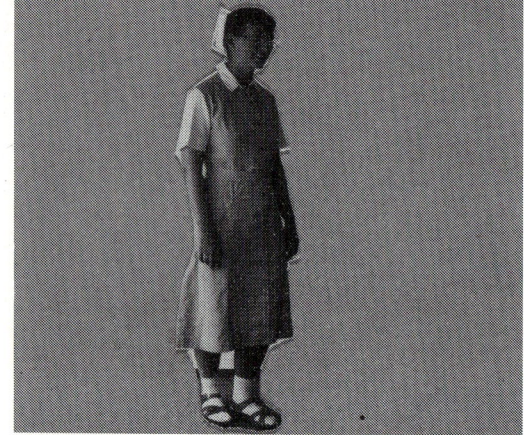

Abb.11.3: Tracht des ev. Diakonievereins

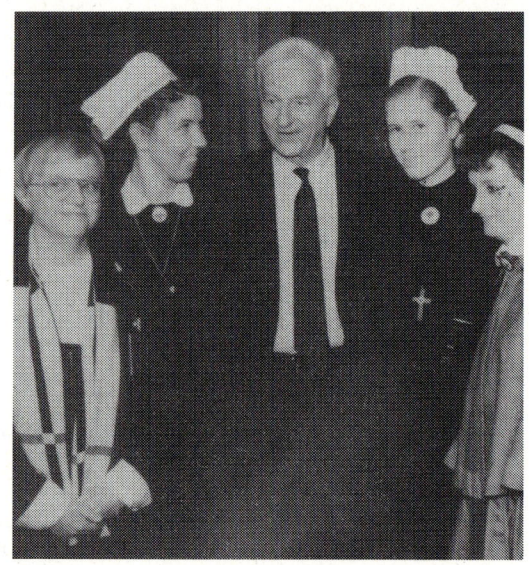

Abb. 11.4: Rotkreuzschwestern/Bundespr.

11. 3.1 Die Diakonissentracht

Als Theodor Flieder 1836 in Kaiserswerth die Diakonissenanstalt als eine Ausbildungsstätte für Pflegerinnen begründete, befand sich die Krankenpflege in einem tiefen Mißstand. Sie wurde von ungelernten und unmotivierten Wärtern und Wärterinnen durchgeführt. Fliedner setzte sich zum Ziel, diesen „Zustand" durch einen an caritativen Gedanken ausgerichteten und ausgebildeten Pflegestand aufzuwerten.

Die deutliche Abgrenzung dieser neuen Schwestern von den Wärterinnen sollte auch äußerlich in der Tracht zum Ausdruck kommen. Theodor Fliedner wählte die Kleidung der verheirateten niederrheinischen Bürgersfrau zum Vorbild für die Diakonissentracht. Die Tracht glich der Kleidung einer wohlhabenden Bürgerin und unterschied sich deutlich nach Schnitt, Länge und Fülle des Stoffes von der einer Handwerkersfrau.

Die Tracht wurde somit zu einem Zeichen der Standeserhöhung für Schwestern einfacherer Herkunft und machte die Schichtzugehörigkeit der Schwestern für die Gesellschaft deutlich.

Ebenso wie die damaligen Bürgersfrauen tragen die Diakonissen Rüschenhauben. Verließ eine Kaiserswerther Schwester das Mutterhaus, so zog sie den Schutenhut über die Rüschenhaube (Abb.12.2) Der Schutenhut stellte ebenfalls die Kopfbedeckung der verheirateten Bürgersfrau dar. Durch diese Kopfbedeckung war es der Diakonissin möglich, eine für ihren Dienst am Nächsten unerläßliche Bewegungsfreiheit innerhalb der Gesellschaft zu haben.

Aufgabe:
1. Aus welchen historischen Ursprüngen läßt sich das symbolische „Haube tragen" in der Pflege erläutern?
2. Warum wählte Fliedner für die Diakonissen die Tracht der verheirateten Bürgersfrau?

11.3.2 Die Rotkreuzschwestern

Durch die Initiative des Schweizers Henri Dunant konnte 1863 die erste Genfer Konvention verabschiedet und eine Hilfsorganisation für die im Krieg befindlichen Menschen gegründet werden.
Als Erkennungszeichen wurde ein rotes Balkenkreuz auf weißem Grund gewählt. Es stellt die Umkehrung der Farben der Schweizer Flagge dar.
Das rote Kreuz wurde zum Namen der Hilfsorganisation und zum Symbol für deren Tätigkeiten im Sinne der Genfer Konvention. Die Rotkreuzschwester verrichtet ihre Pflege unter diesem Erkennungszeichen und trägt es bis heute auf einer Brosche an ihrer Tracht.
Die ursprüngliche Haube der Rotkreuzschwester hat am Hinterkopf sieben Falten, diese symbolisieren die sieben Grundprinzipien des Roten Kreuzes: Humanität, Unparteilichkeit, Neutralität, Unabhängigkeit, Freiwilligkeit, Einheit und Universalität.
An Haube und Brosche läßt sich bis heute der Ausbildungsgrad und die Erfahrenheit einer Schwester ablesen, sie symbolisieren ihre jeweilige Stellung im Pflegeteam.
Die Schwestern des 1. Ausbildungsjahres erhalten zu der weißen Haube eine kleine silberne Brosche mit dem Balkenkreuz. Im 3. Ausbildungsjahr bekommen sie zwei rote Streifen auf die Haube. Die examinierten Rotkreuzschwestern erhalten ein rotes Band auf die Haube sowie eine größere Brosche.
Der im Ursprung streng hierarchisch organisierte Charakter der Rotkreuzschwesternschaft wird durch die Vielzahl der Graduierungen deutlich. Heute betrachten viele der Rotkreuzschwestern diese Form des symbolischen Ausdrucks eher mit Gelassenheit.

Aufgabe:
1. Was symbolisierten die ursprünglich sieben Falten der Rotkreuzschwesternhaube?
2. Erkundigen Sie sich, welche Symbole andere Verbände, z. B. der ev. Diakonieverein, verwenden.

12.4 Die Kleidung in der Pflege heute

Die Kleidung in der Pflege heute ist maßgeblich durch hygienische und praktische Anforderungen geprägt. Schon zu Beginn unseres Jahrhunderts wird für die Krankenpflege gefordert, daß auf den Krankenstationen nur Bekleidung aus waschbarem, weißem Stoff getragen wird.

Der Anspruch der hygienischen, gut zu reinigenden, oft wechselbaren und bequemen Pflegekleidung setzte sich gegenüber den alten Symbolen durch, sie stehen heute hinter den hygienischen und praktischen Anforderungen zurück.

So wird die Schwesternhaube nur noch in wenigen Verbänden getragen, z.B. nahm das Rotkreuz-Krankenhaus Bremen 1990 Abstand von einer Haubenpflicht für die Auszubildenden. Das „Haube tragen" wird als nicht mehr zeitgemäß und unpraktisch empfunden.

Die **Unfallverhütungsvorschriften** stellen hinsichtlich der Kleidung folgende Anforderungen an die Hygiene in Krankenhäusern, Altenheimen oder Arztpraxen:

Schutzkleidung

Schutzhandschue sind vom Arbeitgeber zu stellen und von Arbeitnehmern bei bestimmten Arbeiten wie Desinfektions- und Renigungsarbeiten oder beim Umgang mit Körperstoffen zu tragen.

Schürzen und Schutzkittel sind zur Verfügung zu stellen, Kittel sind geschlossen zu tragen. Sie sind bei der Einnahme von Essen sowie beim Verlassen des Hauses abzulegen. Sie sind von der übrigen Kleidung getrennt aufzuhängen, für Reinigung und Instandhaltung ist zu sorgen.

Unter den Begriff Schutzkleidung fallen neben Handschuhen und Schutzkitteln auch Schuhe, Mund - und Nasenschutz sowie der Haarschutz. Die Schutzkleidung muß täglich gewechselt werden und sie darf ausschließlich innerhalb der jeweiligen Betriebsstelle getragen werden. Ein Haarschutz wird nur noch in Operationsbereichen verlangt, dieser muß aber im Gegensatz zur Schwesternhaube das ganze Haar bedecken.

Schutzkleidung ist grundsätzlich von Berufskleidung zu unterschieden.

Unter **Berufskleidung** versteht man Trachten und Uniformen. Sie sollen zweimal wöchentlich gewechselt werden. Falls zur Berufskleidung eine Haube gehört, ist es aus hygienischen Gründen ratsam, diese täglich zu wechseln.

In vielen Altenheimen und Krankenhäusern haben neue Bekleidungsformen ihren Einzug gehalten. Für viele Schwestern erhebt sich jedoch immer noch häufig die Frage, ob es im Zusammenhang mit hygienischen, praktischen und gesetzlichen Anforderungen noch eine Symbolik der Schutz- und Berufskleidung in der Pflege geben soll oder ob die Auswahl der Berufs- und Schutzkleidung innerhalb eines gewissen Rahmens der eigenen Wahl überlassen bleiben sollte.

Aufgaben:
1. Welche Erfahrungen haben Sie im Umgang mit dem Tragen von Schutzkleidung?
2. Gibt es auch heute noch Symbole in der Bekleidung der Pflege? Einige provokative Aussagen als Diskussionsgrundlage: - Die Farbe Weiß ist eng mit der ärztlichen Heilkunst verbunden und schafft Vertrauen für den Patienten. Somit müssen auch Pflegekräfte weiße Kleidung tragen. - Das heutige „Schutz"kleid bietet dem Pflegenden und dem Gepflegten eine „Schutz"schicht nicht nur im hygienischen Sinne, sondern auch im Sinne einer Schutzschicht für die Intimsphäre. - Durch die unterschiedliche Bekleidung (Farbe und/ oder Schnitt) von Pflegehilfskräften, Auszubildenden, examinierten Pflegekräften, Funktionspflegekräften wie z.B. Intensivpflegekräften, wird bis heute eine an der Funktionspflege orientierte Hierarchie symbolisiert. In der Gruppenpflege sind diese Formen der Unterscheidung nicht mehr nötig!

12 Verbände und Organisationen

12.1 Berufsverbände

Berufsverbände nehmen die Interessenvertretung ihrer Mitglieder wahr. Innerhalb der Pflege gibt es jedoch keinen Berufsverband, der die Interessen *aller* Pflegenden wahrnimmt, sondern eine Palette verschiedener Verbände, deren Zusammenschluß auf religiöser, berufssoziologischer oder anderer Beweggründe beruht. In der erst hundertjährigen Geschichte der Berufsverbände in der Pflege gab es immer wieder Bestrebungen, Zusammenschlüsse zu erreichen. Zum Teil haben sie bis heute Bestand, zum Teil führten sie aufgrund der teilweise sehr weit auseinanderstrebenden Interessen zu Trennungen. Für die Mitgliedschaft im **ICN**, dem Weltbund der Pflegekräfte, war die Gründung einer Dachorganisation nötig, da der ICN nur je eine nationale Vertretung akzeptiert. Die auf der nächsten Seite folgende Abbildung zeigt die drei derzeitigen Dachorganisationen, von denen der DBfK die Bundesrepublik im Weltbund vertritt. Die von den Verbänden weiterhin verfolgten unterschiedlichen Interessenlagen haben bislang die Gründung einer einzigen Dachorganisation für alle Einzelverbände verhindert.

Verbandsabzeichen und/oder verbandseigene Berufskleidung (Tracht) werden als äußere Erkennungszeichen der Mitgliedschaft getragen.

Zur Information der Mitglieder über die Tätigkeit des Verbandes in fachlicher, berufspolitischer oder eigener Sache geben die Verbände Mitgliederzeitschriften heraus.

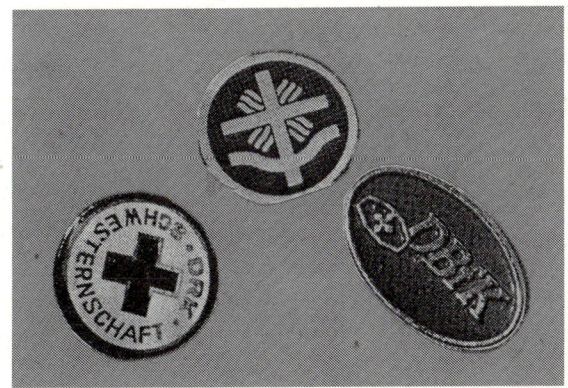

Abb. 16.1: Abzeichen verschiedener Verbände

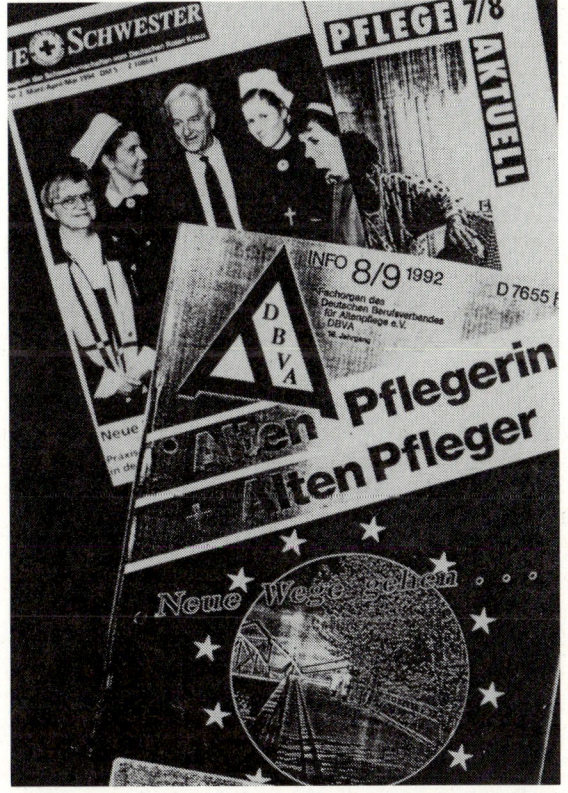

16.2: Titelseiten einiger Verbandszeitschriften

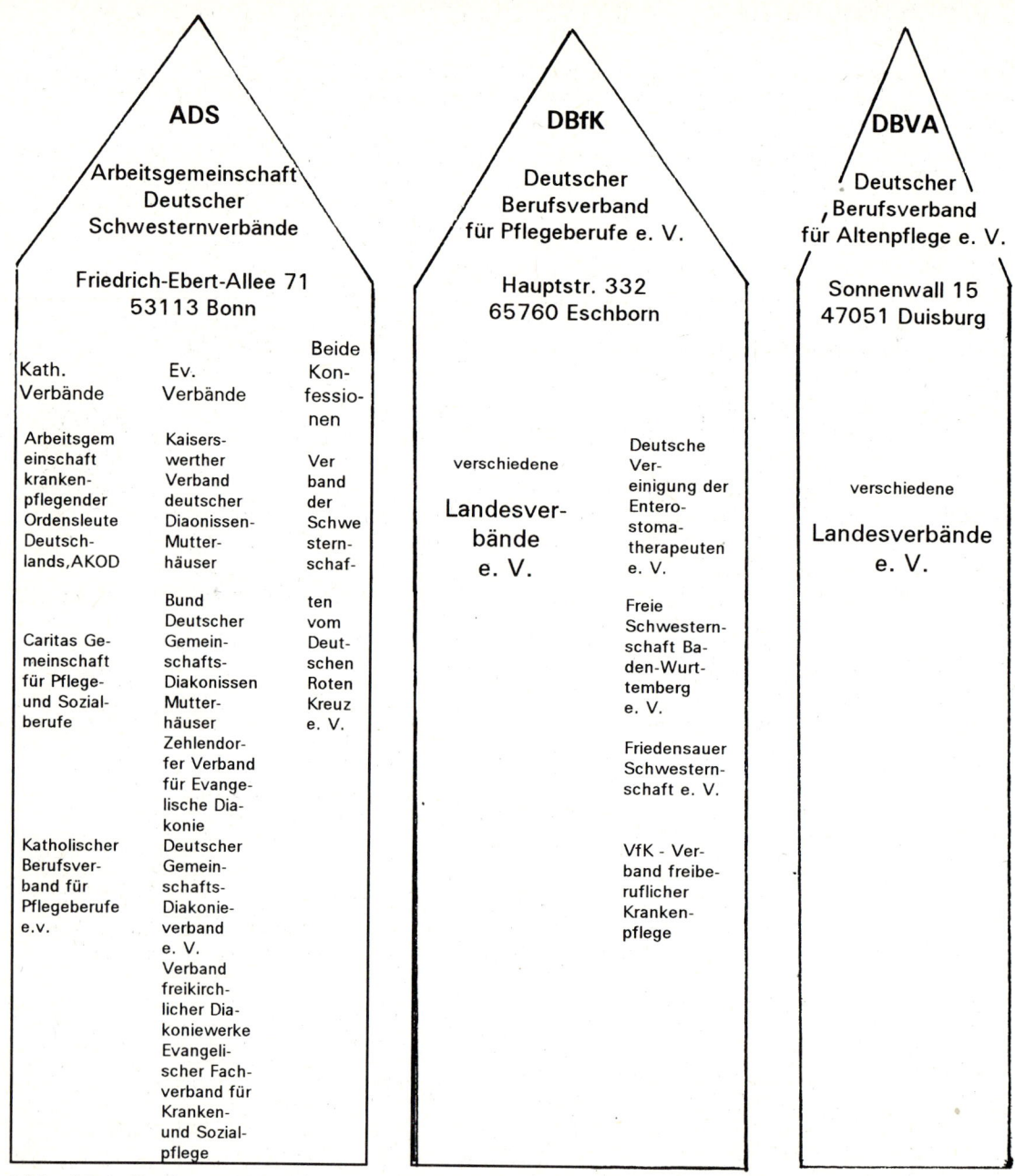

Abb. 12.1: Dach- und Mitgliedsverbände deutscher Schwestern- und Berufsverbände
(nach: Beilage der Deutschen Krankenpflegezeitschrift 4, 1990, 2; aktualisierter Stand: Juli 1995)

Aufgabe:

Erkundigen Sie sich bei einigen der in der Übersicht aufgelisteten Dach- und Mitgliedsverbände nach folgenden Regelungen und vergleichen Sie diese:

- Zielsetzung
- Mitspracherecht der Mitglieder
- Einbindung oder Ausklammerung der Mitglieder von Tarifbestimmungen öffentlich-rechtlicher Träger
- Leistungen für Mitglieder
- Aufnahmebedingungen

12.2   Spitzenverbände der Freien Wohlfahrtspflege

Seit 1924 existiert ein Zusammenschluß der Spitzenverbände der Freien Wohlfahrtspflege. Die Einzelverbände mit ihren Emblemen sind der Abb. 12.3 zu entnehmen.

Die Wohlfahrtsverbände haben es sich zur Aufgabe gemacht, in Zusammenarbeit mit dem Staat und den Sozialversicherungsträgern soziale Nöte zu lindern. Sie engagieren sich vorwiegend in den Bereichen der Alten- und Krankenpflege sowie der Jugend- und Familienhilfe. Zu diesem Zweck betreiben sie entsprechende Einrichtungen (s. Abb. 12.5).
Bei ihren Einrichtungen handelt es sich um sogenannte „Freigemeinnützige" Häuser (s. Abb. 12.4).
Die Motive ihrer Arbeit werden von folgenden Gesichtspunkten getragen:

„Von einem humanitären bzw. christlichen Helferwillen, ... Diese caritative Grundhaltung gehört zum Selbstverständnis der Freien Wohlfahrtspflege. Sie findet ihren lebendigen Ausdruck in der freiwilligen Mitarbeit ihrer Hunderttausenden von ehrenamtlichen Helfern, aber auch im opferbereiten Dienst ihrer immer zahlreicher erforderlichen qualifizierten Fachkräfte im Bereich der Pflege, Erziehung und Beratung.

Q. 12.1: Triebfeder der Wohlfahrtspflege
(Bundesarbeitsgemeinschaft der Freien Wohlfahrtspflege 1985, 18)

Dies bedeutet jedoch nicht, daß deren Leistungen kostenlos sind, denn die entstehenden Kosten für die über 650.000 voll- und teilzeitbeschäftigten Mitarbeiter sowie alle Sachkosten müssen weitgehend über die Erbringung von Leistungen erwirtschaftet werden. Die caritative Aufgabe besteht nicht (mehr) in der kostenlosen Bereitstellung von Diensten, sondern im grundsätzlichen Angebot sozialer Dienste. Die Wohlfahrtsverbände helfen damit, die hinreichende Präsenz sozialer Einrichtungen zu sichern.

Die Finanzierung wird aus folgenden „Töpfen" gesichert:

- Pflegesätze
- Spenden - vornehmlich aus Lotterien
- ehrenamtliche Tätigkeiten
- staatliche Fördermittel

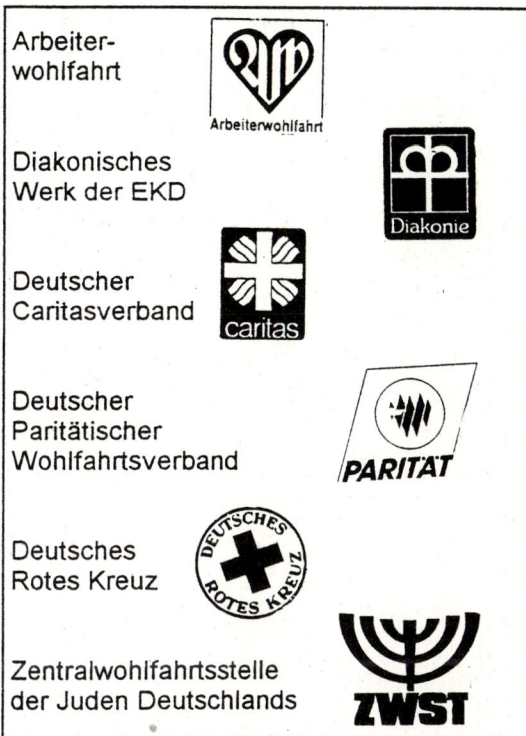

Arbeiterwohlfahrt	
Diakonisches Werk der EKD	
Deutscher Caritasverband	
Deutscher Paritätischer Wohlfahrtsverband	
Deutsches Rotes Kreuz	
Zentralwohlfahrtsstelle der Juden Deutschlands	

Abb. 12.3: Mitglieder der Bundesarbeitsgemeinschaft der Freien Wohlfahrtspflege

Einrichtung	Träger
Freigemeinnützige Einrichtungen	Wohlfahrtsverbände Religionsgemeinschaften
Öffentliche Einrichtungen	Bund Länder Kommunen
Private Einrichtungen	Privatunternehmen

Abb. 12.4: Einrichtungen und ihre Trägerschaften

Einrichtungsart	Anzahl	Betten/ Plätze
• Krankenhäuser	1.036	223.943
• Jugendhilfe		
Heime der Jugendhilfe	3.083	229.389
Tagesstätten und Heimschulen für Kinder und Jugendliche	18.562	1099.701
Beratungsstellen und sonstige Dienste	988	
• Familienhilfe		
Heime	680	47.143
Tagesstätten	480	18.684
Beratungsstellen und sonstige Dienste	1 971	
Ambulante sozialpflegerische Dienste	5.183	
• Altenhilfe		
Wohneinrichtungen	4.023	290.614
Tagesstätten	1.960	84.744
Beratungsstellen und sonstige Dienste	2.343	
• Behindertenhilfe		
Heime	1.081	78.612
Tagesstätten	671	21.922
Werkstätten	414	50.255
Berufsfördernde Einrichtungen und Sonderschulen	478	48.561
Beratungsstellen und sonstige Dienste	2.759	
• Einrichtungen und Dienste für Personen in besonderen sozialen Situationen sowie sonstige Einrichtungen und Dienste	13.165	152.293
• Ausbildungs-, Fort- und Weiterbildungsstätten für soziale und pflegerische Berufe	1.460	91.780
Gesamt	60.517	2437.541

Abb 12.5: Übersicht zu Einrichtungen und Aktivitäten der Freien Wohlfahrtspflege, Daten aus dem Jahr 1984
(Bundesarbeitsgemeinschaft der Freien Wohlfahrtspflege 1985, 105 f.)

12.3 Sonstige Organisationen

Der älteste internationale Verband ist der zu Beginn des 20. Jahrhunderts gegründete **„International Council of Nurses"**, abgekürzt **ICN**.
Während sich der ICN ausschließlich der Krankenpflege widmet, vertreten die beiden folgenden internationalen konfessionellen Verbände auch andere Gesundheitsberufe. Auf der katholischen Seite handelt es sich um das **„Comité International Catholique des Infirmières et Assistentes Medico-Sociales**, abgekürzt **CICIAMAS** (Internationaler katholischer Verband der Pflegenden und sozialmedizinischen Assistenten). Auf der evangelischen Seite ist es die **„Diakonia"**.
Diesen internationalen Verbänden ist weitgehend gemeinsam, daß sie die nationalen Verbände in der Weiterentwicklung der Pflege und der sozioökonomischen Bedingungen der Pflegenden fördern wollen sowie die Verständigung unter den verschiedenen nationalen und internationalen Verbänden auf eine tragfähige Grundlage bringen wollen.
ICN und CICIAMAS nehmen beratend an den Sitzungen der **Weltgesundheitsorganisation**, **WHO**, teil.

Auf europäischer Ebene ist noch die **„European Nursing Group"**, **ENG**, zu nennen. Diese überstaatliche Organisation hält zum einen Kontakte zum Europarat, zum anderen versucht sie über die EU-Staaten hinausgehend, Kontakte zu weiteren europäischen Ländern herzustellen.

Auf nationaler Ebene sind zwei weitere Organisationen unbedingt zu beachten. Bei der einen handelt es sich um die **„Bundesarbeitsgemeinschaft der leitenden Krankenpflegepersonen"**, kurz **BALK**. Bei der anderen handelt es sich um den **„Bundesausschuß der Lehrerinnen und Lehrer für Pflegeberufe"**, kurz **BA**. Schwerpunkte dieser Organisationen liegen in der Weiterentwicklung von Pflegequalität sowie Aus- und Weiterbildung.

12.4 Berufspolitik der Verbände

Die Berufsverbände, **DBfK**, **ADS** und **DBVA** sind es vorwiegend, die mit den Gewerkschaften, vornehmlich **ÖTV** und **DAG**, berufspolitisch aktiv werden. Unter **Berufspolitik** sind alle Unternehmungen zu verstehen, die dazu geeignet sind, berufsbezogene politische Entscheidungen zu beeinflussen. Zu solchen berufsbezogenen von den politischen Instanzen, also Bundesrat, Bundestag sowie nachgeordneten Behörden und Institutionen, gefällten Entscheidungen gehören beispielsweise:

- Qualitative und quantitative **Personalentscheidungen**
  z. B. Heimmindestpersonalverordnung, Pflege-Personalregelung
- **Umsetzung der Sozialgesetzgebung**
  z. B. Abrechnung von ambulanter Pflege nach dem Pflegeversicherungsgesetz und Durchsetzung qualifizierter Pflege
- Regelung der **Aus- und Weiterbildung**
  z. B. Alten- und Krankenpflegegesetz, Einrichtung von Pflegestudiengängen
- **Eigenständigkeit des Berufes**
  Formulierung eines Berufsbildes mit eigenständigem Kompetenzbereich
- Verbesserung von **Aufstiegschancen**
  z. B. durch Höhergruppierung von Mentoren, Ermöglichung eines Bewährungs/Zeitaufstieges
- Pflegebezogene **Arbeitsorganisation**
  z. B. Entlastung von pflegefremden Tätigkeiten

Tarifpolitisch stehen natürlich **Gehaltszuwachs** und **Arbeitszeitverkürzung** vor allem für die Gewerkschaften (s. S.70 f.) an erster Stelle.
Wenn auch alle Verbände in vielen Forderungen übereinstimmen, so gab und gibt es jedoch immer wieder erhebliche Differenzen. Viele für den Pflegeberuf ungünstige Entscheidungen wurden durch diese Zersplitterung bereits begünstigt Das war nicht nur zu Beginn des 20. Jahrhunderts so, sondern setzte sich in einigen Bereichen bis in unsere Zeit hinein fort. Hierzu soll das folgende Beispiel, bei dem es um die Gestaltung der Ausbildung ging, zur Erläuterung beitragen:

Stellungnahme des **DBfK**	Stellungnahme des **ADS**	Stellungnahme der **ÖTV**
Durch das gemeinsame Grundbildungsjahr wird die Ausbildung verkürzt; die Inhalte müssen daher überprüft werden.	Damit die Ausbildung nicht zu sehr „verschult"; wird, ist eine Einbindung in das Krankenhaus erforderlich.	Wie in anderen Ausbildungsberufen soll das duale System, Berufsschule und Krankenhaus als Praxisort eingeführt werden.
Kommentare		
Argumentation im Interesse einer qualitativ guten Ausbildung, also im Interesse des Berufes	*Argumentation aus der Sicht der Krankenhausträger: Der Einfluß des Krankenhauses soll erhalten bleiben, Schüler sollen nicht als Arbeitskräfte verloren gehen.*	*Arbeitsrechtlicher Status der Auszubildenden steht im Vordergrund*

Abb. 12.6: Stellungnahmen zum Entwurf des Krankenpflegegesetzes von 1974 (nach: Schulte 1992, 57)

Aufgaben:
1. Welche berufspolitische Forderung erscheint Ihnen als äußerst wichtig?
2. Halten Sie es für wichtig, sich in einer Berufsorganisation oder in einer Gewerkschaft zu organisieren? Begründen Sie Ihre Ansicht.
3. Können einzelne Pflegende berufspolitisch handeln oder ist dies Ihrer Ansicht nach ausschließlich durch die Verbände möglich?
4. Würden Sie einem Streikaufruf der Gewerkschaften folgen, wenn es um die Ausgrenzung pflegefremder Tätigkeiten ginge?

13   Ethik in der Pflege

13.1 Begriffsklärung Moral und Ethik

Der Begriff **Moral** beschreibt die normativen, d.h. maßgebenden Handlungsmuster einer Gesellschaft. Sie spiegeln die Wert- und Sinnvorstellungen einer bestimmten Gesellschaft wieder.
Eine Moral ist jedoch nur in dem Maße gültig, wie sie von den einzelnen Mitgliedern einer Gesellschaft als verbindlich akzeptiert wird. Sie ist somit von Zeit und Ort abhängig und relativierbar.

Ein Beispiel für die Abhängigkeit der Moralvorstellungen von der gesellschaftlichen Entwicklung: Als eine besonders wertvolle und für die pflegerische Kompetenz ausschlaggebende Eigenschaft wurde noch bis in unser Jahrhundert hinein die dienende Haltung der Pflegekraft angesehen. Heute wird die dienende Haltung als Form der Unterwürfigkeit gegenüber dem Gepflegten abgelehnt. Pflege als Beziehungsprozeß benötigt die gleichberechtigte Zusammenarbeit zwischen dem Gepflegten und der Pflegekraft.

Das wandelbare Moralverständnis einer Gesellschaft findet seinen Ausdruck in Normen wie Geboten und Verboten, z.B. in Form einer Berufsbildbeschreibung für die Pflegekräfte, die genaue Angaben über die geforderten moralisch richtigen Verhaltensweisen beinhalten.
Von moralischen Normen lassen sich moralähnliche Normen wie Brauch und Anstand, z.B. das Tragen von Trachten, oder das Recht, z.B. das Krankenpflegegesetz und tarifliche Arbeitszeitbestimmungen, abgrenzen. **Ethik** beschäftigt sich übergeordnet mit den Fragen: Was ist gut? Wie sollen wir handeln? Warum sollen wir so handeln?

Der Begriff Ethik leitet sich ab von dem griechischen Begriff "Ethos" (= gewohnter Ort des Lebens, Sitte, Charakter). Erstmals von Aristoteles (384 -322 v. Chr.) genutzt, steht Ethik heute für eine Disziplin der Philosophie, der Wissenschaft des moralischen Handelns (Höffe, 1992, 61f.).
Die Wissenschaft der Ethik untersucht die Art und Weise wie Beurteilungen, Wertungen und Verhaltensweisen entstehen und moralisch bewertet werden. Ethische Überlegungen setzen an der zentralen Frage an „Warum wird etwas als gut und anderes als schlecht beurteilt?"

Ein Beispiel: Eine alltägliche ethische Auseinandersetzung kann durch die unterschiedlichen Vorstellungen über die Organisation eines Stationsablaufes ausgelöst werden. Die unterschiedlichen Vorstellungen, z.B. „ Wir pflegen gut, wenn bis zum Frühstück alle Patienten gewaschen und gebettet sind" oder „Wir pflegen gut, wenn wir vor dem Frühstück jedem Patienten ermöglichen, sich das Gesicht zu waschen und die Zähne zu putzen," stellen unterschiedliche moralische Vorstellungen über die Pflege dar.
Das Hinterfragen der moralischen Vorstellungen führt zu einer ethischen Auseinandersetzung.

Ethische Auseinandersetzungen haben zum Ziel, durch eine kritische Reflexion des Handelns Antworten zu suchen, wie verantwortiches Handeln in konkreten Situation herzustellen ist. Eine ethische Auseinandersetzung findet z.B. in Form einer offenen Diskussion auf der Stationsbesprechung statt, in der die Beteiligten darstellen, welche Handlung sie als „richtig" erachten und dieses in der Auseinandersetzung mit allen Verantwortlichen begründen.

13.2 Prinzipien einer Ethik der Pflege

Pflegewissenschaftlerinnen haben in Ableitung der Prinzipien einer Ethik in der Medizin, Prinzipien für eine Ethik der Pflege entwickelt. Sie sollen als handlungsleitende Maxime, d.h. als oberste Zielsetzung einer Handlung, über jeder Pflegetätigkeit stehen.
Die Prinzipien einer Ethik der Pflege sollen anhand von Beispielen vorgestellt werden.

Konfliktsituationen
Die hier anhand von ganz kleinen, alltäglichen Beispielen verdeutlichten Prinzipien einer Ethik in Pflege, sind in Ihrer Gesamtheit sehr viel konflikthafter und weniger eindeutig. Ein Beispiel: Wenn Frau S. aus dem Beispiel für das „Prinzip des Nicht-Schadens" das zweistündige Umlagern Kraft Ihres Willens ablehnt, so muß im Sinne des „Autonomie - Prinzips" dieses akzeptiert werden, obwohl es ihr körperlichen Schaden zufügt.

Weitere Konfliktsituationen innerhalb der Prinzipien der Ethik in der Pflege entstehen durch die Abhängikeit der Pflege von anderen Berufsgruppen. Ein Beispiel stellt die „Wahrheit" gegenüber dem gepflegten Menschen dar. Das „Prinzip der Autonomie" verlangt im Sinne einer Selbstbestimmtheit des Menschen eine vollständige Aufklärung des Betroffenen über seine Situation.

PRINZIP	BEISPIEL	VERALLGEMEINERUNG
Prinzip der Autonomie	Ein Patient möchte am Morgen im Bett liegen bleiben. Obwohl sein Bett frisch bezogen werden sollte, wird der Wille respektiert.	Die Selbstbetimmtheit des Menschen wird akzeptiert, d.h. sein Wille und seine Würde stehen über jeder Pflege-handlung.
Prinzip des Guten Tuns	Eine Pflegende beurteilt es als „gut", wenn für Herrn M. besondere Besuchszeiten gelten, da seine Angehörigen nicht zu anderen Zeiten kommen können. Eine andere Pflegende beurteilt diese Sonderregelungen als „schlecht", da sie den Stationsablauf und damit die Mitpatienten stören.	Dem Menschen soll Gutes getan werden, d.h. es muß abgewägt werden, was als gutes Tun beurteilt wird.
Prinzip des Nicht - Schadens	Aufgrund einer Lagerungsplanung ist das zweistündige Umlagern von Frau S. gewährleistet, es vermeidet die Entstehung einer Druckstelle.	Das menschliche Leben darf in seiner körperlichen, geistigen und seelischen Unversehrtheit nicht geschädigt werden.
Prinzip des Respekts vor dem Leben	Auch wenn angenommen wird, daß Frau L. aufgrund ihrer unheilbaren Krebserkrankung sehr bald verstirbt, werden die ihr wohltuenden Pflegemaßnahmen im vollem Umfang und mit der gleichen Sorgfältigkeit durchgeführt.	Das menschliche Leben wird als etwas einmaliges und unbedingt erhaltenswürdiges erachtet.

Abb. 13.1 Übersicht ethischer Prinzipen der Pflege

Die Konfliktsituation entsteht zum einen dann, wenn das „Prinzip des Guten Tuns" dem entgegensteht, d.h. die Wahrheit nach Einschätzung der an der Pflege beteiligten Personen für den Menschen nicht „gut" ist. Zum anderen entsteht häufig der Konflikt für die Pflegekräfte dann, wenn z.B. das von ihnen als richtig erachtete „Prinzip der Autonomie" und die daraus resultierende vollständige Aufklärung aufgrund des Verbots der Auskunftserteilung nicht beachtet werden darf und sie entgegen ihren eigenen Moralvorstellungen handeln müssen.

Die sehr häufig vorkommenden Konfliktsituationen, in denen sich unterschiedliche moralische Vorstellungen entgegenstehen, sollen im folgenden Abschnitt bearbeitet werden.

Aufgaben:
1. Wie unterscheiden sich die Begriffe Ethik und Moral voneinander ? Fassen Sie zusammen (Kap. 13.1).
2. Die Prinzipien einer Ethik der Pflege sind hier als Autonomie, Gutes Tun, Nicht - Schaden und Respekt vor dem Leben bezeichnet worden. Stimmen Sie mit diesen Prinzipien überein? Was bedeuten diese Prinzipien für Ihr alltägliches Handeln in der Pflege? Finden Sie weitere Beispiele (Kap. 13.2).
3. In einer Konfliktsituation, d.h. im Konflikt mit Menschen und deren unterschiedlichen moralischen Vorstellungen, sowie im Konflikt mit den eigenen, sich gegenseitig widersprechenden moralischen Vorstellungen kann eine bewußte ethische Reflexion die Entscheidungsfindung unterstützen. Die ethische Reflexion als Entscheidungsfindungsprozeß kann als Grundlage für die Bearbeitung einer erlebten Konfliktsituation dienen. Versuchen Sie anhand eines erlebten Konflikts die einzelnen Fragen des folgenden Kapitels schrittweise zu beantworten.
4. Inwiefern ist eine Lösung des Konflikts durch den Entscheidungsfindunsprozeß möglich?

13. 3 Ethische Reflexion als Entscheidungsfindung

Die zentralen ethischen Fragen "Was ist gut? Was sollen wir tun?" werden insbesondere in Konfliktsituationen deutlich.
Der folgende schematische Problemlösungsprozeß kann dazu beitragen, in einer scheinbar unlösbaren Konfliktsituation Klarheit über die unterschiedlichen Positionen zu erhalten und Lösungswege aufzudecken.

Entscheidungsfindungsprozeßfragen
1. Beurteilen:
Informationssammlung:
Welche Entscheidung ist zu treffen?
Wer ist von der Entscheidung betroffen, wer ist an der Entscheidung beteiligt?
Erkennen der ethischen Aspekte/ Problemstellung:
Wie beurteilen die Betroffenen / Beteiligten (z.B. Patient, Pflegende, Arzt, Angehörige, Institution, Gesellschaft) die Handlung?
Welche unterschiedlichen Wertmaßstäbe/ Normen geraten in der Handlung in Konflikt? Wo gibt es Übereinstimmungen?

2. Entscheiden:
Zielsetzung:
Was soll mit der Entscheidung erreicht werden? Läßt sich ein oberstes Ziel für die Beteiligten/ Betroffenen der Handlung formulieren?
Planung:
Wie läßt sich die Entscheidung begründen?
Wie läßt sich die Entscheidung in eine Handlung umsetzen?
Welche Alternativen zur Entscheidung gibt es?

Handeln:
Durchführung:
Die Maßnahme wird durchgeführt.

Beurteilen:
Beurteilung der Ergebnisse:
Wurde eine moralische Handlung erreicht?
Findet das Ergebnis die Akzeptanz aller Betroffenen/ Beteiligten?
Sind weitere oder andere Maßnahmen notwendig?
Lassen sich Erkenntnisse auf andere Situationen übertragen?

(nach Thompson & Thompson, in: Juchli, 1991, 518)

13. 4 Berufsethos

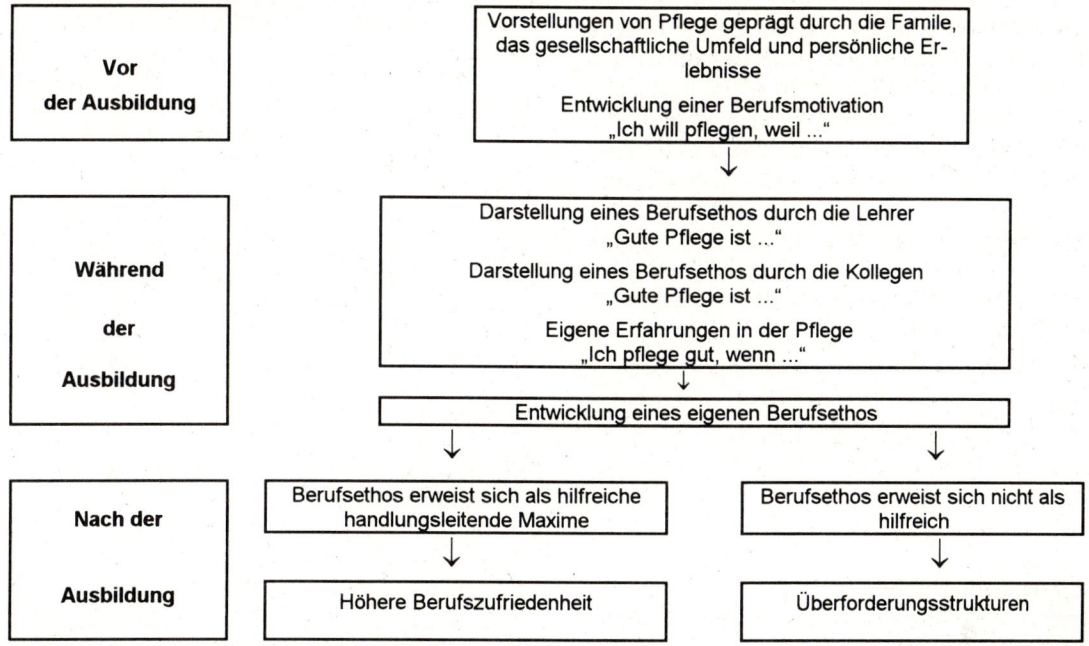

Abb. 13.2: Entwicklung eines Berufsethos

In Abgrenzung zu den übergeordneten Prinzipien einer Ethik der Pflege finden die sich wandelnden Wert- und Sinnvorstellungen der Pflegenden ihren Ausdruck im **Berufsethos**. Der Berufsethos wird auch als **Pflegeethik** bezeichnet.

Der Berufsethos verdeutlicht sich durch das derzeitige berufliche Selbstverständnis der Pflegenden: in den Beziehungen zwischen Pflegenden und Gepflegten und in der grundsätzlichen Einstellung der Pflegenden zu Leben und Tod. Diese Wert- und Sinnvorstellungen der Pflegenden werden häufig unter dem Begriff "**Pflegeverständnis**" diskutiert.

Der sich verändernde Berufsethos findet u.a. einen Ausdruck in der jeweiligen Gesetzgebung eines Landes, so wurde z.B. in den Veränderungen des Krankenpflegegesetzes von 1965 bis 1985 ein deutlicher Wandel des Pflegeverständnisses durch die Veränderungen der Ausbildungsinhalte und die Festlegung eines Ausbildungsziels verdeutlicht.

Die ungeschriebenen Normen, die das Pflegeverständnis der Pflegenden formen, sind jedoch weitaus prägender.
Viele der im Wandel der Geschichte entstandenen Sinn- und Wertvorstellungen sind weiter vermittelt worden und sind als ein Teil des heutigen, z.T. unbewußten Pflegeverständnisses verblieben.
Einen starken Einfluß auf das Pflegeverständnis hat das jeweilige Frauenbild der Gesellschaft, da die Pflegetätigkeit traditionell von Frauen durchgeführt worden ist.

Einige Beispiele für traditionelle moralische Vorstellungen in der Pflege:

- Pflege ist eine Form der christlichen Nächstenliebe, pflegen heißt, im Stillen Dienen.
- Pflegen verlangt Selbstlosigkeit und Aufopferung für andere Menschen.
- Pflege ist eine Form des Familienersatzes, zu jedem Gepflegten muß eine positive Beziehung aufgebaut werden.

(Grauhan 1985, 462f).

13. 5 Ethische Richtlinien des ICN

Eine Konkretisierung erfuhr der Berufsethos der Pflegenden durch die vom Internationalen Council of Nurses (ICN) 1953 veröffentlichten „Ethischen Richtlinien für Krankenschwestern und Krankenpfleger", sie sind in ihrer Fassung von 1973 die weitverbreitesten ethischen Normen in der Pflege.

Code for Nurses (International Council of Nurses 1973)
__Ethische Richtlinien für Angehörige der Pflegeberufe__

Die grundlegende Verantworung von Angehörigen der Pflegeberufe (im folgenden "Schwester" genannt) ist vierfach: Gesundheit zu fördern, Krankheit zu verhüten, Gesundheit wiederherzustellen und Leiden zu mildern.

Das Bedürfnis nach Pflege ist allgemein. Im Begriff der Pflege ist die Achtung für das Leben, die Würde und die Rechte des Menschen enthalten. Überlegungen zu Staatsangehörigkeit, Rasse, Glaube, Hautfarbe, Alter, Geschlecht, Politik oder Stand in der Gesellschaft können die Geltung des Pflegebegriffs nicht einschränken.

Schwestern erbringen Gesundheitsleistungen gegenüber dem Einzelnen, der Familie, und der Gemeinde und stimmen ihre Leistungen mit denen anderer am Gesundheitsdienst beteiligten Gruppen aufeinander ab.

Schwester und Patient
Die vordringliche Verantwortung der Schwester gilt den Personen, die der Pflege bedürfen. In der Pflege achtet die Schwester die Weltanschauung, die Werte und Sitten des Einzelnen.

Die Schwester behandelt private Informationen vertraulich und wägt sorgfältig ab, an wen sie solche Informationen weitergibt.

Schwester und Berufsausübung
Die Schwester trägt die persönliche Verantwortung für die Ausübung der Pflege; sie ist dafür verantwortlich, daß sie ihre berufliche Fähigkeit durch ständiges Hinzulernen beibehält.

Die Schwester bemüht sich ständig um die der jeweiligen Situation entsprechende höchstmögliche Qualität in der Pflege.
Beim Übernehmen oder Delegieren von Aufgaben berücksichtigt die Schwester die jeweiligen individuellen Fähigkeiten.
Das persönliche Verhalten der Schwester sollte in ihrer Berufsausübung immer so sein, daß es dem Stand zu Ehre gereicht.

Schwester und Gesellschaft
Die Schwester teilt mit den anderen Bürgern die Verantwortung, Maßnahmen zu ergreifen und zu unterstützen, die der Befriedigung von Gesundheitsbedürfnissen und sozialen Bedürfnissen der Öffentlichkeit dienen.

Schwester und andere Mitarbeiter
Die Schwester unterhält eine auf Zusammenarbeit gerichtete Beziehung mit Kolleginnen und Kollegen in der Pflege und Mitarbeitern der anderen Gebiete.
Die Schwester ergreift entsprechende Maßnahmen, um die Person (den Patienten) zu schützen, wenn die Pflege durch einen anderen Mitarbeiter oder eine andere Person gefährdet ist.

Schwester und Berufsstand
Die Schwester spielt die überwiegende Rolle bei der Festsetzung und Einrichtung wünschenswerter Qualitätsmaßnahmen der Pflege und der Pflegeausbildung.
Die Schwester ist an der Entwicklung des pflegerischen Grundwissens beteiligt. Vermittelt durch Standesorganisationen nimmt die Schwester teil an der Einrichtung und Aufrechterhaltung sozial und ökonomisch gerichteter Arbeitsbedingungen in der Pflege."

Q 13.1: Ethik für Pflegende des ICN
(Zitiert nach: Amelung 1992, 230f.)

Aufgabe:
Die dargestellten ethischen Richtlinen des ICN sind 1973 veröffentlicht worden. Sind sie nach Ihrer Meinung bis heute hin gültig? An welchen Stellen würden Sie aufgrund Ihres Pflegeverständnisses Veränderungen vorschlagen?

14 Behandlung und Pflege psychisch Kranker

14.1 Vom Alten Testament bis in die frühe Neuzeit

Im Alten Testament wird König Saul als geisteskrank beschrieben. Immer wenn ihn der „böse Geist" quälte, spielte David auf der Harfe und der König beruhigte sich (1.Samuel 16,14 - 23). Man versuchte also schon damals, Geisteskrankheiten mit Musik zu behandeln. Schwermütigen wurde als Heil- und Rauschmittel Wein empfohlen. Auch das Räuchern von Tierorganen vor dem Kranken galt als gutes Mittel gegen die Plage. Diese Therapien sind mit der Auffassung zu erklären, daß die Symptome psychischer Erkrankungen als Zeichen für die Besitzergreifung durch böse Geister gesehen wurden.

Die Griechen behandelten daher durch religiöse Zeremonien, Beschwörungen und Zauberei. Hippokrates vermutete den Sitz der Geisteskrankheiten im Gehirn, unterschied dabei aber noch nicht zwischen Auswirkung des Fieberdelirs und „Wahnsinn". Diese Unterscheidung geht auf den etwa 500 Jahre später lebenden römischen Arzt Galenus (Galen) zurück.

Während des Mittelalters stagnierte, wie in allen Bereichen der Medizin, auch die „Psychiatrie". Ähnlich wie in den Jahrtausenden vor den Erkenntnissen griechisch/römischer Ärzte wurden geistig Kranke für von Dämonen Besessene gehalten. Von der Teufelsaustreibung bis zur Einkerkerung reichten die „Behandlungsmethoden". Falls Geisteskranke als nicht gefährlich galten, fanden sie häufig in Klöstern oder Hospitälern Aufnahme. Die geringe soziale Durchlässigkeit zwischen Adel und Volk

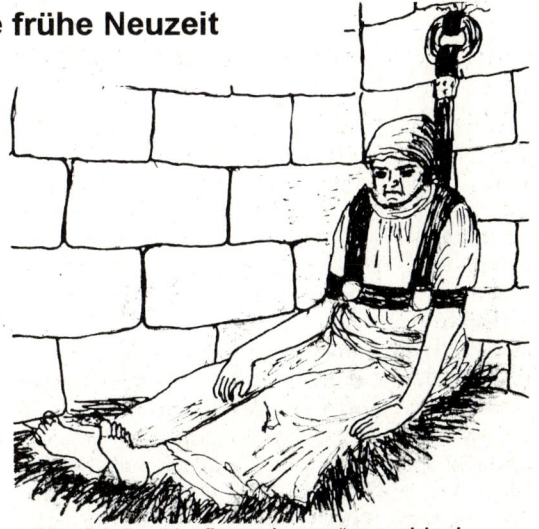

Abb. 14.1: "Aufbewahrung" psychisch Kranker im Mittelalter

führte durch „Inzucht" in diesen Kreisen ähnlich wie in den sozial und regional schwach durchmischten Dorfgemeinschaften zu Geisteschwächen.

Im Orient, wo die Tradition griechischer Ärzte fortgeführt wurde, entstanden bereits im frühen Mittelalter Asyle für geistesgestörte Menschen.

Für Europa sind solche Einrichtungen erst seit dem 15. Jahrhundert bekannt. So entstand 1409 in Valencia ein Irrenasyl, in Paris werden 1660 im dortigen Hotel Dieu 40 Geistesgestörte untergebracht. Über ihre Behandlung ist wenig zu erfahren, doch die Aussage eines Arztes, „die Irren seien schlechter dran als Verbrecher oder Tiere", läßt nichts Gutes vermuten (Ritter 1978, 214).

14.2 Stagnation und Reformansätze im 18. und 19. Jahrhundert

Noch immer wurden Geistekranke wie Verbrecher oder Besessene behandelt und waren in Zucht- oder Tollhäusern untergebracht.

Der Schrifsteller Daniel Defoe verlangte Mitte des 18. Jahrhunderts, zwischen Geistesgestörten und Gemütskranken zu unterscheiden. Vor allem prangerte er diejenigen an, die ihre Ehefrauen oder Verwandten ins Irrenhaus steckten, um sie loszuwerden. War man dort erst eingekerkert, gab es selten ein Zurück. Die „Pflege" war grausam. Die Menschen vegetierten zusammengepfercht, gepeitscht und schlecht ernährt dahin. Irrenhäuser wurden nicht beheizt und für zerrissene oder verschmutzte Kleider gab es keinen Ersatz, so war das Erfrieren keine Seltenheit. Die Räume waren dunkel, schmutzig und schlecht belüftet. Lärmende „Insassen" wurden geknebelt und angekettet. Sträubte sich der Gequälte weiter, wurde er therapeutisch mit eisigem Wasser übergossen, bis zu 300 mal täglich, oder bis zur völligen Erschöpfung zur Ader gelassen. Ein beliebtes Behandlungsmittel war der Drehstuhl, auf dem die Irren festgebunden mit hoher Geschwindigkeit rotierten. Weiter gab es Zwangsstühle, Zwangsstehen und diverse andere Methoden, die damals guten Gewissens angewendet wurden.

In dieser Zeit wurden die Irren einer zusätzlichen Demütigung ausgesetzt: Jedermann konnte die Kranken wie im Zoo besichtigen. Waren Familienangehörige vermögender Kreise betroffen, so wurden diese in privaten Irrenhäusern untergebracht.

Als Reformer der Irrenlehre in Europa darf der französische Arzt Philippe **Pinel** (1755 - 1826) gelten. Er war der Leiter einer Pariser Irrenanstalt. Als ein Freund, der wegen einer Psychose eingeliefert wurde, aus der Anstalt floh und danach zu Tode kam, reifte bei ihm die Überzeugung, den Irren fehle es an frischer Luft und Freiheit. Nur deshalb seien sie so störrisch. Außerdem hätten sie keine Strafe verdient, da sie nichts Verbrecherisches getan hätten. Im Jahre 1793 schaffte er es schließlich, die Irren

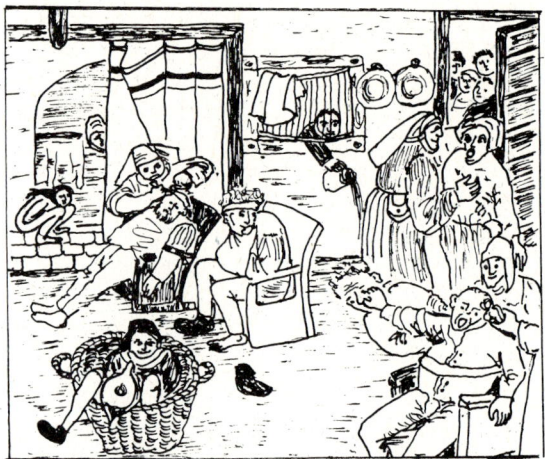

Abb. 14.2: Blick in eine Irrenanstalt (nach einem Gemälde von Pieter Breugl)

von ihren Ketten zu befreien (Venzmer 1968, 213 f.) Eine sinnvolle Behandlung konnte jedoch auch Pinel nicht anbieten. Er wirkte jedoch entscheidend daran mit, Geisteskranke wie physisch Kranke zu achten und zu behandeln.

Der gut gemeinte Vorschlag einer Amerikanerin, Geisteskranke nicht zusammen mit Verbrechern ins Zuchthaus zu stecken, sondern in gesonderte Asyle, bewirkte leider eine noch stärkere Isolation und damit auch eine Verschlimmerung ihrer Erkrankung. Oft waren es alte Schlösser und Klöster, in denen man die Irren unterbrachte. Zudem baute man riesige Irrenasyle, mit zum Teil über 1000 Betten, die völlig abgeschlossen von der Umwelt weit außerhalb der Stadt lagen. Die meisten Menschen, die dort einmal interniert wurden, kamen nie wieder heraus. Es waren noch immer reine Verwahranstalten, in denen außer den bekannten Methoden weder behandelt noch gepflegt wurde. Nur wenige Hospitäler führten die fortschrittliche Methode der „offenen Tür" durch. Dort wurden die Erkrankten nicht mit Schlägen, Fixierung oder anderen Zwangsmethoden gequält (Inglis 1966, 225).

Aufgabe:
Welche Einstellung herrschte vor und seit Pinel gegenüber psychisch Kranken?

14.3   Neue Erkenntnisse und Methoden im 20. Jahrundert

Im Zuge des allgemeinen Fortschritts der medizinischen Forschung wurden auch Neurologie und Psychiatrie um 1860 als Prüfungsfächer an den Universitäten eingeführt. Bis dahin war dieses Gebiet den Internisten unterstellt. Wilhelm Greisinger, Begründer der psychiatrischen Wissenschaft in Deutschland, sah die Ursache von Geisteskrankheiten in einer pathologischen Veränderung im Gehirn. Der Psychiater Emil Kreaplin (1855 - 1926) nahm die Einteilung von endogenen und somatischen Geisteskrankheiten vor.

Eine um die Wende zum 20. Jahrhundert verbreitete symptomatische Psychose war die Progressive Paralyse (Spätstadium der Syphilis). Die Opfer waren zuletzt völlig verwirrt, es gab keine Aussicht auf Heilung. Auch einige berühmt gewordene Persönlichkeiten, darunter Friedrich Nietzsche und Ignaz P. Semmelweis, fielen dieser Krankheit zum Ofper. Der Arzt Julius Wagner-Jauregg entwickelte Ende des 19. Jahrhunderts die Methode des „künstlichen Heilfiebers" durch Einimpfen von Malariamikroben. Diese Therapie hatte vor allem bei Psychosen wie der Progressiven Paralyse große Erfolge.
Siegmund Freud (1856 - 1939) führte die Therapie der Psychoanalyse bei Neurosekranken ein. Er stellte fest, daß Neurosen von unbewältigten, unbewußten Konflikten der Kindheit herrühren (Venzmer 1968, 309 - 314)

Seit Mitte des 19. Jahrhunderts gab es in Berlin neben der Irrenabteilung in der Charité auch viele kleine private Asyle für Geistekranke. Hier wurde die Idee verfolgt, Patienten in einer ruhigen, schönen und familiären Umgebung zu behandeln. Entsprechend damaliger preußischer Tugenden gehörte ein streng geordneter Tagesablauf unbedingt zur Behandlung dazu.
Nach diesem Vorbild wurden verschiedene verwahrende Irrenhäuser in Heil- und Pflegestätten umgewandelt. Ein Beispiel ist das St. Jürgen Asyl in Bremen. Im Jahre 1904 wurde die alte Bremer Irrenanstalt in der St. Jürgen-Straße an den östlichen Rand Bremens, in das Dorf Ellen, verlegt. Noch heute sind die Gebäude des damals erbauten St. Jürgen-Asyl Bestandteil der psychiatrischen Klinik des Zentralkrankenhauses Bremen-Ost.
Über das alte System, die geschlossene Zentralanstalt, und die neuen Formen der Psychiatrie trug Dr. Scholz im Jahre 1882 im Rahmen seines Unterrichts u. a. folgendes vor:

„Die allmählich sich immer mehr ausbreitende Überzeugung von der Mangelhaftigkeit des Systems, die Erfahrung, daß die Gemeingefährlichkeit der Irren gewöhnlich überschätzt wird und daß viele Kranke mehr Freiheit vertragen können, als man bisher anzunehmen gewohnt war, sowie endlich die Überfüllung der Anstalten führten zu dem System der „freien Verpflegungsformen", d. h. zu Verpflegungsformen, die außerhalb der geschlossenen Anstalten sich vollziehen. Als solche freien Verpflegungsformen haben sich vor allem zwei Arten herausgebildet und durch die Erfahrung bewährt: ...
1. Die agricole Colonie (Ackerbaukolonie), die jüngste der zwei Schwestern, ist das, was ihr Name besagt und steht gewissermaßen in der Mitte zwischen geschlossener Anstalt und familialer Verpflegung. Die Irren werden in der Colonie vereinigt, um unter entsprechender Aufsicht gemeinsam Ackerbau, Gartenbau, Viehzucht - kurz was zur Bewirthschaftung der Colonie gehört, zu betreiben.. ...
2. Die familiale Verpflegung, auch ländliche Verpflegung genannt, beteht darin, daß die dazu geeigneten nicht in einer gemeinsamen Heimstätte, wie in der landwirthschaftlichen Colonie, vereinigt, sondern in kleineren Parthien zu 2-3 Personen zerstreut in einzelnen Familien (natürlich nicht den eigenen) in ländlicher Stille und Abgeschlossenheit fern von dem Lärm der Städte und abseits großer Verkehrsstraßen untergebracht werden....

Q 14.1: Psychiatrieformen
(Zitiert nach: Engelbracht 1990, 18 f.)

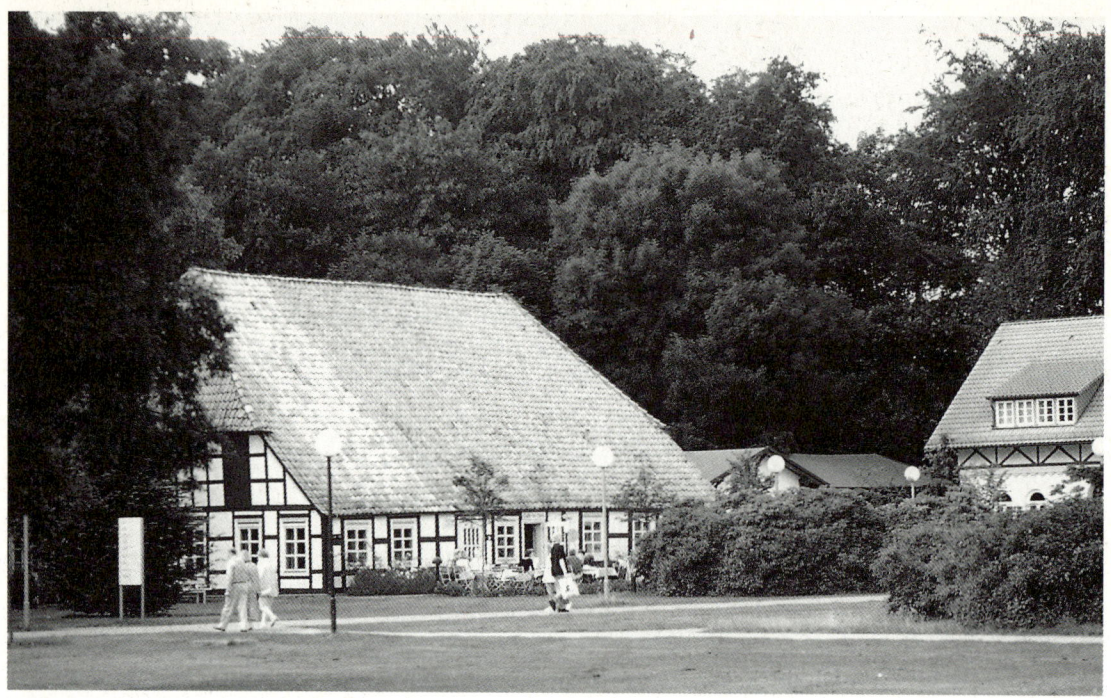

Abb 14. 3: Das Gelände des ehemaligen St. Jürgen Asyl gehört heute zum Zentralkrankenhaus Bremen-Ost. Das Gelände beherbergt ein **Krankenhausmuseum** zur Psychiatriegeschichte. (Kontaktadresse: Kreativbüro, Züricherstr. 40, 28325 Bremen, Tel. 0421/408 757/781)

Über das Leben und die Anforderungen an Pflegekäfte, die mit schwierigeren Patienten zu tun hatten, berichtet eine ehemalige Krankenschwester des St. Jürgen-Asyl folgendes:

„Ich bin 1929 angefangen und das war eine ganz andere Zeit als heute. Sie müssen sich das vorstellen, damals hieß es schon bei der Bewerbung: Mädchen mit sogenanntem Bubenkopf werden nicht eingestellt. Es war eine viel strengere Zeit, ein Vierteljahr hatte man Probezeit und wer da nicht hinpaßte, der kam gleich wieder weg. Es war ja eine ganz andere Arbeit wie heute. Es gab noch nicht die Medikamente, wie sie heute sind; es wurden Packungen gemacht, die Patienten kriegten Dauerbäder. Spritzen und Medikamente gab es nur, wenn sie ordentlich loslegten, wenn sie einen Arzt anspuckten oder sowas. ... Wir haben reihum gearbeitet, immer ein paar Monate auf einer Station. Als junge Schwester kam man überall hin: Saaldienst, Außendienst, Laufdienst. Wir waren im Grunde genommen damals mehr Putzfrauen wie

alles andere. Wir arbeiteten ja mit den Patienten zusammen, dann ging man raus in die Kolonnen. Die Klinik versorgte sich mit Hilfe der Patienten, überall waren Felder. ...Wenn man raus mußte, zum Kolonnendienst, dann mußte man natürlich sehr aufpassen, daß sie einem nicht wegliefen, die Patienten. Im Garten, aufs Feld; es wurde ja eigentlich alles mit Patienten gemacht. ... Ich war ja zuerst vier Jahre da, bis 33. Das gab's ja nicht, daß eine Schwester, die heiratete, die konnte da ja nicht bleiben. Früher war keine verheiratete Schwester da, das ist überhaupt nicht möglich gewesen. Das war sowieso alles strenger; heute läuft ja Männlein und Weiblein durcheinander umher, damals wars Frauenseite und Männerseite. Auf der Männerseite hatten wir nichts zu suchen, da durften wir nicht hin. Wenn wir Ausgang hatten, mußten wir die Schlüssel ins Zimmer der Oberin hängen. Bis zehn Uhr mußte man zurück sein. Wenn man raus ging, ging man nicht mit einer weißen Schürze raus, außerhalb des Geländes trug man eine schwarze Schürze. In den ersten vier Jahren mußte ich auf dem

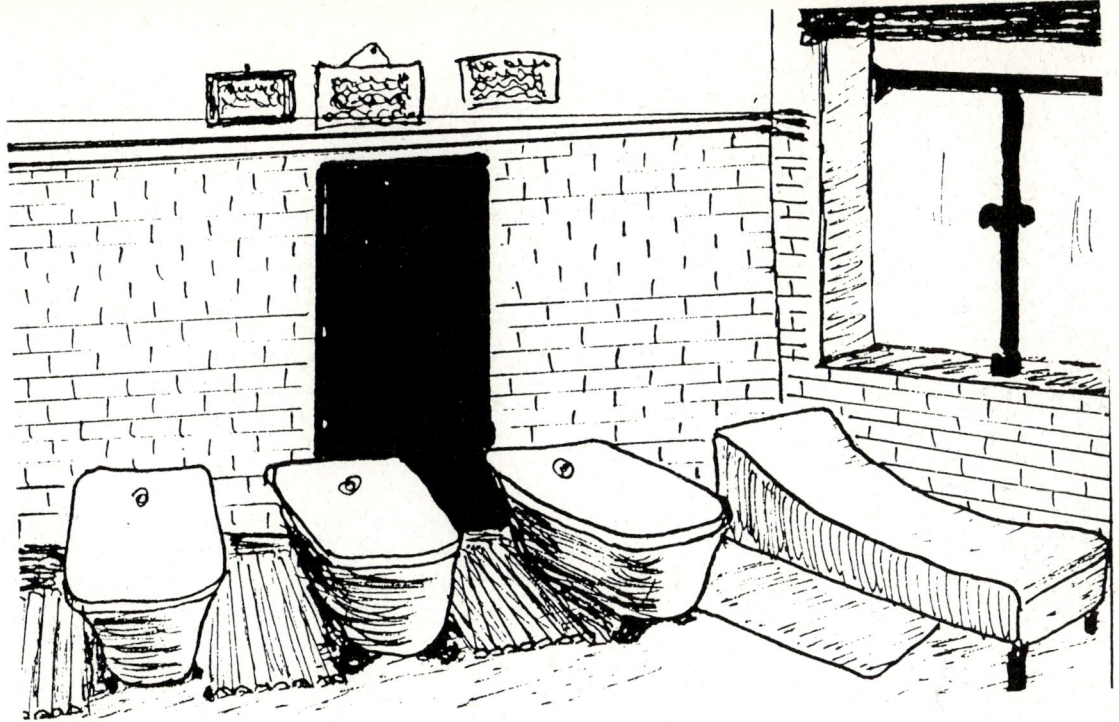

Abb. 14.4: Dauerbadewanen im St. Jürgen- Asyl in Bremen

Gelände wohnen, man durfte nicht außerhalb wohnen. Das war alles sehr streng. Wir hatten mit dreien oder vieren ein Zimmer. ...

Früh ging man erst zur Andacht, wer Frühdienst hatte, holte den Kaffee. Im Casino kam man zusammen, eine Schwester spielte Harmonium und dann wurde das Tagesprogramm verlesen und dann ging man zum Dienst. Die Oberin machte die Pläne. Sie ging auch am Tag ein paarmal alle Stationen durch, kontrollierte alle Stationen, da mußte man immer mit rechnen. Die hatte ihr Tun, die hat sich gekümmert, muß man schon sagen. ...

In der Schälküche mußte ich natürlich sehr aufpassen, die Patienten durften ja nicht merken, daß man aufpaßte. Selbstverständlich habe ich mitgeschält. Die hatten alle ein Messer, sie kamen ja von Stationen, wo keiner ein Messer hatte. Manchmal 24 bis 30 Patienten. Die wollten ganz gerne raus, zum Teil. Ich hab mit denen auch ein bißchen gefeiert, in der Adventszeit morgens gesungen, auch etwas gekauft, Kekse, Kaffee gekocht. Wenn man mit solchen Patienten arbeitet, muß man sich in die

Seelen von denen versetzen. Wenn wir genug Kartoffeln geschält hatten, wenn alles gemacht war, machten wir noch einen Rundgang. Ich mußte ja sehr aufpassen, ich hatte ja die meisten Haus 3-Patienten, die aus dem Wachsaal kamen. Untereinander hatten die oft Streit; Schizophrene, hörten Stimmen und dachten, der nächste hätte was gesagt. Da mußte ich oft zwischengehen. Ich konnnte sie immer ganz gut beruhigen. ...

Beim Badedienst, bei den Dauerbädern, da war auch mal eine gefährliche Sache. Da war eine Patientin raus und hatte mich geschnappt und unter Wasser tauchen wollen, bis ich dann die Pfeife überhaupt fassen konnte. Ich war ja alleine da, das waren immer vier Bäder und vier Patientinnen. Vorne waren wohl so Dinger drüber, aber man mußte immer aufpassen, daß das Wasser die richtige Wärme hatte. Das war ja unser Dienst, deshalb saßen wir ja da. ...

Die Pfleger hatten ja vorher meistens einen Beruf, bevor sie hier anfingen: Maurer, Tischler, Zimmermann und sowas. Mein Mann war Zimmermann, der hat die Zimmerarbeiten hier an den Häusern mitgemacht. Mein Mann war auch Pfleger. Wir haben uns auf dem Erntefest kennengelernt. Sonst kam man ja gar nicht zusammen. ..."

Q 14.2: Aus dem Interview mit Frau K.
(Zitiert nach: Engelbracht 1990, Seite 42 - 47)

Dauerbäder wurden allgemein in der Psychiatrie bald zur häufigsten Therapieform, die der Beruhigung dienen sollte. Über die Arbeit mit Patienten, denen Dauerbäder verordnet worden waren, berichtet Schwester Luzie folgendes:

Von 1939 bis 1941 arbeitete ich noch im Psychiatrischen Krankenhaus in Heppenheim.
Da es kaum Medikamente gab, waren die Patienten häufig schwer erregt und zum Teil gewalttätig.
Die Therapie dieser Patienten bestand meist aus dem Dauerbad. Zu diesem Zweck wurden Badewannen mit maximal 37 Grad warmem Wasser gefüllt. Die Patienten mußten darin bis zu 24 Stunden liegen. Besonders erregte Patienten kamen in die Deckelwanne, diese hatte zwei, nach links und rechts ausklappbare Deckel, bei denen im geschlossenen Zustand nur noch der Kopf des Patienten herausschaute. Wurde das Wasser zu kalt, mußte die Badewanne abgelassen werden, der Patient wurde herausgeholt, dann wurde die Wanne erneut mit warmem Wasser gefüllt und der Patient wieder in die Wanne gesetzt. Es durfte nicht einfach heißes Wasser dazugeschüttet werden, um die Patienten nicht zu verbrühen.
Eine Pflegeperson hatte die Aufsicht über die Patienten, die im Dauerbad lagen. Es war nicht möglich, sich in irgendeiner Form mit Patienten zu beschäftigen, da es ständig Unruhe gab, teilweise auch Schlägereien unter Patienten. Man muß bedenken, daß zu dieser Zeit 40 Patienten in einem riesigen Saal zusammen untergebracht waren.
Ansonsten bestand unsere Arbeit noch aus der täglichen Visite mit den Ärzten, und es wurden Berichte über das Verhalten der Patienten geschrieben. Einige Patienten gingen zur Beschäftigungstherapie in die

Gemüseküche, den Nähsaal oder die Gärtnerei.
Da ich erst 1932 mit der Arbeit im Krankenhaus begonnen hatte, konnte ich auch keinen Unterschied in der täglichen Arbeit nach 1933 feststellen.

Q 14.3: Durchführung von Dauerbädern
(Zitiert nach: Steppe 1993, 58)

Seit den 30er Jahren wurde die Dauerbadbehandlung häufig durch die Insulinschocktherapie, später die Elektroschocktherapie abgelöst. Diese Methoden fanden bis in die späten 70er Jahre hinein ihre Anwendung. Auch Krampfmittel oder gehirnchirurgische Methoden kamen zum Einsatz.
Erst als in den 60er Jahren die Psychopharmaka aufkamen, konnten viele Langzeitpsychiatriepatienten entlassen und ambulant versorgt werden. Auch die verschiedenen Psychotherapieformen entwickelten sich stetig fort. Von einer durchgängigen ganzheitlichen Pflege und Behandlung psychisch Kranker sind wir jedoch auch heute noch ein Stück weit entfernt.
Diese Entfernung spiegelt sich bereits in der Ausbildung, die in die Krankenpflegeausbildung integriert ist, wider. Seit den 60er Jahren gibt es zwar an einigen Orten bis zu zweijährige Fachweiterbildungen, die jedoch nur von einem verschwindend geringen Anteil der in der Psychiatrie arbeitenden Pflegekräfte besucht worden ist. Dieser Umstand trägt sicherlich mit dazu bei, daß die Hospitalisierung (= psychische/ physische Schäden durch die Institution) psychisch Kranker relativ hoch ist.

Aufgaben:
1. Vergleichen Sie die Aussagen von Frau K. über das Leben einer Krankenschwester mit den allgemeinen Bedingungen, wie sie in Kapitel 6.1.2 (Seite 65) beschrieben werden.
2. Welche Einstellung nehmen Sie selbst gegenüber psychiatrischer Pflege ein?

15 Ausbildung in der Pflege

In Antike, Mittelalter und früher Neuzeit wurden Pflegehandlungen ausschließlich durch das praktische Tun vermittelt. Erste Ansätze einer theoretischen Unterweisung sind uns erst seit Vincent de Paul aus dem 17. Jahrhundert bekannt. Er unterrichtete einmal wöchentlich die „Filles de la Charité", die Töchter der Barmherzigkeit, in Ethik der Krankenpflege.

Die im 18. Jahrhundert punktuell einsetzende theoretische Ausbildung für Wärterinnen ging auf das Bestreben einiger Ärzte zurück, die eher unmotivierten Wärterinnen auf die anspruchsvoller gewordene Pflegearbeit vorzubereiten. Als Initiator ist vor allem der Arzt und Universtiätslehrer Franz Anton **Mai** (1742 - 1814) zu nennen, der 1781 eine Krankenwärterschule eröffnete. Die Ausbildung dauerte drei Monate und endete mit einer Abschlußprüfung. Ziel der Ausbildung war es, die Pflegekräfte zu einer partnerschaftlichen Einstellung gegenüber dem Arzt und einer sachgerechten gegenüber den Patienten zu motivieren. Mai hielt eine Verhaltensänderung dringend für notwendig, wenn er feststellte,

„daß die meisten unserer jetzigen Krankenwärter Weiber sind, deren viele mehr auf ihre eigene Gemächlichkeit, als auf die Bedienung der Kranken sehen. ... Ihre größte Beschäftigung ist es, die Geheimnisse eines Hauses in das andere sorgfältig hinüber zu tragen; ... über Heilarten rechtschaffener Ärzte loszuziehen; abergläubische Mittel und allerhand Quacksalbereien unterzuschieben, und den Arzt zum Nachteile des Kranken zu hintergehen."

Q 11.1: Der Arzt Mai über die Wärterinnen (Zitiert nach: Wys 1982, 86)

Unterricht für Krankenwärter zum Gebrauch öffentlicher Vorlesungen von Franz May, der Weltweisheit und Arzneiwissenschaft Doktor, Kurpfälzischer Hofmedicus und Medicinalrath, auch ausserordentl. der Lehrer der Arzneiwissenschaft auf der hohen Schule zu Heidelberg.

Abb. 11.1: Krankenpflegelehrbuch

Mai schrieb zu der von ihm durchgeführten Unterweisung ein Lehrbuch „Unterricht für Krankenwärter", „mit dem Ziel, ‘den Zöglingen leicht faßliche Grundsätze aus der Naturlehre, der Diätetik und Versorgungslehre beizubringen' ." (Genschorek 1986, 151) Seine Ausbildung fand an einigen Orten Nachahmer. Letztlich konnte sich seine Idee jedoch nicht durchsetzen, da sein Werk von zu vielen Berufskollegen, vor allem aus seiner unmittelbaren Nähe, mißtrauisch bis ablehnend beobachtet wurde, möglicherweise aus Furcht vor der heilkundigen Konkurrenz (s. S. 35/36)!
Weitere ähnliche Versuche folgten. So führte Johann **Dieffenbach** (1792 - 1847), seit 1829 leitender Arzt der Chirurgie an der Charité in Berlin, einen zunächst dreimonatigen, später auf sechs Monate erweiterten Kurs ein, der mit dem Abschluß „geprüfter Krankenwärter", geprüfte Krankenwärterin" endete.

15.1 Krankenpflegeausbildung

15.1.1 Schwesternausbildung

Einige Jahrzehnte später wurde von Pastor **Fliedner** in der von ihm gegründeten Diakonissenanstalt eine Pflegerinnenausbildung ins Leben gerufen. Die Ausbildung in der „leiblichen Krankenpflege" unterstellte er einem Arzt, weitere Instruktionen wurden von einer erfahreren Pflegerin erteilt. Er selbst unterrichtete in der zunächst von ihm im Jahre 1836 in Kaiserswerth gegründeten „Pflegerinnenanstalt" häufig seelsorgerische Inhalte wie Ethik der Krankenpflege oder Bibelkunde.

Kaiserswerth war dabei als Kaderschmiede für Pflegerinnen, die später an anderen ähnliche Ausbildungen leiten sollten, gedacht.

Zur Ausbildung wurden nur unverheiratete Frauen ab 21 Jahren mit evangelisch/lutherischer Konfession angenommen. Entsprechend der Auffassung Fliedners, daß Pflege umfassend sei, also über die Grund- und Behandlungspflege hinausgehen müsse, wurden Kenntnisse in der Hausarbeit wie in Allgemeinbildung vermittelt: Der folgende Stoffkatalog sollte dies gewährleisten:

„Pflegekenntnisse und chirurgische Fähigkeiten:
Pflasterschmieren und -legen, Senfteig pp;
Baden und Einreiben, Thermometer, Klistiersetzen;
Blutegelsetzen;
Schröpfen;
Leichenbehandlung;
Kräuterkennen.

Kenntnisse in Handarbeiten:
Waschen und Bügeln, Stricken, Nähen, Flicken und Stopfen, Kleidermachen, Hütenähen;
Teppich- und Netzestricken, Schuhflechten, Strohflechten, Kordelmachen und häkeln, Papparbeitenmachen.

Elementare Schulkenntnisse:
Lesen, Schreiben, Rechnen, Singen, biblische Geographie, Religionskenntnisse:
Biblische Geschichte, Sprüche, Lieder, Glaubenslehre, Unterscheidungslehren.

Betragen:
Reinlichkeit, Ordnung, Fleiß, Aufrichtigkeit, Verträglichkeit, ernstes Betragen."

Q 15.2: Ausbildungsinhalte der Diakonissen
(Zitiert nach: Sticker 1960, 279)

Trotz gewisser Vorgaben, die Fliedner der Ausbildung zugrunde legen wollte, brachte eine Umfrage aus dem Jahre 1898 unter den inzwischen auf 60 angewachsenen Mutterhäusern sehr unterschiedliche Ausbildungspraktiken zu Tage. So schwankte die Zeit für den theoretischen Unterricht zwischen insgesamt 12 und 180 Stunden. Der Unterricht wurde teilweise ausschießlich von Ärzten erteilt, teilweise wurde er zwischen Ärzten und Schwestern aufgeteilt. Einheitliche Lehrbücher wurden nicht verwendet. Auch stellte sich heraus, daß die Vorgehensweise bei der praktischen Unterweisung nicht einheitlich gehandhabt wurde.

Wie eine auf die Umfrage folgende Erörterung zeigte, stand bei der Ausbildung weniger ein durch eine einheitliche Prüfung anzustrebender Abschluß im Vordergrund, als vielmehr die Grundgedanken einer caritativen Pflegearbeit.

Einge der **Schwesternschaften des Roten Kreuzes** begannen etwa seit der Mitte des vorigen Jahrhunderts Pflegeschulen einzurichten. Beide Konfessionen werden zugelassen, eine Bindung an die Ideale des Christentums wird vorausgesetzt. Das Eintrittsalter beginnt ebenfalls mit 21 Jahren.
1902 wurde ein Lehrplan, ein Diplom sollte nicht erteilt werden, mit einem Kanon der folgenden 12 Fächern vorgelegt (eine Stundenangabe erfolgte nicht).

Anatomie und Physiolgie

Ernährung des gesunden und kranken Menschen.

Krankenzimmer

Krankenbett

Pflege bettlägeriger Kranken

Pflege fiebernder Kranker
Ausführung der ärztlichen Anordnungen

Vorber. der Operationen und Verbände
Muß in der Hauptsache auf den chirurgischen Stationen praktisch gelehrt werden

Hülfeleistungen bei plötzlichen Unglücksfällen

Pflege bei Nervenkranken und Geisteskranken

Pflege der Wöchnerinnen

Pflege des gesunden und kranken Kindes

Q 15.3: Fächerkanon der Rot-Kreuz-Ausbildung
(Bericht der Jahresversammlung 1902 des Verbandes deutscher Krankenpflegeanstalten vom Roten Kreuz, zitiert nach Kruse, 1987 50 f.)

Für die Durchführung des Unterrichts wurde neben Anschaulichkeit, vor allem durch das Zeigen besprochener Gegenstände, eine fragende Unterrichtsform empfohlen, dazu hieß es:

„Den Schwestern wird für die nächste Stunde ein Abschnitt des Lehrbuches zum Durchlesen aufgegeben. Der Lehrer stellt dann die Fragen an die verschiedenen Schwestern, und zwar so, daß jede Schwester jeden Augenblick gewärtig sein kann, eine Frage beantworten zu müssen. Der Lehrer gibt Erklärungen und Erläuterungen, geht aber nicht zu sehr ins einzelne, weil dadurch dem oft ungeschulten Denkvermögen der Schülerinnen eine zu große Last aufgebürdet wird."

Q 15.4: Unterrichtsdurchführung
(Bericht der Jahresversammlung 1902 des Verbandes deutscher Krankenpflegeanstalten vom Roten Kreuz, zitiert nach: Kruse, 1987, 50 f.)

Die praktische Ausbildung begann mit hauswirtschaftlichen Tätigkeiten. Danach sollte die Unterweisung auf der Station folgendermaßen durchgeführt werden:

„Die Lehrschwester (Pflegeschülerin) wird beim praktischen Dienst zunächst zusehen müssen. Dabei ist darauf hinzuweisen, was mit den einzelnen Handlungen bezweckt wird, warum es so gemacht wird und nicht anders. Alsdann wird sie zu einzelnen Hülfsleistungen herangezogen und schließlich muß sie, von der Oberschwester überwacht, die Pflege selbst ausüben und muß dabei von ihrem Tun Rechenschaft ablegen können."

Q 15.5: Praktische Ausbildung
(Bericht der Jahresversammlung 1902 des Verbandes deutscher Krankenpflegeanstalten vom Roten Kreuz, zitiert nach: Kruse 1987, 51)

Ab 1894 nahm der von Friedrich Zimmer gegründete **evangelische Diakonieverein** die Ausbildung unverheirateter Frauen aus gehobenen Schichten auf. Außer dem Alter, das zwischen 20 und 34 Jahren liegen mußte, wurden folgende Bedingungen erhoben:

„Unabstößiges Vorleben, Neigung und Begabung zum Diakoniedienst, körperliche Rüstigkeit, allgemeine Bildung gemessen an der Fähigkeit, eigene Gedanken klar und geordnet in deutscher Sprache niederzuschreiben und für die Pflegediakonie gründliche und praktische Kenntnisse der gesamten Hauswirtschaft."

Q 15.6: Aufnahmevoraussetzungen
(Zimmer 1897, zitiert nach: Kruse 1987, 53)

Die Ausbildung dauerte ein Jahr an von Zimmer ausgewählten Krankenhäusern.
Der theoretische Unterricht wurde von Ärzten, die praktische Ausbildung von bereits geschulten Schwestern durchgeführt. Neu an der Ausbildung war, daß der theoretische Unterricht das Fach „Bürgerkunde" enthielt, aber vor allem, daß die Ausbildung mit einem Hausexamen abschloß.

Aufgaben.
1. Fassen Sie Gemeinsamkeiten und Unterschiede der drei im 19. Jahrhundert eingerichteten Ausbildungen für Krankenschwestern sowie der durch Ärzte gegründeten Schulen zusammen.
2. In welchen dieser Bestandteile erkennen Sie Elemente ihrer eigenen Ausbildung wieder, in welcher Hinsicht sehen Sie entscheidende Veränderungen?

15.1.2 Erste gesetzliche Regelungen

Im Jahre 1906 verabschiedete der Deutsche Bundesrat eine Empfehlung zur Vereinheitlichung der Krankenpflegeausbildung. Auf dieser Grundlage konnten entsprechende landesrechtliche Bestimmungen in Kraft gesetzt werden. Der damalige Bundesstaat Preußen erließ daraufhin als erster im Jahre 1907 staatliche Prüfungsvorschriften. Weitere Bundesstaaten folgten in den nächsten Jahren. Die preußischen „Vorschriften über die staatliche Prüfung von Krankenpflegepersonen" sahen eine einjährige Ausbildung vor, in die mindestens 200 Unterrichtsstunden integriert sein mußten. Die für heutige Verhältnisse sehr niedrig anmutende Stundenzahl erklärt sich aus der damaligen weitgehend vorherrschenden Auffassung, daß Krankenpflege am besten durch Anlernen und durch Mitarbeit auf den Stationen erlernbar sei.

Die Inhalte der Ausbildung, die sich in Fächer wie Krankenwartung, Krankheitslehre, Krankenernährung, Säuglingspflege (nur für weibliche Auszubildende) gliederten, waren am Ende der Ausbildung Gegenstand einer mündlichen Prüfung. Der zweite Teil der Prüfung bestand in der praktischen Anwendung krankenpflegerischer Kenntnisse. Die Überprüfung dieser Kenntnisse erstreckte sich auf verschiedene Pflegeleistungen sowie die Hilfeleistung während einer Operation. Die bestandene Prüfung wies die Prädikate „sehr gut", „gut" oder „genügend" auf. Sie berechtigte, den „Ausweis für staatlich anerkannte Pflegepersonen" zu führen, der in allen Bundesstaaten anerkannt wurde.

Die Abnahme der Prüfung erfolgte durch drei Ärzte. Diese Regelung entsprach den Vorstellungen der Ärzteschaft, die sich allein berufen fühlte, über die Eignung für Krankenpflege entscheiden zu können.

Die Neuregelung der staatlichen Krankenpflegeausbildung wurde nicht uneingeschränkt bejaht. So konnte Agnes Karll die neue Regelung zwar durchaus als ersten Schritt begrüßen, von ihrer Forderung einer dreijährigen Ausbildung war diese Lö-

Stundenplan für den Ausbildungskursus.

Stunden.	Montag.	Dienstag.	Mittwoch.	Donnerstag.	Freitag.	Samstag.	Sonntag.
7–8	Arbeitsstunde.	Lehrstunde des Inneren Arztes.	Arbeitsstunde.	Lehrstunde des Inneren Arztes.	Arbeitsstunde.		
8–9	Deutsch.	Geschichte und Geographie.	Deutsch.	Bibelkunde.	Kirchengeschichte.	Geschichte und Geographie.	
9–10	Glaubenslehre.	Repetitionsstunde.	Glaubenslehre.	Repetitionsstunde.			
10–11	Arbeitsstunde oder Operationssaal.						
11–12	Rechnen.		Innere Mission.	Rechnen.	Innere Mission.	Bürgerkunde.	Gottesdienst.
12–½1	Arbeitsstunde oder Operationssaal.						Sonntagsschule.
½1–2	Pause.						
2–3	Spazierengehen oder abteilungsweise helfen auf den Stationen.						Hospitieren in den Jungfrauenvereinen der benachbarten Gemeinden.
3–4	Handarbeit.	Handarbeit.	Handarbeitsstunde.	Repetitionsstunde.	Vorbereitung zur Sonntagsschule.	Handarbeitsstunde.	
4–5	Repetitionsstunde.	Naturkunde.	Repetitionsstunde.	Handarbeitsstunde.	Handarbeit	Putzen.	
5–6	Lehrstunde des Chirurgen.	Kirchengeschichte.	Arbeitsstunde.	Arbeitsstunde.	Lehrstunde des Chirurgen.		
6–½7	Arbeitsstunde.						
½7–8	Pause.						
8–9	Allgemeiner Schwesternabend.	Noten- und Musikstunde.	Allgemeine Bibelstunde.	Allgemeine Missionsstunde.	Gesang.	Wochenschluß.	

Abb. 15.2: Stundenplan eines Ausbildungskurses aus dem Jahre 1908 (Aus: Kruse 1987, 99)

sung jedoch noch ein Stück weit entfernt. Die Rot-Kreuz-Schwesternschaft hatte sich gegen eine staatliche Ausbildung ausgesprochen, da sie aus ihrer Sicht lediglich den „wilden Schwestern" Vorteile brachte, wie der Jahresbericht von 1911 ausweist. Die eher gewerkschaftlich orientierte Schwester Charlotte Caemmerer beklagte im Jahre 1915 folgende Mißstände:

- Die Ausbildungszeit von einem Jahr sei zu kurz,
- die Krankenhausverwaltungen sähen die Schülerinnen in erster Linie als billige Arbeitskräfte,
- die Schülerinnen würden durch überlange Arbeitszeit mit schwerer Hausarbeit und verantwortungsvoller Pflegetätigkeit überlastet, zwei Wochenstunden Unterricht seien angesichts des großen Lernpensums zu groß,
- der Unterricht würde zudem in den Freistunden oder abends erteilt, wobei
- keine weiblichen Lehrkräfte (Schwestern) zur Verfügung stünden, dies wäre beispielsweise für die Fächer Berufsethik, Körperpflege, Gesundheitsvorsorge wünschenswert,
- die praktische Anleitung am Krankenbett erfolge unzureichend,
- es fände kein regelmäßiger, geplanter Wechsel der Schülerinnen auf die verschiedenen Fachabteilungen statt.

(Caemmerer, Ch. v.: Berufskampf der Krankenpflegerin in Krieg und Frieden. München, Leipzig 1915, in: Kruse 1987 , Seite 93)

1921 wurde die Ausbildungszeit auf zwei Jahre erhöht. Eine eindeutige Regelung, nach der alle in der Krankenpflege Tätigen eine staatliche Prüfung zu absolvieren hatten, wurde zwar von einer Reihe sachverständiger Politiker gefordert, kam jedoch nicht zuletzt wegen des Widerstandes der Ordenskrankenpflege nicht zustande. Folgende Auffassung wurde hierbei vertreten:

„Es widerspricht unserer Auffassung der Krankenpflege und es wird unseres Erachtens zum Schaden der Hilfsbedürftigen ausschlagen, wenn man einzig dem schulmäßig vorbereiteten und geprüften Personal den Krankenpflegedienst vorbehalten will. Die Krankenpflege ist nicht anzusehen wie eine Summe rein technischer Handgriffe und Anwendungen. Die kommen nur zu einem Teil in Frage. Im Ganzen des Krankenpflegedienstes nehmen sie eine untergeordnete Stellung ein.
Weit höher und weit einflußreicher für das Ziel der Krankenpflege sind erfahrungsgemäß die in ihr waltenden ethischen Kräfte. Die Krankenpflege ist Liebesarbeit, Heilandsarbeit für den ganzen Kranken, für Leib und Seele des Christen. Der Liebestätigkeit lassen sich Richtlinien geben, aber keine Grenzen setzen. Sie gesetzlich einengen hieße nichts anderes, als um eines gewerblichen Berufszweiges willen viele Bedürftige und Kranke der Hilfe berauben.
..."

Q 15.7: Eingabe der Bischofskonferenz an das Innenministerium
(Zeitfragen der Krankenpflege 1927, zitiert nach: Kruse 1987, Seite 102)

Der Streit um die Berufsbezeichnung "Schwester" fand dagegen ein Ende. Diese Bezeichnung stand bis dahin lediglich den Mitgliedern der Orden, der Mutterhäuser sowie der Berufsorganisation zu. Alle anderen Pflegekräfte waren bis dahin mit den Titeln „Krankenwärterin" oder „Pflegerin" in die zweite Reihe verwiesen worden. Mit der Verabschiedung der Ausbildungsordnung von 1921 galt sie nun für alle Pflegekräfte mit staatlichem Abschluß.

Eine erste reichseinheitliche Ausbildungsordnung wurde während der Naziherrschaft im Rahmen der Gleichschaltung der Länder 1938 verabschiedet. Neben der weiterhin verlangten gesundheitlichen Eignung wurde die sittliche Eignung durch die politische ersetzt. Nationalsozialistisches Gedankengut floß in die Ausbildung ein.

Aufgaben:
1. Vergleichen Sie die Kritik an der Ausbildung durch Schwester Charlotte von Caemmerer mit heutigen Bedingungen
2. Fassen Sie zusammen, wie die verschiedenen Pflegeorganisationen zur staatlichen Ausbildung standen.

15.1.3 Ausbildungsregelungen ab 1949

In den ersten Nachkriegsjahren regelten die Länder zunächst wieder in eigener Regie die Ausbildung. Mit Gründung der Bundesrepublik im Jahre 1949 wurde im Grundgesetz die Regelung der „Zulassung zu ärztlichen und anderen Heilberufen und zum Heilgewerbe" verankert. Nach langen Diskussionen kam es dann im Jahre **1957** zur Verabschiedung eines neues Krankenpflegegesetzes. Besonders strittige Gesichtspunkte betrafen die Dauer der Ausbildung und die Festlegung auf den Schutz der Berufsausübung. Beide Fragen beschäftigten Politik und Berufsverbände noch weitere Jahrzehnte. Bei der Dauer der Ausbildung ging es um zwei oder drei Jahre und die Anzahl der Unterrichtsstunden, die wegen des ärztlichen Bedarfs an guten Hilfskräften gesteigert werden sollte.

Gegner einer dreijährigen Ausbildung, vor allem die katholische Ordenspflege, wiesen beharrlich darauf hin, daß Krankenschwestern zwar neben ihrer ursprünglichen pflegerischen Aufgabe auch ärztliche Assistenz zu leisten hatten, diese aber hinter dem „Kernstück des Pflegeberufes" zurückstehen müsse, und eine zweijährige Ausbildung daher vollkommen ausreiche. Ein Schutz der Berufsausübung hätte bedeutet, daß niemand außer examinierten Pflegekräften in Krankenhäusern hätte arbeiten dürfen. Um den Bedarf an Pflegekräften zu sichern, fiel die Entscheidung für die zweijährige Ausbildung mit anschließendem praktischen Jahr und für einen Verzicht auf den Schutz der Berufsausübung.

Schon nach wenigen Jahren zeigte sich, daß die 400 Stunden theoretischen Unterrichts bei weitem nicht ausreichten. Von der **Deutschen Krankenhausgesellschaft** wurde daher bereits 1963 eine Empfehlung zur „Aus- und Fortbildung von Krankenschwestern" herausgebracht, die Regelungen für die theoretische und praktische Ausbildung zum Inhalt hatte. Der theoretische Unterricht wude mit 1050 bis 1500 Stunden veranschlagt, dazu kamen 400 bis 600 Stunden Anleitung im Krankenhaus. Die praktische Ausbildung wurde für die entsprechenden Fachgebiete mit abzuleistenden Wochen geregelt. Die gesamte Ausbildung sollte drei Jahre umfassen.

Eine Reihe dieser Empfehlungen wurde in die Novellierung im Jahr **1965** bzw. in die 1966 verabschiedete Ausbildungs- und Prüfungsordnung aufgenommen. Hintergrund der Gesetzesnovellierung bildete vor allem der permanent zu geringe pflegerische Personalbestand. Diesem Übel sollte vor allem durch die Zahlung einer **Ausbildungsvergütung** entgegengewirkt werden.

Die Beratungen und Vorschläge zur Reform der Krankenpflegeausbildung waren jedoch auch mit der Novellierung von 1965 nicht aus der Welt geschafft. So führte der anhaltende Personalmangel zur Diskussion, das Eingangsalter auf 16 Jahre zu senken. Noch länger wurde die Zuordnung der Krankenpflegeausbildung zum Berufsfachschulwesen oder in die Zuständigkeit des Berufsbildungsgesetzes debattiert. Mit dem bis heute gültigen Krankenpflegegesetz wurden dann beide Möglichkeiten ausgeschlossen. Heute wird die Zuordnung zum Berufsfachschulwesen erneut erörtert!

Das Krankenpflegegesetz (KrPflG) von **1985** und die Ausbildungs- und Prüfungsordnung für die Berufe in der Krankenpflege (KrPflAprV) brachten eine Reihe bemerkenswerter Neuerungen mit sich:
So setzte sich die Schulleitung bis 1965 aus Ärzten oder leitenden Krankenpflegepersonen zusammen. Seit 1985 wird die Leitung von einer Unterrichtsschwester/ einem Unterrichtspfleger allein oder gemeinsam mit einem Arzt oder einer leitenden Pflegeperson wahrgenommen. Die theoretische Ausbildung umfaßt jetzt mindestens 1600 Stunden. Im Fach Krankenpflege wird der Unterricht von 250 Stunden auf 480 fast verdoppelt, in der schriftlichen Prüfung erhält es die höchste Gewichtung. Vor allem aber wird erstmalig das Tätigkeitsfeld einer Krankenschwester/Krankenpflegers in § 4 KrPflG beschrieben (S. 11).

15.3 Altenpflegeausbildung

Die Altenpflege als eigene Fachrichtung ist erst im 20. Jahrhundert, also etwa ein Jahrhundert später als die Krankenpflege heutiger Prägung, entstanden. Demzufolge ist die Ausbildung in der Altenpflege eine noch sehr junge Disziplin. Die konfessionellen Pflegeverbände waren die ersten, die ihre angehenden Schwestern auf deren Arbeit in Altenpflegeheimen vorbereiteten. Mit zunehmendem Bedarf an Altenpflegeplätzen wurden seit Ende der 50er Jahre auch Ausbildungsangebote für nichtorganisierte Bewerberinnen angeboten. Vor etwa 30 Jahren begann eine Bezuschussung durch die zuständigen Behörden. Da in den Mutterhäusern die Neueintritte drastisch zurückgingen und die Arbeit mit eigenen Schwestern daher bei weitem nicht mehr leistbar war, öffneten sie ihre Lehreinrichtungen dem nun erweiterten Bewerberkreis. Die weiteren Motive von Ausbildungsträgern und Bewerbern erläutert Schwester Rose Marie von Maltzan, Leiterin der von der Schwesternschaft des Diakonissenhauses Elisabethstift in Oldenburg im Jahre 1961 eröffneten Altenpflegeschule:

„Die Arbeit auf den Pflegestationen des Friedas-Frieden-Stiftes gab immer mehr Aufschluß darüber, daß die Bedürfnisse des älteren Menschen sich veränderten; es reichte nicht mehr aus, die pflegerische Versorgung und seelsorgerische Betreuung zu leisten. Die Zahl der Siech- und Chronischkranken, deren Betreuung ein fundiertes Fachwissen erforderten, stieg ständig an.
Zum zweiten sollte Müttern und Frauen in der zweiten Lebenshälfte eine sinnerfüllte Tätigkeit ermöglicht werden, in die sie ihre hausfraulichen und mütterlichen Erfahrungen einbringen konnten. Eine weitere Anzahl von Frauen konnte in rein technischen Berufen keinen Sinn finden; hier tat sich die Möglichkeit zur Arbeit im mitmenschlichen Bereich auf. Sie kamen als Umschülerinnen.
Und sicherlich darf man den Aspekt der steigenden Arbeitslosigkeit nicht unbeachtet lassen. Es bewarben sich immer mehr Jugendliche, die von dem Personalmangel in den Pflegeberufen gehört hatten. Außerdem war für die Aufnahme Volksschulbildung erforderlich, im Gegensatz zu anderen Pflegeberufen, die mehr Schulkenntnisse voraussetzen."

Q 11. 8: Einrichtung von Altenpflegekursen
(Zitiert nach: Bordthäuser 1991, 20)

Die neue Ausbildung, die sich zunächst vornehmlich an ältere Berufsumsteiger gerichtet hatte, wurde immer häufiger als Erstausbildung von Jüngeren nachgesucht, die sogar bereit waren, das für ihre Ausbildung verlangte Schulgeld zu bezahlen!

1965 wurde vom Deutschen Verein für öffentliche und private Fürsorge eine Ausbildungsordnung für den Beruf des staatlich anerkannten Altenpflegers veröffentlicht. Bereits vier Jahre später erließ Nordrhein-Westfalen als erstes Bundesland eine staatliche Regelung. Andere Länder folgten und bis heute ist die Altenpflegeausbildung Ländersache geblieben. Demzufolge fallen die derzeit bestehenden länderhoheitlich geregelten Ausbildungsordnungen zeitlich und inhaltlich sehr unterschiedlich aus, so schwankt beispielsweise die Ausbildungsdauer zwischen 22 Monaten und drei Jahren, die Anzahl der Unterrichtsstunden zwischen ca. 1000 Stunden und 2000 Stunden. Entsprechend unterschiedlich ist das Ausbildungsniveau! Tendenziell einheitlich ist neben den medizinisch-pflegerischen Fächern die Ausrichtung auf den sozialpflegerischen Bereich. Fächer wie Gesprächsführung, Methodenlehre, Soziologie oder Methodik/Didaktik nehmen einen relativ großen Raum ein.

Aufgaben:
1. Worin sehen Sie einschneidende Ausbildungsveränderungen seit 1961?
2. Geben Sie die Zielsetzung im bestehenden Gesetzentwurf des Bundesrates mit Stand vom 26.04.1995 wieder (siehe folgende Seite und Seite 11)
3. Wie beurteilen Sie die Vorgehensweise der Politik in Hinsicht auf das Altenpflegegesetz?

Entwurf eines Gesetzes über die Berufe in der Altenpflege
(Altenpflegegesetz - AltpflG)

A. Zielsetzung

1. Die Ausbildung, Prüfung und staatliche Anerkennung von Alternpflegerinnen und Altenpflegern in der Bundesrepublik Deutschland erfolgt zur Zeit auf der Grundlage *länderspezifischer* Regelungen. Diese reichen von der betrieblichen Ausbildung im dualen System (Schule und Betrieb) nach dem Berufsbildungsgesetz über die Zuordnung der Ausbildung zum Schulrecht der Länder in Fachschulen oder Berufsfachschulen bis hin zur Entwicklung von Ausbildungsstätten eigener Art außerhalb des Berufsbildungsgesetzes und des Schulrechts der Länder analog der Krankenpflegeausbildung.
Strukturen, Ziele, Inhalte und Dauer der Ausbildung sind so unterschiedlich, daß von einem einheitlichen, in sich konsistenten Berufsbild kaum mehr gesprochen werden kann. Erst in vergleichsweise *wenigen* Ländern, und dies erst seit wenigen Jahren, wird eine *Ausbildungsvergütung* gezahlt. Schulgeldfreiheit ist noch nicht in allen Ländern völlig sichergestellt.

2. Um dieser Enwicklung entgegenzuwirken, haben die Kulturministerkonferenz und die Konferenz der Arbeits- und Sozialminister der alten Bundesländer am 9. November 1984 bzw. am 18. Juli 1985 eine Rahmenvereinbarung abgeschlossen mit dem Ziel, die Ausbildung, Prüfung und staatliche Anerkennung der Altenpflegerinnen/Altenpfleger zu vereinheitlichen. Dieses Ziel ist nicht erreicht worden. Die Tendenz zu diskrepanten Ausbildungsstrukturen hat sich in der Zwischenzeit eher verstärkt.

3. Das Problem ist durch das Hinzutreten der neuen Länder noch verschärft worden. Da es in der ehemaligen *DDR* keine allgemein staatliche Altenpflegeausbildung gab, müssen hier entsprechende Strukturen neu geschaffen werden. Dieses Feld ist bisher zu hohen Anteilen im Rahmen von AFG-Maßnahmen durch privat-gewerbliche Träger besetzt worden, was die grundsätzliche Frage nach Strukturbildung in diesem Bereich unter angemessener Beteiligung freigemeinnütziger und öffentlicher Träger aufwirft. ...

B. Lösung

1. Der aufgezeigte Sachverhalt macht den Erlaß eines Bundesgesetzes über die Berufe in der Altenpflege erforderlich. Die notwendige Vergleichbarkeit der *Ausbildungsstrukturen* in den Ländern und die fachlich gebotene Weiterentwicklung der Ausbildung in *Anlehnung an die Krankenpflegeausbildung* sind nur über ein Bundesgesetz erreichbar. Dies gilt auch für die gesetzliche Absicherung des Anspruchs auf Ausbildungsvergütung und deren Refinanzierung über die Entgelte der Alten- und Pflegeheime sowie der ambulanten sozialpflegerischen Dienste, die nur auf bundesrechtlicher Ebene wirksam erfolgen kann. ..."

Q 15.9: Gesetzentwurf Altenpflegegesetz
(BR-Drucksache 379/94)

Mit diesem letzten Satz scheiden sich wieder einmal die Geister! Bei dem vorliegenden Entwurf handelt es sich um einen Vorschlag des Bundesrates, also der Vertretung der einzelnen Bundesländer. Die hier vorgeschlagene Finanzierungslösung der Ausbildungsvergütung durch eine „Refinanzierung über die Entgelte der Alten- und Pflegeheime sowie der ambulanten sozialpflegerischen Dienste" bedeutet letztlich eine Erhöhung der Pflegesätze. Die Pflegesätze werden weitgehend durch die Pflegeversicherung gedeckt. Würde die Altenpflegeausbildung über die Pflegeversicherung finanziert, so wie die Krankenpflegeausbildung über die Krankenversicherung finanziert wird, würden die Beitragssätze zwangsläufig steigen. Und genau das will die Bundesregierung, die für diese Gesetze verantwortlich ist, verhindern. Beitragserhöhungen sind nicht nur unpopulär, sondern belasten auch die Wirtschaft, die ja die Hälfte der Beiträge zur Sozialversicherung trägt. Wenn die Finanzierung der Krankenpflegeausbildung nicht schon bereits über die Pflegesätze, die von den Krankenkassen entrichtet werden, geregelt wären, würde auch dies bei der ungebremsten Kostenexplosion im Gesundheitswesen äußerst umstritten sein. Die

Bundesregierung möchte dagegen die Kosten der Ausbildung den Ländern überlassen. Die Länder winken ihrerseits angesicht leerer Kassen dankend ab. Dieser Ball wird mittlerweile seit zehn Jahren ergebnislos hin und her gespielt

Auch der jetzt vorliegende Gesetzentwurf des Bundesrates wird daher in seiner vorliegenden Fassung wohl kaum im Bundestag verabschiedet werden. Die Stellungnahme der Bundesregierung, die im Bundestag über die absolute Mehrheit verfügt, wurde vom derzeitigen Bundeskanzler, Dr.Helmut Kohl, an den Präsidenten des Deutschen Bundestages weitergegeben. Im folgenden einige Auszüge aus dieser Stellungnahme:

Stellungnahme der Bundesregierung

Der Bundesrat hat in seiner 681. Sitzung am 10. März 1995 beschlossen, den Entwurf eines Gesetzes über die Berufe in der Altenpflege (Altenpflegegesetz) beim Deutschen Bundestag einzubringen (BR-Drucksache 1082/94 - Beschluß). ...
Die Bundesregierung nimmt vorbehaltlich der Stellungnahme zu den Einzelpunkten in den Ausschußberatungen zu den folgenden im Entwurf enthaltenen Vorschlägen Stellung:

1. Zu den Zielen der Ausbildung (§ 3)
Im Katalog der Ziele fehlen zwei wesentliche Gesichtspunkte, die für die praktische Berufsausübung von Bedeutung sind; nämlich die Fähigkeit, mit anderen in der Altenpflege tätigen Personen zusammenzuarbeiten und diejenigen Verwaltungsarbeiten zu erledigen, die in unmittelbarem Zusammenhang mit den Aufgaben in der Altenpflege stehen.

2. Zum Verhältnis der Anteile des Unterrichts zum Anteil der praktischen Ausbildung (§ 4 Abs. 1 Satz 5)
Das hier vorgesehene Gleichgewicht zwischen Unterricht und praktischer Ausbildung - mindestens je 2000 Stunden - sollte aus fachlichen Erwägungen nicht bestehen bleiben. Ausbildungsvergütungen können im übrigen nur gewährt werden, wenn der Anteil der praktischen Ausbildung überwiegt....

3. Zur Ersattung für die Kosten der Ausbildung (§ 25)
Die Gewährung eines Anspruchs auf Ausbildungsvergütung sollte eine Regelung darüber zur Folge haben, wie diese Kosten aufzubringen bzw. zu erstatten sind. Gegen die im Entwurf vorgeschlagene Regelung bestehen folgende erhebliche Bedenken:
Es ist bedenklich, den Grundsatz der Kostenerstattung (§ 25 Abs. 1 Satz 1) allein von Rechtsverordnungen der Länder abhängig zu machen und nicht im Gesetz selbst zu regeln.
Die in § 25 Abs. 1 Satz 2 eingeräumte Möglichkeit, auch die Kosten der Ausbildung - nicht nur die der Ausbildungsvergütung - in die Erstattungsregelung einzubeziehen, bedarf der weiteren Erörterung im Gesetzgebungsverfahren. Die Aufnahme der erweiterten Erstattungsregelungen in das Altenpflegegesetz hätte zur Folge, daß die Länder zu Lasten der Pflegekassen und der Sozialhilfeträger entlastet würden.

4. Sonderregelungen für Umschüler
Die Regeldauer der Altenpflegausbildung beträgt nach § 4 Abs. 1 des Entwurfs drei Jahre. Diese Dauer kann für Personen mit einschlägigen Berufsausbildungen und Erfahrungen nach § 7 Abs. 1 des Entwurfs verkürzt werden.
Um den Mangel an Pflegefachkräften zu beheben und die Umsetzung des Pflegeversicherungsgesetzes zu erleichtern, hält es die Bundesregierung für unerläßlich, mit einer auf zehn Jahre befristeten Ausnahmegenehmigung eine einjährige Verkürzung der Ausbildung auch für Personen mit nicht einschlägigen Berufsausbildungen zuzulassen. ...

Q 15.10: Stellungnahme der Bundesregierung zum Altenpflegegesetzentwurf
(Drucksache 13/1208 Deutscher Bundestag - 13.Wahlperiode)

Der Vorrang finanzieller Überlegungen vor sozialen oder fachlichen Fragen, wie er hier deutlich wird, gilt nicht nur für die Altenpflegeausbildung. Auch das in seiner heutigen Form existierende Krankenpflegegesetz ist unter ähnlichen Vorzeichen entstanden. Eine rasche Realisierung der auf der folgenden Seite skizzierten zukünftigen Pflegeausbildung ist daher fraglich.

15.4 Pflegeausbildung in der Zukunft

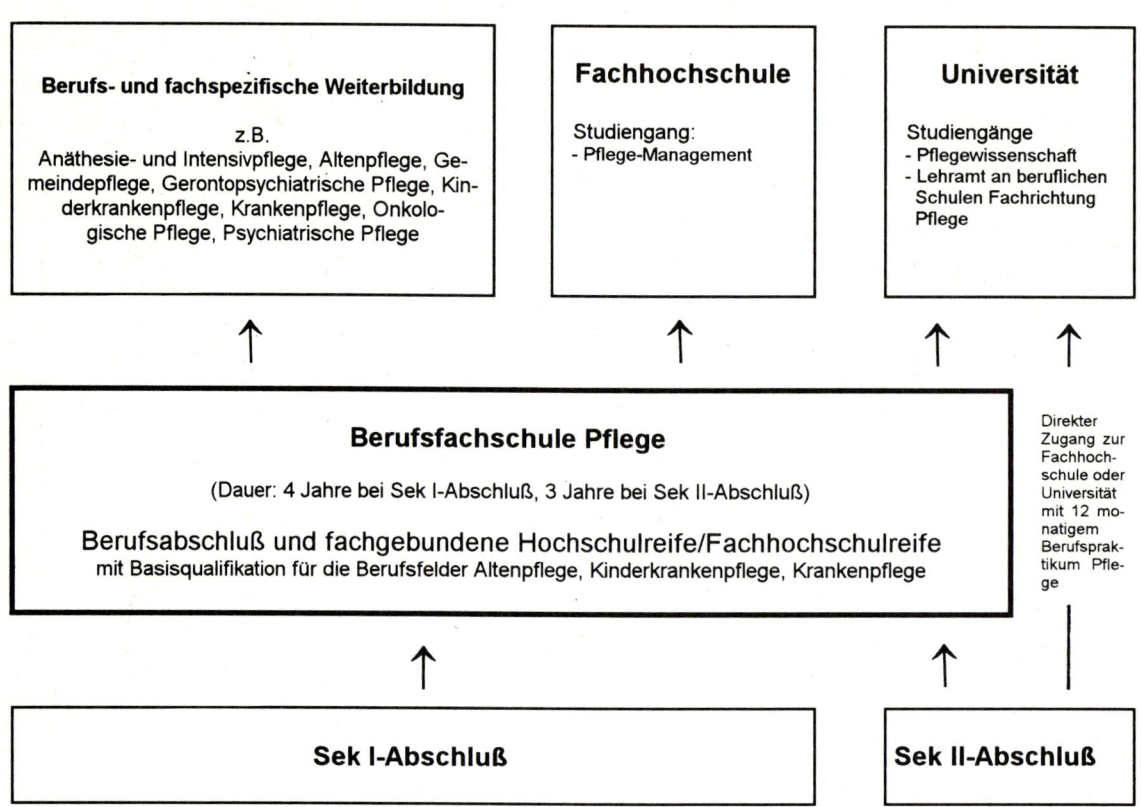

| Berufs- und fachspezifische Weiterbildung

z.B.
Anästhesie- und Intensivpflege, Altenpflege, Gemeindepflege, Gerontopsychiatrische Pflege, Kinderkrankenpflege, Krankenpflege, Onkologische Pflege, Psychiatrische Pflege | Fachhochschule

Studiengang:
- Pflege-Management | Universität

Studiengänge
- Pflegewissenschaft
- Lehramt an beruflichen Schulen Fachrichtung Pflege |

Berufsfachschule Pflege

(Dauer: 4 Jahre bei Sek I-Abschluß, 3 Jahre bei Sek II-Abschluß)

Berufsabschluß und fachgebundene Hochschulreife/Fachhochschulreife
mit Basisqualifikation für die Berufsfelder Altenpflege, Kinderkrankenpflege, Krankenpflege

Direkter Zugang zur Fachhochschule oder Universität mit 12 monatigem Berufspraktikum Pflege

| Sek I-Abschluß | Sek II-Abschluß |

Abb. 15.3: Bildungsplan Pflege (verkürzte Wiedergabe des BA-Vorschlages, BA = Bundesausschuß der Länderarbeitsgemeinschaften der Lehrer und Lehrerinnen für Pflegeberufe

Mitte der 90er Jahre wurden an einigen Fachhochschulen und Universitäten der Bundesrepublik erstmalig Pflegestudiengänge eingerichtet. Diese Ansiedlung der Pflege an den Hochschulen ist ein wichtiger Schritt auf dem Wege zur Professionalisierung der Pflege.

Professionalisierung bedeutet auch, daß sich die Pflegeberufe über eine eigene Forschung wissenschaftlich gesicherte Erkenntnisse über das, was Pflege ausmacht, was sie leisten und nicht leisten kann, Klarheit verschafft. Nach der Etablierung der Pflege als Beruf ist dies der nächste Schritt innerhalb der Entwicklung eines Berufes.

Bislang eröffnet eine Ausbildung in der Pflege noch nicht, wie dies in anderen Berufen möglich ist, eine Durchlässigkeit zum Fachhochschul- oder Hochschulstudium. Dieses können Pfle-

gende bislang, mit wenigen Ausnahmen in einigen Bundesländern, nur über eine zusätzlich erworbene Fachhochschulreife oder allgemeine Hochschulreife erreichen.

Berufsverbände und andere Gremien haben daher Konzepte entwickelt, denen vor allem eines gemeinsam ist, nämlich über den Berufsabschluß Pflege zum Fachhoch- oder Hochschulstudium zugelassen zu werden. Dieses Prinzip gibt die Abb. 11.2 wieder. Dieses Ziel wird allerdings nur dann in naher Zukunft erreichbar sein, wenn alle Pflegeverbände an einem Strang ziehen.

Aufgabe
Beschreiben Sie die Vorstellungen, wie eine zukünftige Ausbildung in der Pflege ablaufen könnte, entsprechend der Abb. 15.3.

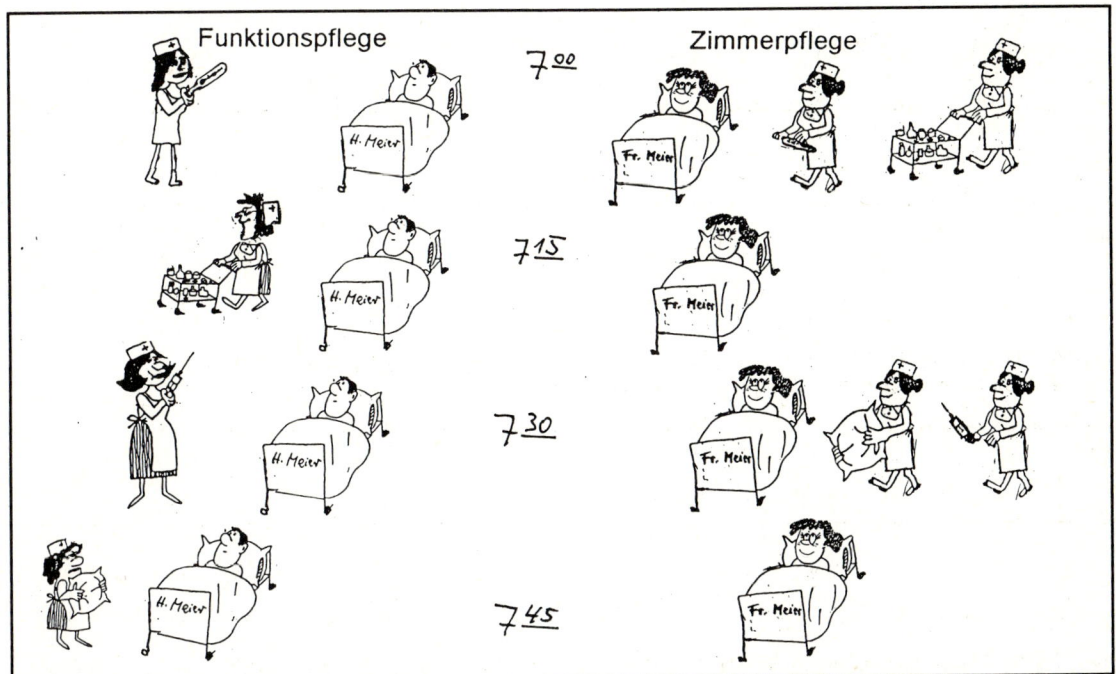

Abb. 16.1: Unterschiedliche Pflegesysteme und ihre „Beziehungsfähigkeit"

Gegenwärtig vollzieht sich ein Wandel in der Pflege. Ein Wandel dahingehend, daß die Pflegenden wieder bedürfnisorientierter und damit menschorientierter pflegen wollen. Dieser Prozeß ist jedoch noch nicht abgeschlossen. Der Mensch, der in der Zeit des technischen und des medizinischen Fortschrittes immer mehr in den Hintergrund trat, wird erst wieder allmählich zum Dreh- und Angelpunkt der Pflegetätigkeit. Das Resultat der medizinorientierten Pflege war und ist die Tatsache, daß das Pflegepersonal seine Pflegetätigkeit an der Krankheit des Menschen und nicht an seinen individuellen Bedürfnissen orientiert. Das bedeutet, Pflege richtet sich nach Befunden und nicht nach Befinden. Deutlich spürbar wird diese krankheits- und auch tä-

tigkeitsorientierte Pflege im Pflegesystem der sogenannten **Funktionspflege**.

„**Ganzheitliche Pflege**" hat als Schlagwort einen hohen Bekanntheitsgrad. Die Realität sieht jedoch so aus, daß die Arbeitsorganisation in der Krankenpflege diese in viele einzelne Arbeitsgänge zerteilt, zur regelrechten Fließbandpflege macht. So wie in der industriellen Fabrikaton die Arbeitsteilung, die inzwischen wieder durch komplexere Arbeiten humaner gestaltet wurde, verhielt sich die Entwicklung in der Organisation der Pflegearbeit.

Aufgabe:
Welches der beiden oben dargestellten Pflegesysteme haben Sie bisher kennengelernt? Worin sehen Sie seine Vorteile?

16.1 Funktionsorientiertes Pflegesystem

In der Funktionspflege mißt eine Pflegekraft bei allen zu Pflegenden der Station den Blutdruck, eine andere Pflegekraft verteilt die Medikamente und zwei weitere Pflegekräfte machen die Betten. Diese Liste ließe sich beliebig fortsetzen, und jeder, der in der Pflege arbeitet, kennt diese Form der Arbeitsorganisation. Nicht selten läuft diese Pflege zudem schlecht organisiert ab, so daß die Gefahr besteht, Pflegeverrichtungen doppelt oder gar nicht auszuführen, weil der Informationsfluß unter den Pflegenden nicht funktioniert hat.

Ganzheitliche Pflege und Funktionspflege schließen sich aus. So wie der Patient nur in Teilstücken, in Funktionen, bzw. Fehlfunktionen gesehen wird, so wird ebenso die Pflege organisiert: in zerstückelte Arbeitsabläufe, sogenannte „Rundenpflege", bei welcher eine Pflegekraft für das Blutdruckmessen, eine andere für die Verteilung der Medikamente, eine für die Essensverteilung usw., zuständig ist. Entscheidend aber ist, daß bei der Funktionspflege organisierende und ausführende Anteile der Pflegearbeit getrennt werden und somit planende Handlungs- und Entscheidungsspielräume der Pflegekräfte enorm eingeschränkt werden. Prozeßorientierte Pflege wird so unmöglich, auch sinkt das Anforderungsniveau, das an Pflegende gestellt wird. Aus betriebspsychologischer Sicht hört sich dies so an:

„Wird Arbeitszerlegung auf die Spitze getrieben, sinkt die Produktivität - vor allem durch Demotivation der Arbeitenden infolge Sinnentleerung der Arbeit. ... Auch sinkt das Pflegeniveau, da bei fehlender Beanspruchung bestimmter Fähigkeiten die Qualifikationen der Pflegekraft verkümmern"

Q 16.1: Pflegesystem und Motivation
(Elkeles 1991, 10 f.)

Die Sinnentleerung drückt sich darin aus, daß es äußerst schwer fällt, einen zu Pflegenden als Menschen „ganzheitlich" zu sehen. Für die Pflegekraft, die den RR mißt, und das bei allen Patienten der Station, ist es nicht unbedingt ersichtlich, ob der Patient viel oder wenig gegessen hat, oder wie er beim Waschen selbst aktiv geworden ist.

Zwar hat die Einführung von Pflegedokumentationen das Informationsdefizit der Pflegekräfte verringert, jedoch nicht beseitigt. Vor allem haben Pflegedokumentationssysteme nicht zwangsläufig eine prozeßorientierte Pflegeplanung zur Folge! Das derzeitige **medizinische Pflegekonzept**, d.h. die Pflegekraft führt ärztliche Anordnungen ohne eigene pflegerische Konzeption durch, und die Arbeitsorganisation der Funktionspflege schließen dies aus.

Von wem wird Pflege organisiert und wer führt sie aus? Noch genauer gefragt: Wer führt welche Pflegetätigkeiten aus? Auf vielen Stationen existiert dafür eine stationsspezifische Rangordnung, an die sich liebgewonnene Gewohnheiten knüpfen. Der ganzheitliche Charakter, der der Pflegearbeit innewohnt, wird durch die Regelungen bei der Funktionspflege zerstört. Es ist für ganzheitliche Pflege undenkbar, daß Pflegekräfte einer Station in eine planende und eine ausführende Abteilung aufgeteilt werden. Um ganzheitlich pflegen zu können, muß die entsprechende Pflege in Planung und Ausführung vereint sein. Es finden zwar heutzutage vermehrt Absprachen unter den einzelnen Pflegepersonen statt, aber meist auf organisatorischer Ebene:
Wer mißt den Blutdruck, **wer** macht die Einläufe, **wer** verteilt Medikamente?

Hinzu kommt, daß der Handlungsspielraum von Pflegekräften durch die ärztliche Anordnungsgewalt weitestgehend eingeschränkt wird. So werden häufig selbst einfachste pflegespezifische Maßnahmen angeordnet, bzw. dürfen nicht ohne ärztliche Erlaubnis ausgeführt werden

Bleibt dieser Zustand erhalten, ist die Gefahr groß, daß die Qualität der Pflege von der Qualität des Arztes abhängt!

16.2 Bezugspflege (oder menschorientiertes Pflegesystem)

Im Gegensatz zur Funktionspflege steht das System der Ganzheitlichen Pflege, das sich am Menschen und nicht an Verrichtungen orientiert. Dieser pflegerische Ansatz wird in unterschiedlichen Formen wie der Gruppenpflege, der Individualpflege oder der Zimmerpflege praktiziert.

Gruppenpflege:
Einem Pflegeteam werden mehrere Personen zur eigenständigen Pflege anvertraut.

Individualpflege:
Einer Pflegekraft werden ein oder mehrere Personen zur eigenständigen Pflege anvertraut

Zimmerpflege:
Einer Pflegekraft werden ein oder mehrere Zimmer zur eigenständigen Pflege übertragen.

Trotz gewisser Unterschiede ist allen diesen Arbeitsorganisationsformen gemeinsam, daß die Arbeitsbereiche klar abgegrenzt sind, daher auch der übergeordnete Begriff **Bereichspflege**. Das gemeinsame Ziel besteht in der Ausrichtung auf individuelle Bedürfnisse. Zugleich ist diese Organisationsform, die ein am Menschen orientiertes Pflegeverständnis voraussetzt, durch einen hohen Grad an Ganzheitlichkeit geprägt. Der Patient/Bewohner wird als Einheit wahrgenommen. Er wird als ein Mensch gesehen und nicht als *„die Galle"* oder *„der Blinddarm"* . Die Menschen haben in diesem Pflegesystem ihre **Bezugspflegekraft**! Die verschiedenen Pflegehandlungen werden nacheinander in einer am Bedürfnis des Patienten orientierten Reihenfolge durchgeführt. Die Pflege kann damit sinnvoll und bedürfnisorientiert geplant und durchgeführt werden. Zuvor wurde festgestellt, welche Handlungen der Gepflegte im täglichen Leben noch allein verrichten kann, und bei welcher Art Verrichtung er nur Unterstützung benötigt. Die patienten- und personenorientierte Pflege wird gezielt geplant und druchgeführt. Sie wird damit überprüfbarer und effektiver. Pflege geschieht somit nicht mehr aus dem Moment heraus und zufällig, sondern ist eine systematisch durchdachte Tätigkeit, die zur Qualitätssteigerung und Eigenständigkeit der Pflege beiträgt. Diese Art Pflege erfordert ein ausgeprägtes Pflegewissen!

Die Pflegeausbildung macht ganzheitliche Ausübung von Pflege möglich. Auf einer „normalen Station" haben alle Pflegekräfte mit der gleichen Ausbildung die gleichen Qualifikationen, sind also somit in der Lage, alle anfallenden Pflegetätigkeiten auszuführen.

Ganzheitliche Pflege unternimmt eine quantitative, keine qualitative Teilung der Pflege. Das bedeutet, jede der beteiligten Pflegepersonen übernimmt einige bestimmte Bewohner/Patienten. Leitgedanke dabei ist, daß jeder alles übernimmt. Jede Pflegekraft ist für die ausgeübte Tätigkeit verantwortlich. Eigenverantwortung und Eigenkontrolle ersetzt die Kontrollunterwerfung unter die Stationsleitung. Die Patienten sind ihrerseits darüber informiert, wer für sie verantwortlich ist, d. h. Ängste und Unsicherheiten können reduziert werden. Es bedeutet auch, daß mehrere Pflegetätigkeiten hintereinander durchgeführt werden können. Wird benötigtes Arbeitsmaterial mitgeführt, können etliche Wege über den Flur und „Türaufreißen" im Halbstundentakt erspart bleiben. Die ununterbrochene Verweilzeit bei einem zu betreuenden Menschen kann individueller gesteuert und durch einen höheren Grad an „Nähe" genutzt werden. Bezugspflege ist jedoch kein System, das angeordnet werden kann, sondern nur im Gefolge eines entsprechenden Pflegeverständnisses möglich.

Erst allmählich findet ein Umdenken statt. So beschreibt Liliane Juchli in der ersten Auflage ihres Lehrbuchs „Allgemeine und spezielle Krankenpflege" aus dem Jahr 1973 das Funktionspflegesystem und seine allmähliche Ablösung folgendermaßen:

„Die Tätigkeiten auf der Station werden nach Funktionen unterteilt: eine Pflegeperson übernimmt z. B. die Körperpflege bei allen Patienten, eine andere verteilt Medikamente und verabreicht Injektionen, wieder eine andere sorgt für das Essen. Die letzte Verantwortung liegt bei der Stationsschwester, die Arbeiten verteilt und koordiniert. Bei diesem System besteht die große Gefahr, daß der Patient nicht weiß, wer eigentlich für seine Bedürfnisse zuständig ist. Er fühlt sich in die Rolle eines Arbeitsobjektes hineingedrängt. ... (Jedes Pflegesystem hat) **Vor- und Nachteile.** Die Wahl ist von den baulichen und personellen Gegebenheiten im jeweiligen Krankenhaus abhängig. Heute geht vor allem in modern gebauten Krankenhäusern die Tendenz immer mehr zum Gruppenpflegesystem

Q.16.1: Funktionspflege im Lehrbuch 1973 (Juchli 1973, 15 f.)

Die Symptome, die mit diesem System einhergehen, sind richtig beschrieben. Der Umschwung, der sich in den letzten Jahren anbahnt, wird bereits zart angedeutet, er wird offensichtlich weitgehend von „baulichen" wie „von personellen Gegebenheiten" abhängig gemacht. Ob personelle Gegebenheiten die Anzahl der Pflegenden oder ihre Qualifikation oder ihr Pflegeverständnis meint, bleibt offen. Etwa 20 Jahre später, im Lehrbuch von 1991, werden die Gründe für die Beibehaltung der Funktionspflege genauer benannt:

„Die Umsetzung ganzheitlicher Modelle in die Praxis entwickelt sich jedoch nur langsam, Gründe sind:
• Mangel an ausgebildeten Pflegepersonen
• Abhängigkeitsverhältnis Schwester-Arzt
• einseitige Ausrichtung auf das gegenständliche Tun.
Die Bezeichnung 'praktische Pflege' und 'ärztlicher Hilfsberuf' sind typisch für diese Zeit. Dort wo Technik vorherrscht, z. B. im Akutkrankenhaus, könnte man auch von einer technisch bzw. medizinisch orientierten Pflege sprechen. Die Funktionspflege beherrscht das berufliche Denken und Handeln. Die Ausbildung bleibt, analog zur

wissenschaftlich-pragmatischen Entwicklung der Medizin, noch lange dieser Haltung verhaftet."

Q 16.2: Funktionspflege im Lehrbuch 1991 (Juchli 1991, 17)

Neue Gedanken haben es in der Pflege immer schwer gehabt, sich durchzusetzen. Neben äußeren Bedingungen wie dem Arzt-Schwester-Verhältnis, ist es aber vor allem das eigene Pflegeverständnis, das ein Überwinden des Systems Funktionspflege erschwert. In der „Juchli" von 1991 werden Form (Pflegesystem) und Inhalt (Pflegeauffassung/Pflegemodell) in folgender Weise in Zusammenhang gebracht:

„Wie jeder Prozeß, so macht auch der Veränderungsprozeß in der Krankenpflege nur langsam Fortschritte und löst vorerst Unruhe, Unbehagen und Ablehnung aus. Diese Situation zwingt uns heute, eine neue **Identifikation** bezüglich Berufsrolle und Berufsbewußtsein herbeizuführen, eine Tatsache, die nicht mehr zu übersehen ist. Gleichzeitig gilt es, die Bedingungen und den strukturellen Rahmen zu schaffen, als Voraussetzung für ein zukunftsgerechtes Pflegeverständnis und ein ganzheitliches Pflegehandeln."

Q 16.3: Veränderungsprozeß und Pflegeverständnis (Juchli 1991, 18)

Aufgaben:
1. Welche Organisationsform der Pflege haben Sie bislang kennengelernt?
2. Welche Vor- und Nachteile hat das Ihnen bekannte System einerseits für das Pflegepersonal und andererseits für die zu pflegenden Menschen?
3. Stellen Sie Verhaltensmaßnahmen auf, nach denen sich Pflegekräfte ihrer Ansicht nach richten sollten, wenn sie Bezugspflege umsetzen wollen.
4. Wie stehen Sie zu der Behauptung: „Ganzheitliche Pflege und Funktionspflege schließen sich aus!"

17 Der Pflegeprozeß

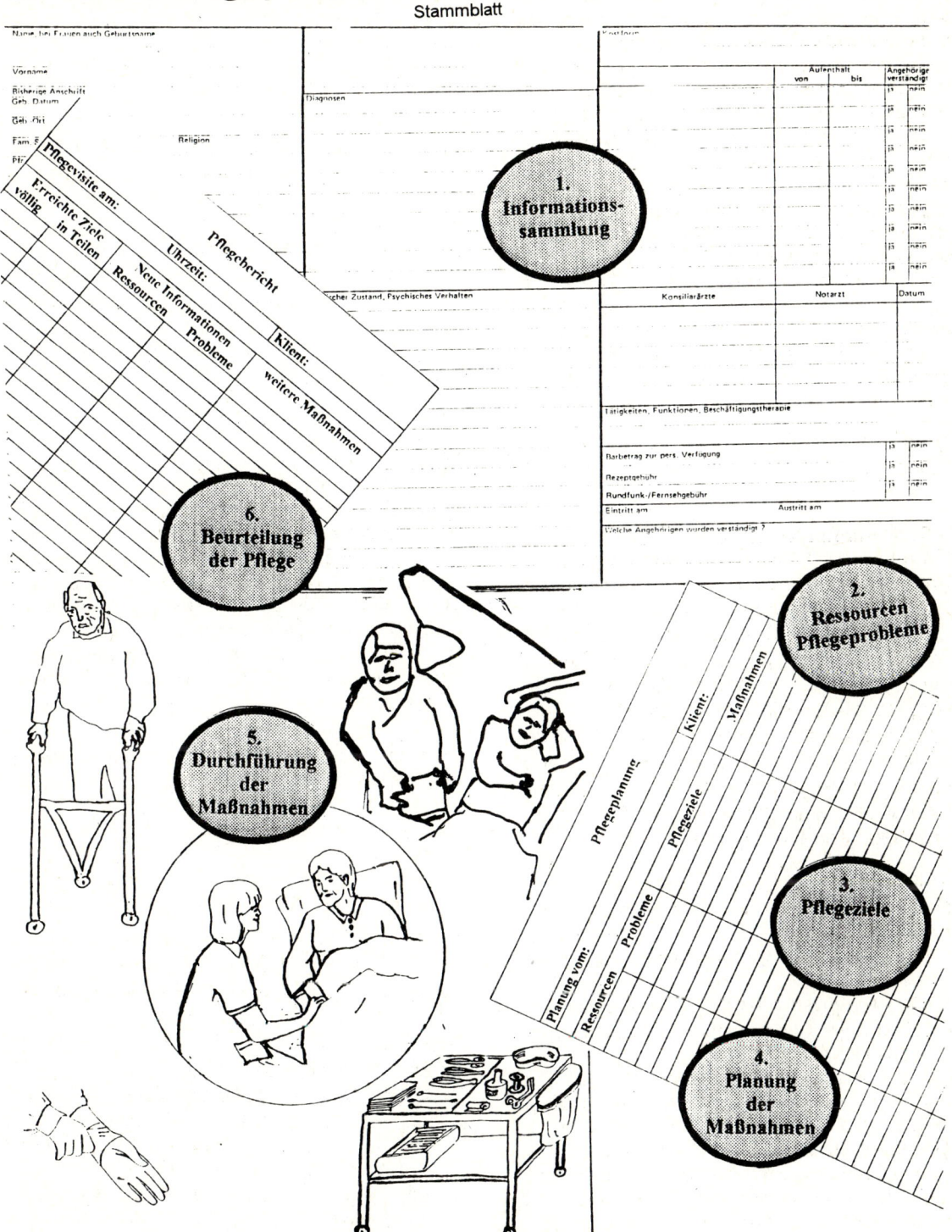

Stammblatt

Pflegevisite am:

Erreichte Ziele
völlig | in Teilen

Uhrzeit:

Neue Informationen
Ressourcen
Probleme
Klient:

weitere Maßnahmen

Pflegebericht

Diagnosen

Kostform

| | | Aufenthalt | | Angehörige verständigt |
		von	bis	ja	nein
				ja	nein
				ja	nein
				ja	nein
				ja	nein
				ja	nein
				ja	nein
				ja	nein

...scher Zustand, Psychisches Verhalten

| Konsiliarärzte | Notarzt | Datum |

Tätigkeiten, Funktionen, Beschäftigungstherapie

Barbetrag zur pers. Verfügung — ja nein
Rezeptgebühr — ja nein
Rundfunk-/Fernsehgebühr

Eintritt am — Austritt am

Welche Angehörigen wurden verständigt?

1. Informationssammlung

6. Beurteilung der Pflege

2. Ressourcen Pflegeprobleme

5. Durchführung der Maßnahmen

3. Pflegeziele

4. Planung der Maßnahmen

Pflegeplanung

Klient:

Maßnahmen

Pflegeziele

Probleme

Ressourcen

Planung vom:

Abb. 17.1: Der Pflegeprozeß und seine Arbeitshilfen

17.1 Pflegeprozeß im engeren Sinne

Der Pflegeprozeß systematisiert und strukturiert die pflegerischen Tätigkeiten. In Deutschland wurde das Konzept des Pflegeprozeßgedankens hauptsächlich von Fiechter/Meier (1981) eingeführt. Sie beschreiben den Pflegeprozeß mit sechs Schritten. Der sechs Schritte umfassende Regelkreislauf, soll im folgenden zunächst wiedergegeben und danach um das heute aktuellere Wissen ergänzt und korrigiert werden.

---

1. Informationssammlung

Der erste Schritt im Pflegeprozeß ist der Informationssammlung gewidmet. In dieser Phase werden Informationen gesammelt, die die Grundlage für weitere Schritte wie z.B. Ressourcen und Probleme sowie Ziele für die Pflege und/oder Genesung eines Patienten bilden. Damit alle wichtigen Informationen lückenlos erfaßt werden, scheint es sinnvoll, alle zur Verfügung stehenden Quellen zu nutzen. Hierzu gehören sowohl die Aussagen des Patienten selbst, aber auch die der Angehörigen. Neben der ärztlichen Anamnese, dem Einweisungsschein und den pflegerischen Beobachtungen sind es vor allem die Informationen, die während des Erstge-spräches und den folgenden Gesprächen ermittelt werden können. Nach Fiechter/ Meier (1989, 36ff) werden verschiedene Arten von Informationen unterschieden. **Direkte** und **indirekte** Informationen werden bei Fiechter/Meier von **subjektiven** und **objektiven** Informationen unterschie-den. Sie definieren diese Daten wie folgt:

Direkte Daten:
Sie entstehen durch Beobachtung und durch Aussagen des Patienten.

Indirekte Daten:
Informationen darüber erhält man über Drittpersonen wie Ärzte und Angehörige. Darüber hinaus lassen sich entsprechende Daten aus dem Aufnahmeformular und der jeweiligen Krankengeschichte entnehmen.

Objektive Daten:
Hierunter sind alle meßbaren und beobachtbaren Daten zu verstehen.

Subjektive Daten:
Diese Informationen sind nicht wissenschaftlich überprüfbar. Sie beruhen jedoch auf Äußerungen und Selbsteinschätzungen der Patienten selber.

Neben den möglichen Klassifikationen von Erfassungsdaten liefern Fiechter/Meier (1981) auch Hinweise dazu, wie diese Daten ermittelt werden sollen. „Erster Kontakt" und „Aufnahmegespräch" sind danach wichtige Instrumente, die das Gelingen einer optimalen Informationssammlung gewährleisten und damit erheblich den weiteren Verlauf des Pflegeprozesses bestimmen.

Ergänzung und Korrektur:
Die Praxis hat gezeigt, daß die Ermittlung der Daten nach dem vorgegebenen Schema nicht greift. Vielfach liegen Überschneidungen einiger bzw. aller Bereiche vor, so daß eine eindeutige Zuordnung nur rein theoretisch erfolgen kann. Hilfreich könnte hier der biographische Ansatz sein, der im Sinne einer „beschreibenden Lebenslinie" alle Informationen sammelt, ohne hierbei einer ständigen wissenschaftlichen Systematik anheim zu fallen. In diesem Zusammenhang ist der Begriff der Pflegediagnose zu erwähnen. Sie gibt die Möglichkeit, sowohl den Gesundheitszustand als auch die Gesundheitsstörung des jeweiligen Patienten zu analysieren, so daß sich mögliche Strukturierungsvorgaben für den weiteren Pflegeprozeß ohne Mühe ableiten lassen.
Um dem Anspruch des Beziehungsprozesses gerecht zu werden, ist es wichtig, die Informationssammlung nicht nur auf den Patienten zu beziehen, sondern auch auf die Pflegekraft selbst. Ganz entscheidend ist hierbei der Beginn der Pflegebeziehung des Patienten zu der Pflegekraft. Hier werden die Grundpfeiler des weiteren Beziehungsprozesses gelegt.

Für die **Pflegevisite** spielt die Informationssammlung ebenfalls eine ganz wichtige Rolle. Sie liefert nämlich die wichtigen Grundvoraussetzungen für die Erfassung der Ressourcen allgemeiner und spezieller Art wie auch der Pflegeprobleme. Die Pflegevisite geschieht durch das Pflegeteam und wird möglichst bei der Aufnahme und in weiteren regelmäßigen Abständen durchgeführt.

Die Qualität der **Informationssammlung** hängt ganz entscheidend von der Person und den von ihr eingesetzten Instrumenten ab. Eine Erhebung, die checklistenartig erfolgt, kann über den Patienten nur sogenannte „Fakten" widerspiegeln. Das einfühlsame Gespräch zur Kontaktaufnahme entscheidet maßgeblich den weiteren Prozeß der Pflege. Die Informationsaufnahme ist erst bei der Entlassung abgeschlossen. Jede Veränderung und jede Überprüfung der Pflegemaßnahme bedeutet unter Umständen einen neuen Informationsinput für den Regelkreislauf. Somit kann jede Kontaktaufnahme mit dem Patienten in Richtung einer Informationsaufnahme gewertet werden. Damit die Patienten aktiv am Gesundungsprozeß beteiligt sind, muß die Informationssammlung gegenseitig erfolgen. Dies bedeutet, daß der Informationsfluß auch umgekehrt erfolgen muß. Alle Informationen, die über den Aufenthalt im Altenheim oder Krankenhaus erforderlich sind, müssen dem Betroffenen mitgeteilt werden. Dazu gehören ebenso die Pflegemaßnahmen wie auch mögliche organisatorische Bedingungen und weitere Beratungsdienste, die vom zu Pflegenden in Anspruch genommen werden können.

---

2. Erfassen der Probleme und Ressourcen des Patienten

Das Erfassen der Probleme und Ressourcen erfolgt laut Fiechter/Meier (1981, 43ff) als zweiter Schritt des Pflegeprozesses. Auch wenn beide Begriffe bereits ins deutsche Vokabular übergegangen sind, so erscheint ein kurzer Definitionsexkurs angebracht.

Ressource (gesprochen Ressurce) kommt aus dem Französischen und heißt so viel wie Hilfsquelle. Der Begriff „Problem" kommt aus dem Griechischen und bedeutet so viel wie „zu lösende Aufgabe, Streitfrage oder unentschiedene Schwierigkeit".

Bei der Analyse der Probleme werden medizinische und pflegerische Probleme unterschieden, wobei die letztgenannten für den Pflegeprozeß von vorrangiger Bedeutung sind. Ein Beispiel mag diese Differenzierung verdeutlichen. „Ein medizinisches Problem kann der Apoplex sein, das pflegerische Problem dabei kann das Unvermögen sein, einen Arm zu bewegen" (Gerber, Gloy, in: Rüller 1992, 120) Hier soll geklärt werden, inwieweit der Patient bestimmte Lebensaktivitäten noch selbständig verrichten kann, d. h., wie stark der Grad der Abhängigkeit bzw. Nichtabhängigkeit ausgeprägt ist. Fiechter/Meier (1981, 49) definieren Pflegeprobleme wie folgt. „Wir verstehen hier unter Problem eine Beeinträchtigung des Patienten in irgendeinem Lebensbereich, die seine Unabhängigkeit einschränkt und ihn belastet. Wenn er dieses Defizit nicht selber kompensieren kann, braucht er Pflege. Wenn er selber damit fertig wird, ist es weder für ihn noch für die Schwester ein Problem". Dieses Abhängigkeit/Unabhängigkeit-Kontinuum bezieht sich auf das Pflegemodell von Roper u. a.. (1989, 127f). Pflegeprobleme werden nach Fiechter/Meier nach verschieden Arten unterschieden:

generelle Probleme:
Hierbei handelt es sich um Probleme, die unter gleichen Bedingungen und mit gleichen Risikofaktoren für bestimmte Erkrankungen typisch sind. Seel (1992, 16) definiert dies wie folgt, indem sie sagt, daß generelle Probleme „typischerweise bei bestimmten Erkrankungen, Therapiemaßnahmen bzw. in bestimmten Situationen und unter bestimmten Bedingungen auftreten". So weist z.B. die Wundversorgung bei einer komplikationslos verheilenden Wunde für alle Patienten die gleichen zu vermutenden Probleme auf. Exemplarisch

dafür ist z.B. die Bettlägerigkeit zu nennen, die im Sinne einer Gesundheitsgefährdung für alle Menschen gegeben ist (Sander 1993, 5).

individuelle Probleme:
Sie sind für jeden Patienten speziell und betreffen seine persönlichen Lebensumstände bzw. sein persönliches Krankheitserleben. Diese Informationen machen die individuelle Pflegeplanung aus. So kann z.B. die Sorge um die zurückgelassenen Kleinkinder während des Krankenhausaufenthaltes ein individuell wichtiges Problem für die Mutter werden.

akuelle bzw. tatsächliche Probleme:
Hierbei handelt es sich um offenkundige, vorhandene Probleme, die beobachtbar bzw. meßbar sind.

potentielle bzw. mögliche Probleme:
Sie sind tatsächlich noch nicht vorhanden, werden jedoch aufgrund bestimmter Konstellationen der Pflegesituation und bestimmter beobachtbarer Kennzeichen (z.B. Risikofaktoren) vermutet. Hierbei handelt es sich hauptsächlich um Folgeprobleme.

verdeckte bzw. vermutete Probleme:
Diese Probleme sind besonders schwierig zu ermitteln, da es sich um nicht geäußerte Probleme des Patienten handelt, die jedoch aufgrund der Pflegesituation zu vermuten sind. Diese Probleme können nur indirekt, häufig durch das Verhalten des Patienten, ermittelt werden.
Die Formulierung des Pflegeproblems stellt den Istzustand des Patienten dar.

Ergänzung und Korrektur:
Hier ist eine grundsätzliche Kritik angebracht. Die beiden zusammengefaßten Schritte sollten aufgrund ihrer Wichtigkeit getrennt und als solche gesondert ausgewiesen werden. Nicht nur die Formulierung des Pflegeproblems ist für den Pflegeprozeß wichtig, sondern auch die Formulierung der Beibehaltung und der Nutzung der verbleibenden Ressourcen. Dieser Tatbestand blieb lange Zeit unreflektiert und damit auch unberücksichtigt in der Pflegepraxis. Wurden die Selbstkräfte eines Patienten berücksichtigt, indem sie für die Gesundung gefordert oder genutzt wurden des Patienten, so erfolgte dies häufig intuitiv und ohne Bezug zum Pflegeprozeß. Darüber hinaus ist es im erweiterten Gesundheitsverständnis der Pflege unabdingbar, von den Ressourcen auszugehen, bevor die Analyse der Probleme erfolgt. Auch hier hat die Praxis gezeigt, daß die Systematisierung und schriftliche Fixierung der Problemarten lediglich von theoretischem Interesse ist. Ähnlich wie bei dem Schritt der Informationssammlung ist auch hier eine scharfe Trennung zwischen den verschiedenartigen Problembereichen nicht machbar und sinnvoll. Von primärer Bedeutung für das prozeßhafte Denken und Handeln in der Pflege ist das Bewußtsein und die schriftliche Erfassung der verschiedenartigen Probleme.
Überdenkenswert erscheint hier jedoch die Definitionsvielfalt der verschiedenartigen Probleme. Sie leisten dem grundsätzlichen Verständnis von Gesundheit im Sinne von Prävention, Prophylaxe und Rehabilitation keinen Vorschub. Präziser wären Formulierungen, die Probleme im Bereich der eingeschränkten Bedürfnisse und daraus resultierende Folgeprobleme beschreiben. Einige bzw. unter Umständen alle Lebensbereiche können betroffen sein. Entsprechend dieser individuellen und präzisen Problembeschreibung ließen sich differenzierte Maßnahmen und Strategien ableiten, die unter Zuhilfenahme der Ressourcen des Patienten zu einer schnellen Genesung, Wiederherstellung, Linderung und Umgang mit der Gesundheitsstörung führen könnten.

Bislang wurde der Formulierung von Ressourcen in der Literatur deutlich weniger Aufmerksamkeit geschenkt als ihr eigentlich zukommen müßte. Hier besteht die große Chance, daß Pflege mehr als bislang dazu beitragen kann, nicht nur definitorisch als Gesundheitspflege bezeichnet und praktiziert zu werden.
Die folgende Abbildung stellt daher den Pflegeprozeß in Erweiterung um gesundheitspflegerischer Belange dar (Kap 2.5).

Pflegeprozeß

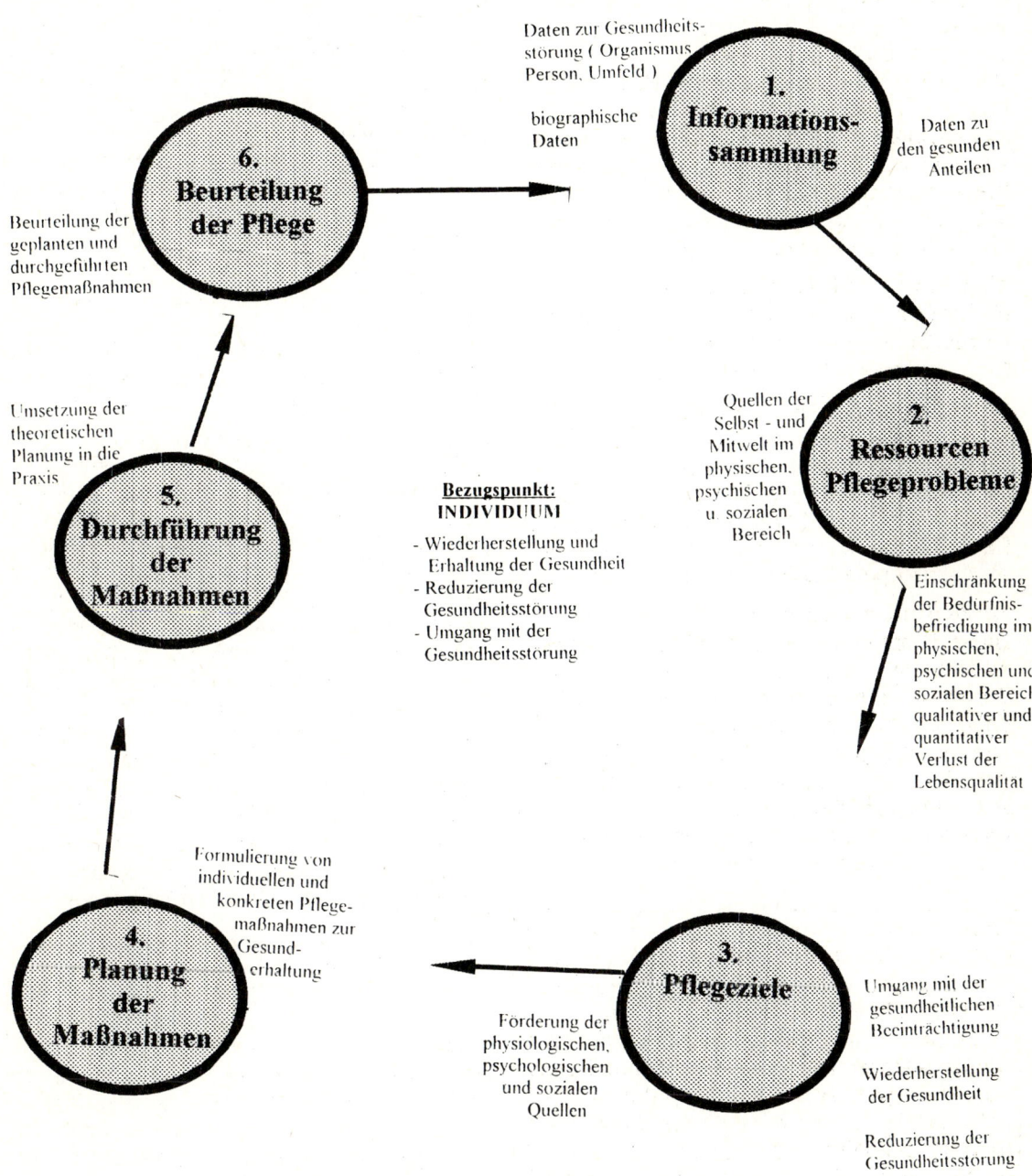

Daten zur Gesundheits-
störung (Organismus
Person, Umfeld)

biographische
Daten

**1.
Informations-
sammlung**

Daten zu
den gesunden
Anteilen

**6.
Beurteilung
der Pflege**

Beurteilung der
geplanten und
durchgeführten
Pflegemaßnahmen

**2.
Ressourcen
Pflegeprobleme**

Quellen der
Selbst - und
Mitwelt im
physischen,
psychischen
u. sozialen
Bereich

Einschränkung
der Bedürfnis-
befriedigung im
physischen,
psychischen und
sozialen Bereich
qualitativer und
quantitativer
Verlust der
Lebensqualität

Umsetzung der
theoretischen
Planung in die
Praxis

**5.
Durchführung
der
Maßnahmen**

**Bezugspunkt:
INDIVIDUUM**

- Wiederherstellung und
  Erhaltung der Gesundheit
- Reduzierung der
  Gesundheitsstörung
- Umgang mit der
  Gesundheitsstörung

Formulierung von
individuellen und
konkreten Pflege-
maßnahmen zur
Gesund-
erhaltung

**4.
Planung
der
Maßnahmen**

Förderung der
physiologischen,
psychologischen
und sozialen
Quellen

**3.
Pflegeziele**

Umgang mit der
gesundheitlichen
Beeinträchtigung

Wiederherstellung
der Gesundheit

Reduzierung der
Gesundheitsstörung

Abb. 17.2: Der Pflegeprozeß als Instrument der Gesundheitsvorsorge

143

3. Festlegung von Pflegezielen

Laut Fiechter/Meier (1981, 52) gehört zu jedem formulierten Problem auch ein Pflegeziel. Dabei bestimmt das Ziel sowohl den Weg als auch das Ergebnis. Pflegeziele können sowohl das Verhalten als auch den Zustand des Patienten beschreiben. Ebenso können sie über den meßbaren Befund, das Wissen und Können des Patienten als auch über seinen Entwicklungsprozeß etwas aussagen. Nur dann, wenn das Ziel konkret genug, realistisch und erreichbar formuliert wurde, kann die Wirksamkeit der Maßnahme überprüft werden (Fiechter/Meier 1981, 53). Bei der Zielformulierung werden jeweils der Pflegebedarf und die entsprechenden Ressourcen zugrunde gelegt. Demzufolge werden die Pflegeziele nach Fern- und Teilzielen unterschieden. **Fernziele** sollen den gewünschten Endzustand beschreiben; sie werden bei Fiechter/Meier auch Rehabilitationsziele genannt. **Teilziele** beziehen sich meist auf einen überschaubaren Zeitraum (ein Tag bis eine Woche); hiernach soll eine Überprüfung stattfinden. Idealerweise werden Ziele gemeinsam mit den Patienten festgelegt (Seel, 1994, 17). Folgende Anforderungen sollten nach Fiechter/Meier (1992, 8) bei der Zielformulierung beachtet werden:

- Ein Pflegeziel sollte nach Möglichkeit aus der Sicht des Patienten formuliert werden, dies würde bedeuten, daß die Formulierung „Der Patient soll......" ausgetauscht wird durch „Der Patient wünscht bzw. will".
- Das Ziel soll möglichst einen qualitativen oder quantitativen oder zeitlichen Hinweis enthalten. (Beispiele: qualitativ - der Patient soll mit Hilfe aufstehen können; quantitativ - der Patient soll täglich dreimal Dehnübungen ausführen wollen; zeitlich - der Patient soll nach Ablauf der nächsten beiden Tage selbständig aufstehen können. Diese Hinweise erleichtern die Überprüfung der Ziele.
- Das Ziel soll möglichst knapp formuliert sein.
- Das Ziel soll keine Pflegemaßnahme beinhalten.

Ergänzung und Korrektur:

Um Pflege im Sinne der Gesundheitswissenschaften zielgerichteter den Bereichen der Gesundheitsförderung, Prävention und Rehabilitation zuordnen zu können, ist es außerordentlich wichtig, auch die Zielformulierungen entsprechend vorzunehmen. Der vorbildliche Vorsatz, die Pflegeziele gemeinsam mit Patienten zu bestimmen, wird bislang kaum in der Praxis umgesetzt.

4. Planung der Pflegemaßnahmen

Auch hier erfolgt eine Rückbesinnung auf die Ressourcen und Probleme des jeweiligen Patienten. Um die Pflegeziele zu erreichen, erfolgt im nächsten Schritt die Planung der konkreten Pflegemaßnahmen, in die der Patient möglichst einzubeziehen ist. Auch ärztliche Anordnungen können Pflegemaßnahmen zur Folge haben. Der Pflegemaßnahmenplan ist für alle Pflegekräfte verbindlich und stellt eine konkrete Handlungsanweisung dar. Diese Maßnahmen sind identisch mit der **Pflegeverordnung** oder dem Pflegeplan. Man unterschiedet hier zwei Arten von Pflegeplänen:

1. Individueller Pflegeplan
Er bezieht sich auf einen speziellen Menschen mit seinen Ressourcen und seinen Pflegeproblemen. Dieser Plan wird individuell und für jeden Patienten neu erstellt.

2. Standardisierter Pflegeplan
Er beinhaltet Probleme, Ziele und Maßnahmen, die bei den meisten Patienten in ähnlicher Situation auftreten. Hierbei handelt es sich um einen ausgeweiteten Pflegebedarf, der für bestimmte Gesundheitsstörungen und Situationen ganz spezifisch ist. Diese Standardpflegepläne werden bei immer wiederkehrenden Tätigkeiten, z. B. Prophylaxen, verwendet. Daher ist es wichtig, daß diese Pläne um die individuellen Aspekte des jeweiligen Menschen korrigiert werden. Sonst liegt hierin eine nicht zu unterschätzende Gefahr. Standardpläne verführen zu unreflektiertem Handeln und stumpfen die Beobachtungsgabe und die selektive Wahrnehmung relativ schnell ab.

Damit alle an der Pflege Beteiligten nach einem Pflegeplan arbeiten können, müssen die Maßnahmen klar, kurz und prägnant beschrieben sein. Jede Maßnahmenbeschreibung beinhaltet folgende Kriterien: Art der Maßnahme (z.B. 30 Grad Lagerung); Häufigkeit (z.B. 2 stündlich wechseln); Hilfsmittel (Rombofil-Kissen) und Pflegehilfsmittel (z.B. Salbe) (Seel 1994, 17f; Fiechter/Meier 1992, 54f; Christian 1994, 644).

Ergänzung und Korrektur:
Die Ausführungen zu den Ergänzungen und Korrekturen sind ähnlich gelagert wie bei der Phase der Pflegeziele. Auch hier mangelt es häufig in Praxis wie in Theorie an der konkreten Formulierung der Pflegemaßnahmen, die, wie bereits oben formuliert, bestimmte Kriterien erfüllen sollte, damit die Zielerreichung und Überprüfung gewährleistet ist. Der Teufelskreislauf schließt sich hier; nämlich wenn keine konkreten Ziele formuliert worden sind, können auch keine konkreten Pflegemaßnahmen abgeleitet werden. Eine besonders große Gefahr ist im „ungefilterten" Einsatz der Standardpflegepläne und der Pflegestandards zu sehen. So sehr sie einerseits den organisatorischen und arbeitsablaufbedingten Zeitplan ökonomisieren, so sehr vereinheitlichen sie andererseits die Pflege, die eigentlich die Individualisierung auf ihre Fahnen geschrieben hat. Hier sollten sich Pflegekräfte trainieren, vom Standard ausgehend patientenorientiert und situationsangemessen, schnell und sicher eine sinnvolle Entscheidung herbeizuführen.

5. Durchführung der Pflege

Die Durchführung der Pflegemaßnahmen stellt das Herzstück des Pflegeprozesses dar. Alle zuvor geplanten Elemente werden nun in die Praxis umgesetzt. Die Umsetzung erfolgt jedoch unter Berücksichtigung der physischen, psychischen und sozialen Situation des Patienten. Anschließend werden alle Pflegetätigkeiten einschließlich der Beobachtungen dokumentiert.

6. Beurteilung der Wirkung der Pflege auf den Menschen

Zur Beurteilung der Wirkung von Pflegemaßnahmen wird ein **Pflegebericht** geschrieben. Die Eintragungen sollen sich auf die Zielsetzungen und Probleme des Patienten beziehen. Erst die fortlaufende Dokumentation des körperlichen, psychischen und sozialen Zustandes des Patienten läßt erkennen, ob die Maßnahmen ihre gewünschte Wirkung zeigen. Ebenso läßt sich überprüfen, ob die Pflegeziele erreicht wurden. Zusätzlich dient der Pflegebericht einer fortlaufend zu ergänzenden Informationssammlung. Mit diesem letzten Schritt schließt sich der Pflegeprozeß. Die Evaluation kann bedeuten, daß der Pflegeprozeß abgeschlossen ist oder eine Neuanpassung erforderlich wird. Entsprechend der Überprüfung müssen Ressourcen, Probleme, Ziele oder Maßnahmen neu definiert und festgelegt werden.

Didaktische und praktische Pflegeplanung

Diese beiden Begriffe werden von Fiechter/Meier (1992, 61 f.) bewußt zur Unterscheidung herangezogen.".
Zur Übung halten sie das systematische Vorgehen mit allen vorhandenen Ressourcen und Problemen und den darauf aufbauenden weiteren Schritten für äußerst förderlich, um sich mit den Gedanken und dem Ablauf des Pflegeprozesses vertraut zu machen.

Mit zunehmender Erfahrung genüge es dann in der praxisgerechten Anwendung, sich außschließlich mit den spezifischen Problemen (und Ressourcen) pflegeplanerisch auseinanderzusetzen. Typische, standardisierbare Situationen können hierbei aus ökonomischen Gründen ausbleiben.

17.2   Pflegeprozeß im weiteren Sinne

Sowohl die Planungs- und Arbeitsabläufe der Pflegekraft als auch die Handlungsabläufe des Patienten können durch den Prozeß gemeinsam zielgerichtet durchgeführt und evaluiert werden. Hierdurch wird deutlich, daß der Pflegeprozeß nicht nur einen **Problemlösungsprozeß** darstellt, sondern auch als **Beziehungsprozeß** gesehen werden muß. Juchli (1994, 67) ergänzt diese beiden Funktionen des Pflegeprozesses noch um eine weitere Funktion, nämlich Pflege als **Entscheidungsprozeß**. Bereits Roper u. a.. (1989, 130 ff) weisen darauf hin, daß unter Heranziehung des Pflegeprozesses ein anderes Pflegeverständnis bei Patienten und Pflegekräften als Grundvoraussetzung vorhanden sein muß, damit die Übertragung und das Gelingen des prozeßhaften Denkens in der Praxis gelingen kann. Beide Betroffenen (Patienten und Pflegekräfte) sind nunmehr aktiv und gemeinsam an der Pflege beteiligt; natürlich nur soweit es der Rahmen der Ressourcen zuläßt. Ziel des Pflegeprozesses ist es somit auch, ein Pflegeverständnis zu fördern, welches sich an den Bedürfnissen des Patienten/Bewohners orientiert. Wenn Pflegekräfte die Bedeutung des Pflegeprozesses als ein **übergeordnetes Denkschema** verinnerlicht haben und nicht den Prozeß als bloßes Instrument degradieren, muß allen in der Pflege Tätigen die Verfügbarkeit des umfassenden Wissens und die Komplexität des pflegenden Handelns deutlich werden. Welche hohen Ansprüche den Pflegenden in bezug auf ihre Fähigkeiten in der Umsetzung des Pflegeprozesses abverlangt werden, zeigen besonders deutlich die Ausführungen von Mischo-Kelling (1992, 7ff). Neben intellektuellen Fähigkeiten im Bereich der Problemlösung und dem selbständigen Treffen von Entscheidungen sind kommunikative Fertigkeiten und ein technisches Handling in der Umsetzung erforderlich. Diese Qualifikationen beschränken sich allerdings nur auf den stark reduzierten Problemlösungsprozeß. Neben diesem Prozeß laufen weitere vielfältige Interaktionen und Handlungen innerhalb des Beziehungsprozesses ab.

Diese Forderung nach qualifizierter Tätigkeit der Pflegenden in der Planung wie in der Durchführung und Beurteilung zieht vor allem Konsequenzen für die Ausbildung nach sich. Das Hessische Curriculum, das im Auftrag des Hessischen Sozialministeriums 1991 erstellt wurde, enthält zu der Vermittlung des Pflegeprozesses folgende Ausführungen:

„Die Umsetzung inhaltlicher und theoretischer Grundpositionen zur ganzheitlichen Pflege erfordert zwingend ein ablauforganisatorisches Hilfsinstrument, den Pflegeprozeß. Mittels des Pflegeprozesses können pflegerische Aufgaben zielgrichtet und individuell geplant, durchgeführt und ausgewertet werden. Das bedeutet, daß es sich beim Pflegeprozeß um die Sichtbarmachung von ganzheitlichem pflegerischen Denken handelt, also in welcher Form allgemeine Erkenntnisse flexibel auf individuelle Situationen umgesetzt werden. Der Pflegeprozeß besteht aus 4 Elementen, die logisch aufeinander folgen und zum Teil mehrere Gedankenschritte enthalten, nämlich:

- die Informationssammlung als Grundlage (Information, Bestimmung von Fähigkeiten und Problemen, Bedürfnisse des Patienten, Pflegebedarf),
- die Planung (Zielsetzung der Pflege, Auswahl des konkreten Pflegeangebots, Organisation der Durchführung),
- die Durchführung der so vorgeplanten Pflege,
- die Auswertung der Pflege (Erfolg- bzw. Mißerfolgsbewertung, Überprüfung bzw. Korrektur der Zielsetzung, Entscheidung über weitere Pflegemaßnahmen usw.).

Ausgehend von den inhaltlichen Positionen zur Pflege ergibt sich zwingend, die gesamte Ausbildung an den Elementen des Pflegeprozesses zu orientieren, d.h. alle pflegerischen Tätigkeiten sind nach diesen Kriterien zu vermitteln".

Q. 17.1: Vermittlung des Pflegeprozesses

17.3 Geschichtliche Entwicklung des Pflegeprozesses

Pflegerisches Denken und Handeln als prozeßhaft zu definieren, wurde zuerst in den 50er Jahren in den USA thematisiert. Damit war der Grundstein gelegt, pflegerisches Tun stärker aus theoretischer Sicht zu betrachten.

Folgende Überlegungen, die maßgeblich zu der prozeßorientierten Pflege beigetragen haben, werden von Mischo-Kelling (1992, 4) zusammengefaßt:

1. individuelle Pflege sollte ermöglicht werden,
2. über die physischen Probleme hinaus sollten auch psychosoziale Bedingtheiten erfaßt werden, um bei der Bewältigung derartiger Problemkomplexe unterstützend eingreifen zu können,
3. die Pflegetätigkeit wird wissenschaftsorientierter,
4. die Stellung und Rolle der Pflegekraft wird rechtlich unabhängig, eigenständig und professionell

Übergeordnetes Ziel dieser Überlegungen war, daß die Pflege nicht für oder über den Patienten geplant wird, sondern mit ihm. Revolutionäre Gedanken, die jedoch in Europa noch lange auf ihre Verwirklichung warten mußten.
Müggler (1986) beschreibt epochenhaft die Entwicklung der Pflege in der Schweiz. Es kann davon ausgegangen werden, daß diese Entwicklung zeitverschoben auch in der BRD anzutreffen war bzw. ist.

1940 - 1960:   Schwerpunkt: **Manuelle Pflege**

Die Schwester ist die Untergebene des Arztes.

1960 - 1970:   Schwerpunkt: **Behandlungspflege**

Die Schwester ist Helferin des Arztes.

1970 - 1975:   Schwerpunkt: **Pflege nach individuellen Bedürfnissen**

Die Schwester ist eigenständig tätig.

1975 - 1980:   Schwerpunkt: **Pflegeplanung, Pflegeprozeß**

Die Schwester festigt ihre Eigenständigkeit.

Abb. 17.4: Entwicklung der Pflege (nach Müggler, in Kellermann 1994, 139

Diese Kurzübersicht und weitere Literaturrecherchen zeigen, daß das Pflegeverständnis bis weit in die 70er Jahre hinein von Abhängigkeit gegenüber Ärzten, wie von Einfühlungsvermögen und Intuition geprägt war. Diese Auffassung von Pflege behinderte lange Zeit ein systematisches, rationales und analytisches Herangehen an Planung und Ausführung von Pflege (Aggleton, Chalmers 1989, 4). So erschienen in den 70er Jahren in Europa die ersten Artikel zum Pflegeprozeß in Großbritannien. Seit dieser Zeit erfuhren die Schritte des Pflegeprozesses verschiedene Bezeichnungen. Auch die Anzahl der Stufen variierte, wobei dies ein Zeichen war, wie intensiv und detailliert die Beschreibung der einzelnen Schritte vorgenommen wurde. Der Grundgedanke des prozeßhaften Denkens ging dabei jedoch nicht verloren.

Die WHO veröffentlichte 1976 ebenfalls ihre Vorstellungen von geplanter Pflege. Sie schlug vier Pflegeschritte vor:
1. Einschätzen des Pflegebedarfs (Assessment)
2. Planen der Pflege (Planning)
3. Durchführen der Pflege (Impementation)
4. Evaluieren/Bewerten der Pflege (Evaluation)
(Roper u. a., 1989, 17)
1977 bestimmte dann der General Nursing Council (offizielle, reglementierende und registrierende Behörde für Krankenpflege) von England und Wales, daß die Pflege von Patienten nach den Pflegeprozeßgedanken erlernt und ausgeführt werden sollte (Roper et al., 1989, 17).
1963 nahm die bekannte Pflegetheoretikerin Virginia **Henderson** den Pflegeprozeßgedanken mit in ihr Pflegemodell auf. Sie beschreibt Pflege als ein Konglomerat von „Denk,- Entscheidungs- und Handlungselementen" (Aggleton, Chalmers 1989, 8f).
Nicht nur Henderson, sondern auch **Roper** und **Orem** begründeten die Entwicklung ihrer Pflegemodelle auf das prozeßhafte Handeln der Pflege.
Spätestens seit 1985 in der Neufassung des Krankenpflegegesetzes und der Ausbildungs- und Prüfungsverordnung für die

Berufe in der Krankenpflege, wird im Paragraph 4 der Pflegeprozeß zum Bestandteil des Lehrplans. Hier heißt es." Die Ausbildung soll insbesondere gerichtet sein auf 1. die sach- und fachkundige, umfassende, geplante Pflege des Patienten... , Krankenpflegegesetz, § 4 (s. S. 11).

Der Krankenpflegeprozeß als erfahrungs- und problemlösungsorientierter Handlungszyklus geht auf verschiedene Wissenschaftsbereiche zurück, die im folgenden kurz erläutert werden sollen.
Wesentliche Elemente wurden aus der Kybernetik und den Grundlagen der System- und Entscheidungstheorie entlehnt. In der Kybernetik wird „ein zielgerichteter, ständig zu korrigierender Steuerungsprozeß 'Regelung' genannt (von Cube in: Winkel 1993, 48). Regelungsvorgänge werden häufig als Regelkreis dargestellt, weil damit die gegenseitige Beeinflussung deutlich hervorgehoben werden kann
Die Regelkreistheorie wurde ergänzt durch den Gegenstand der Problemlösung. Damit wird das zu lösende Problem nicht nur Ausgangspunkt, sondern es bestimmt maßgeblich auch die Zielgerichtetheit der Findungs- und Entscheidungsprozesse. Der Aufforderungscharakter wird durch das Problem bestimmt, indem versucht wird, die vorliegende Situation zur Zufriedenheit der Person zu lösen. Der gedankliche Lösungsprozeß zerfällt in verschiedene Phasen, die dem optimalen Auffinden des Lösungsweges dienen. Der problemlösungsorientierte Handlungszyklus wird nach Göpel, Günther-Boemke, Schneider (1991, 141) in folgende Phasen unterteilt:
1. Erfahren einer Problemsituation
2. Beschreiben
3. Analysieren der Zusammenhänge
4. Erfassen und Interpretieren der Veränderungsmöglichkeiten
5. Planung von Strategien und Maßnahmen
6. Handelndes Umsetzen
Ergänzt wird dieser Zyklus noch von dem Schritt der Beurteilung. Diese letzte Phase ist deshalb sehr wichtig, um festzustellen, ob der gewählte Weg bzw. die Lösungsmöglichkeit auch die gewünschte Veränderung herbeigeführt hat.

18 Pflegetheorien

18.1 Lexikon

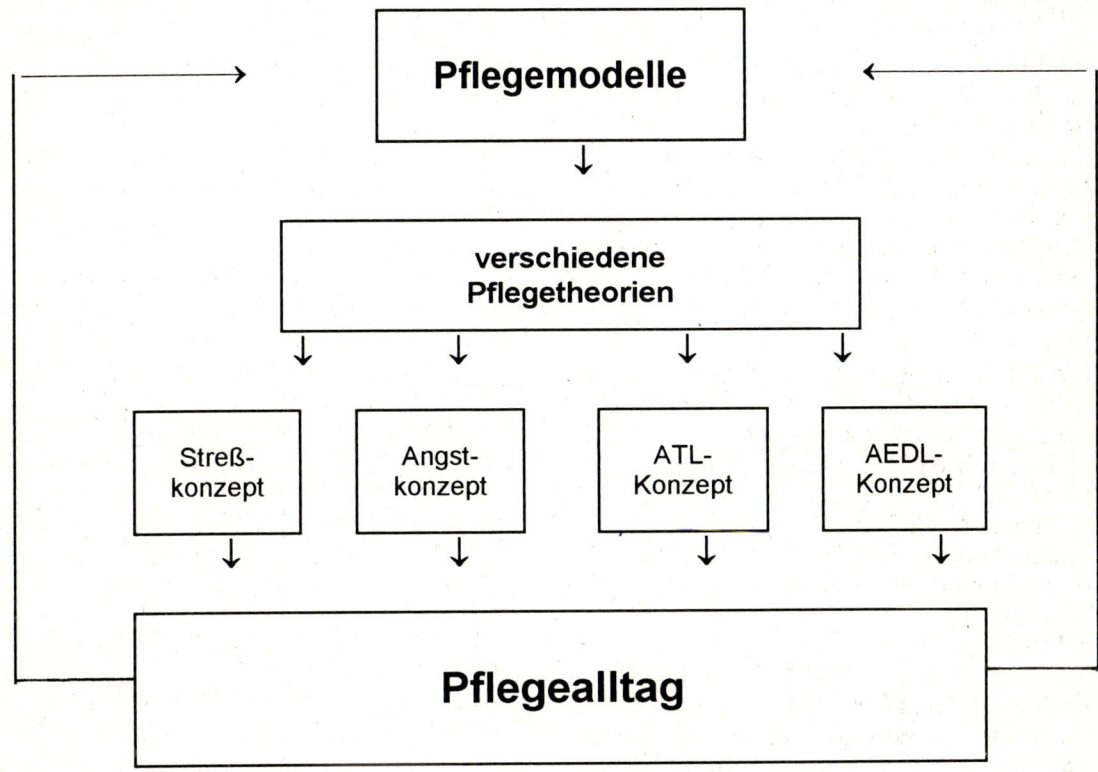

Abb. 18.1: Zusammenhang zwischen Pflegemodellen und Pflegealltag

Pflegemodelle

Modelle versuchen, die Realität abzubilden, ohne dabei selbst die Realität zu sein (Mischo-Kelling, Zeidler 1992, 13). In der Regel umfaßt ein Modell „ein sehr abstraktes System von umfasssenden Konzepten", die „untereinander durch Annahmen verknüpft sind" (Aggleton, Chalmers 1993, 31). Roper (1989, 18) versteht ein Modell als ein umfassendes Bild von Ideen und Begriffen. Zur Veranschaulichung eines Modelles werden entweder Symbole (z.B. Sprache, Diagramme, Zeichnungen, Kurven oder Bilder benutzt, oder sie verweilen auf der sehr konkreten Ebene, indem sie z.B. physikalische Strukturen wiedergeben.

Durch Modelle können sowohl in der Pflegepraxis und im Management als auch in der Ausbildung Veränderungen und Erneuerungen bewerkstelligt werden. Modelle sind in ihrer Darstellung weniger umfassend und konkret beschrieben als Theorien. Sie bilden jedoch die Basis für die Entwicklung von Theorien.

Pflegetheorien

Pflegetheorien leisten anhand ein oder mehrerer spezifischer und konkreter Konzepte einen Beitrag, um ein Pflegephänomen zu klären, zu ändern oder zu prognostizieren (Mischo-Kelling, Zeidler 1992, 15; Aggleton, Chalmers 1993, 31). Theorien versuchen deshalb, einen Teil der beobachtbaren und damit wahrnehmbaren empirisch belegbaren Welt, die mit anderen Teilen korrespondieren, in eine abstrakte These oder Aussage zu formulieren.(Käppli 1987 in: Steppe 1989, 256)

Die Herleitung der Pflegetheorien folgt zwei wissenschaftstheoretischen Verfahren. Die **deduktive Methode** leitet aus einem Pflegemodell theoretische Annahmen ab, deren Gültigkeit dann zu bewahrheiten oder zu verneinen ist. Die **induktive Methode** geht von praktischen Erfahrungen oder Beobachtungen aus, so daß übergeordnete Phänomene oder Regeln gefunden werden müssen.
Pflegetheorien können Erkenntnisse anderer Disziplinen einbeziehen und diese auf spezifische Pflegesituationen übertragen. Pflegetheorien werden nie vollkommen und komplett sein, denn sie unterliegen einem dynamischen Veränderungsprozeß.(Steppe 1989, 256 f.)

Konzepte

Konzepte sind die konkretesten Vorstellungen oder Ideen der Wirklichkeit, ohne diese selber zu repräsentieren. In der Pflege gibt es bestimmte Konzepte, die durch gedankliche Konstruktionen und Vorwegnahmen versuchen, Phänomene zu beschreiben und zu analysieren. Demzufolge sind sie Verallgemeinerungen, die auf konkrete Pflegesituationen zu übertragen sind. (Juchli 1994, 62) Zu den bekanntesten in der Pflege entwickelten Konzepten gehört das von **Juchli** konzipierte **ATL-Konzept** (ATL = Aktivitäten des täglichen Lebens) und das **AEDL-Konzept** (AEDL = Aktivitäten und existentielle Erfahrungen des Lebens) von **Krohwinkel** (1993, 23ff).

18.2 Klassifikation der Pflegetheorien

Die folgende Einteilung wurde nach Aggleton, Chalmers (1993, 14) vorgenommen:

Bedingungstheorie
Hier versucht die Pflegekraft für den zu Pflegenden optimale Bedingungen zu schaffen, so daß die Ausschöpfung der Ressourcen und der Selbstheilungskräfte gewährleistet ist. Die Pflegehandlungen sind subsidiär (unterstützend) und kompensatorisch (ausgleichend) in bezug auf die Probleme des zu Pflegenden.
Folgt man der Klassifikation von Steppe, so läßt sich diese Theorie auch den **Bedürfnistheorien** zuordnen.

Streßtheorie
Negative Einflußfaktoren wie z.B. Streß und Angst lösen beim Menschen Unwohlsein, Reduzierung der Lebensqualität und unter Umständen Krankheiten aus. Häufig stellen sie aber auch behindernde Faktoren für den Gesundungsprozeß dar. Die Pflegehandlungen bestehen nun darin, entweder beide Negativfaktoren zu verringern oder dem zu Pflegenden Strategien im Umgang mit diesen Faktoren an die Hand zu geben und ihn in seinen Handlungen zu unterstützen. Es werden drei übergeordnete Ziele verfolgt:
1. Verringerung von Krankheitsrisiken,
2. Wiederherstellung der Gesundheit und damit dem optimalen Wohlbefinden,
3. Erhaltung oder Verbesserung des Gesundheitspotentials und damit der eigenen Stabilität.

Interaktionstheorie
Bei dieser Theorie steht die Beziehung zwischen der Pflegekraft und dem zu Pflegenden im Mittelpunkt. Wichtige und wesentliche Voraussetzung für eine ausgeglichene Beziehung zwischen den beiden Betroffenen ist das gegenseitige Vertrauen. Dabei ermöglicht die verbale oder nonverbale Kommunikation den Beziehungspro-

zeß. Einige Theorien greifen auf den symbolischen Interaktionismus von Mead zurück. Hierbei werden die Handlungen des anderen interpretiert oder definiert, statt sich einfach darauf zu beziehen.

Entwicklungstheorie

Diese Theorie geht davon aus, daß jeder Mensch sich von der Geburt bis zum Tode permanent weiterentwickelt. Störungen jeglicher Art wie z.B. Krankheiten führen zu einer Unterbrechung dieses Entwicklungsprozesses. Die Aufgabe der Pflegekraft besteht nun darin, den zu Pflegenden so zu unterstützen, daß er entweder seine Selbständigkeit und Selbstbestimmtheit aufrechterhält oder wiedererlangt.

Anpassungs- oder Verhaltenstheorie

Der Mensch erlernt während seines Entwicklungsprozesses verschiedene Einstellungen und Verhaltensmuster. Dieses Repertoire versetzt ihn in den Stand, sein vielfältiges Leben zu meistern. Krankheitsbedingt muß sich der Mensch neue Verhaltensmuster und Einstellungen aneignen. Bei diesem Aneignungs- bzw. Anpassungsprozeß kann ihm die Pflegekraft behilflich sein.

Aufgaben:

1. Wie hoch schätzen Sie den Grad des Einflusses von Pflegetheorien auf den Pflegealltag ein?

2. Fassen Sie die wesentlichen Merkmale der nach unterschiedlichen Klassifikationen beschriebenen einzelnen Pflegetheorien zusammen.

3. In der auf den nächsten Seiten folgenden Tabelle werden sieben wichtige Pflegetheorien beschrieben. Jede Theorie wird mit einer Kurzbezeichnung skizziert. Versuchen Sie, die wesentlichen Inhalte folgender Stichworte mit eigenen Worten wiederzugeben:
- Menschenbild,
- Hauptannahmen,
- Konzept
- Rolle der Pflegekraft.

4. Greifen Sie den Aspekt „Menschenbild" heraus. Ermitteln Sie innerhalb der sieben Theorien Gemeinsamkeiten und Unterschiede.

5. Vergleichen Sie die Hauptannahmen der sieben verschiedenen Theorien und diskutieren Sie diese.

6. Nehmen Sie eine eigene Beurteilung hinsichtlich der Praxisrelevanz der verschiedenen Theorien vor.

7. Welche der Theorien kommt Ihrem Pflegeverständnis am nächsten?

8. Versuchen Sie, für das folgende Fallbeispiel mittels des Pflegeprozesses geeignete Pflegetheorien heranzuziehen. Schreiben Sie dazu zunächst für diesen Pflegefall eine Pflegeplanung.

„Herr Anton, 45 Jahre, verheiratet, drei Kinder (10, 8 und 4 Jahre), Unternehmer mit eigenem Betrieb und zehn Mitarbeitern, wird mit einem blutenden Ulcus ventriculi eingewiesen. Die Blutung steht zum Zeitpunkt der Aufnahme. Mit einer Operation möchten die Ärzte noch warten. Herr Anton hat eine Magensonde, eine Infusion mit Schmerzmitteln. Bettruhe und Nahrungskarenz sind angeordnet". (Stösser 1992, 48)

9. Versuchen Sie, anhand des Pflegebeispieles in Aufgabe 7 oder eines anderen Beispiels die Vernetzung zwischen Pflegetheorie, Pflegekonzept, Pflegeprozeß und Pflegeverständnis herzustellen.

18.3 Übersicht zu einigen wichtigen Pflegetheorien

Theorien Kriterien	Bedingungstheorien		Streßtheorien
Vertreterinnen	z.B.: V. **Henderson**,	z.B.: N. **Roper**, W. **Logan**, A. **Tierney**	z.B.: B. **Neumann**, H., E. **Peplau**
Bezeichnung	Definition der Krankenpflege	Modell des Lebens	Systemmodell
Menschenbild	Der Mensch ist ein Individuum mit bestimmten Bedürfnissen, die er mit den anderen Menschen gemeinsam hat. „Die einzigartige Funktion der Krankenschwester besteht darin, dem Menschen, ob krank oder gesund, zu helfen, bei Handlungen, die zur Gesundheit oder deren Wiedererlangung beitragen (oder zu einem friedlichen Tod), die er ohne Hilfe ausführen würde, wenn er die notwendige Kraft, den Willen oder das Wissen hätte. Und das ist so zu machen, daß er so schnell wie möglich wieder unabhängig wird" (Marriner-Tomey 1992, 137)	Das Leben des Menschen vollzieht sich in komplexen Prozessen, die durch biologische, entwicklungsbedingte und soziale Aspekte bestimmt werden.	Der Mensch ist ein offenes System, das in einer ständigen Wechselwirkung zu seiner Umwelt und zu seinen Mitmenschen steht. Er ist mit einem gewissen Repertoire an physiologischen, psychologischen und soziokulturellen Qualitäten ausgestattet. Gleichzeitig bilden sie den Grundstock für das Überleben eines Menschen. Aufgrund von veränderten Bedingungen vollzieht der Mensch ständig Anpassungsprozesse, wodurch er gleichzeitig auch seine Bedürfnisse befriedigt. Verbleibt der Organismus allerdings zu lange in einem disharmonischen Zustand (z.B. durch Streß ausgelöst) kann Krankheit entstehen.
Wissenschaftliche Bezugsbasis	Grundlagen des Interaktionismus und des Behaviorismus, Anteile der humanistischen Psychologie (z.B. die Bedürfnispyramide von Maslow)	Grundlagen der Physiologie und der Psychologie	Grundlagen der Gestalttheorie, Präventionstheoretische Ansätze, Grundlagen der Streßtheorie von Selye
Hauptannahmen	14 Grundbedürfnisse: 1. normal zu atmen 2. ausreichend zu essen und zu trinken 3. Abfallprodukte des Körpers ausscheiden 4. sich zu bewegen und eine gewünschte Stellung beizubehalten 5. zu schlafen und zu ruhen 6. passende Kleidung zu wählen - sich an- und ausziehen 7. die Körpertemperatur in einem normalen Bereich durch passende Kleidung und Veränderung der Umwelt zu halten 8. den Körper rein und gut gepflegt zu halten und die Haut zu schützen 9. Gefahren in der Umwelt zu vermeiden und zu verhindern, andere zu verletzen 10. mit anderen zu kommunizieren durch das Ausdrücken von Emotionen, Bedürfnissen, Ängsten oder Meinungen 11. seinen Glauben auszuüben 12. so zu arbeiten, daß man ein Gefühl der Erfüllung hat. 13. Zu spielen oder an verschiede-	12 Lebensaktivitäten: 1. Für eine sichere Umgebung sorgen 2. kommunizieren 3. atmen 4. essen und trinken 5. ausscheiden 6. sich sauberhalten und kleiden 7. die Körpertemperatur regulieren 8. sich bewegen 9. arbeiten und spielen 10. sich als Mann o. Frau fühlen u. verhalten 11. schlafen 12. sterben	1. **Holistisches Konzept** Die Menschen werden als Ganzes gesehen. Ihre Teile stehen in einer dynamischen Interaktion zueinander. 2. **Offenes System** Stressoren und die entsprechenden Reaktionen sind die Grundkomponenten eines offenen Systems. 3. **Grundstruktur** Sie wird von allen Variablen der Überlebens-faktoren gebildet. Sie ist für jeden Menschen individuell. 4. **Stressoren** Neuman unterscheidet folgende Stressoren: - zwischenmenschliche Kräfte, die in den individuellen, z.B. bedingten Reaktionen auftreten. - zwischenmenschliche Kräfte, die zwischen einem oder mehreren Individuen, z.B. Rollenerwartungen, auftreten - extrapersonelle Kräfte, die außerhalb des Individuums auftreten, z.B. finanzielle Umstände 5. **Prävention als Intervention** - primäre Prävention: wenn ein Stressor oder ein Risiko vermutet wird. Eine Reaktion ist

Interaktions- theorien	Entwicklungs- theorien	Anpassungs- theorien	Verhaltenstheorien
z.B.: J. **Riehl**, I., J. Pelletier (geb.Orlando)	z.B.: D., E., **Orem**, I. King	z.B.: C., **Roy**,	z.B.: D. , E., Johnson, M. E., **Levine**
Symbolischer Interak-tionismus	**Selbstpflegemodell**	**Adaptationsmodell** **(Bio-psychosoziales Modell)**	**Erhaltungsmodell**
Der Mensch neigt dazu, allen Bege-benheiten und Situationen in seinem Leben einen Sinn zu geben. Diese Form der Sinngebung findet ihren Ausdruck in verschiedenen Symbolen. Symbole können Sprache, Bilder oder Handlungen sein. Die Anwendung und der Stellenwert bestimmter Symbole ist charakteristisch für bestimmte Personengruppen.	Der Mensch wird als vollständiges, funktionstüchtiges Ganzes gesehen, der dazu in der Lage ist, aufgrund seiner Eigenmotivation, für sich selbst zu sorgen. Durch die Handlungen, die der Mensch selbst ausführt, wenn er gesund ist, kann er eine Balance schaffen zwischen den Anforderungen, die an seine Selbstfürsorge gestellt werden und seinen Fähigkeiten, diesen Anforderungen gerecht zu werden. Im Mittelpunkt stehen also die Fähigkeiten, die sowohl ein gesunder als auch ein kranker Mensch besitzt, um die Balance aufrechtzuerhalten.	Der Mensch verfügt über einen bestimmten Handlungsspielraum, in dem er sich bewegt und sich auch wohl fühlt. Innerhalb dieses Spielraumes versucht der Mensch ein Gleichgewicht (Homöostase) aufrechtzu-erhalten oder herzustellen. Die Bestrebungen des Gleichegewichtes beziehen sich sowohl auf den physiologischen Bereich als auch auf den Verhaltensbereich des Menschen. Jeder Mensch besitzt einen individuellen Bezugsrahmen, in dem er seine physiologischen und psychologischen Systeme aufrechterhält. Dieser Rahmen stellt das individuelle Anpassungs-spektrum dar. Fällt ein Reiz (Stimulus) nicht in diesem Rahmen, so verfügt der Mensch nicht über eine adäquate Handlung, sondern muß eine neue erlernen oder er reagiert ineffektiv.	Levine stellt den Menschen als ganzheitliches Wesen in den Mittelpunkt ihrer Theorie. Damit vertritt sie ein holistisches, d.h. ganzheitliches Menschenbild, das auf anthropologische Argumente basiert. Das Streben des Menschen nach Ganzheit und damit nach Selbstverwirklichung, von seiner Geburt bis zu seinem Tod, macht ihn zu einem offenen System. Der Mensch ist für Levine ein aktives, interagierendes Wesen.
Grundlagen der Soziologie und der Sozialpsychologie (z.B. Symbolischer Interaktionsmus von Mead)	Orem gibt dazu keine näheren Angaben.	Adaptationstheorie von Helson (1964), Systemtheorien	James E. Gibsons Definition der Wahrnehmungssysteme, Erik Eriksons Unterscheidung zwischen Gesamtheit und Ganzheit, Hans Selyes Streßtheorie und M. Bates Modelle der externen Umwelt.
Riehl bezieht sich auf zwei Annahmen: die genetische und die analytische. Die genetische Annahme handelt vom Kind; die analytische bezieht sich auf die anderen Altersstufen des Menschen. Folgende prämissen liegen der Riehlschen Theorie zugrunde: 1. Die **Handlungseinheit** wird durch das Individuum präsentiert. Eine soziale Handlung entsteht durch einen Prozeß, der z.B. durch sprechen, schreiben oder interpretieren charakterisiert ist. 2. Die **Identifizierung der sozialen Handlung** erfolgt durch die Krankenschwester. Sie muß die Handlung so beobachten, wie sie das Individuum sieht. 3. Grundvoraussetzung für die Beobachtung ist die Kenntnis der Krankenschwester über ihr eigenes **Selbstkonzept**. Durch die Selbsteinsicht und die Selbstevaluation ist es erst möglich die Handlungen und Interaktionen der anderen	**5 Hauptannahmen:** 1. Der Mensch ist ein **soziales Wesen**, das im ständigen Austausch mit anderen Menschen stehen muß, um am Leben zu bleiben. 2. Menschliche Handlungen vollziehen sich in Form von **Selbstpflege** und in **Form von Fremd-pflege**. 3. In Form von **Begrenzungen** erfah-ren Erwachsene Einschränkungen der Selbst- und Fremdpflege. 4. Es werden **Wege** und **Mittel** gefunden, um die eigenen Bedürfnisse und die der anderen zu befriedigen. 5. Die **Inanspruchnahme von professioneller**	Roy unterscheidet **drei Reizarten:** 1. **Direkte Reize** stammen aus der direkten Umgebung des Menschen. Dazu gehören z.B. die Pflegekraft selbst, medizinische Geräte usw. 2. **Reize aus der allgemeinen Umgebung** beziehen sich meist auf äußere Faktoren wie z.B. Hitze, Lärm usw. Sie treten immer in Verbindung mit den direkten Reizen auf. 3. **Innere Reize** liegen in dem Menschen selbst begründet. Sie können physiologischer oder psychischer Art sein. Dazu zählen z.B. persönliche Einstellungen, Schlaflosigkeit oder Eßgewohnheiten. Des weiteren stellt Roy 4 Untersysteme vor, die sie mit Anpassungsarten bezeichnet. **Physiologische Anpassungsweise:**	Die Anpassung des Menschen an seine Umwelt wird nach Levine in **vier Integrationsebenen** unterschieden: 1. **Kämpfen oder Fliehen** Die Bedrohung kann real oder eingebildet sein. Der Mensch reagiert mit Reflexen. 2. **Entzündungs-reaktion** Hierunter sind Heilungsversuche des Körpers zu verstehen, in dem er versucht Krankheitserrreger zu eliminieren 3. **Reaktion auf Streß** Der Körper leistet langfristige Anpassungsleistungen an Stressoren. 4. **Sensorische Reaktion** Die Reaktion auf Sinneseindrücke dient dem Individuum zur Sicherheit und zur Informationssuche.

	Bedingungstheorien		Streßtheorien
	nen Formen der Erholung teil-zunehmen. 14. Zu lernen, zu entdecken oder die Neugierde zu befriedigen, die zu einer normalen Entwicklung und Gesundheit führt und die verfügbaren Gesundheitseinrichtungen zu nutzen.		noch nicht aufgetreten. - sekundäre Prävention: wenn Symptome aufgetreten sind. Es sollen Reaktionen vermindert oder Widerstandsfaktoren vergrößert werden. - tertiäre Prävention: dient er erneuten Anpassung und Stabilität. Eine Regression oder eine Wiederholung der Krankheit soll vermieden werden.
Konzepte	**Mensch (Patient)** Der Mensch benötigt Hilfe, damit er seine Unabhängigkeit bzw. seine Gesundheit bzw. einen friedvollen Tod erlangt. **Bedürfnisse** Die 14 Bedürfnisse stellen die Grundlage der Krankenpflege dar. **Gesundheit** Gesundheit wird mit Unabhängigkeit gleichgesetzt. **Umwelt** Sie setzt sich aus den äußeren Bedingungen und Einflüssen zusammen, die auf das Leben und die Entwicklung des Menschen einen Einfluß haben.	**Lebensspanne** Jeder Mensch hat eine Lebensspanne von der Empfängnis bis zum Tod. Entlang dieser Lebensspanne verändert sich der Mensch ständig, da er von körperlichen, geistigen, emotionalen und sozialen Einflußfaktoren bestimmt wird. **Lebensaktivitäten (LA)** Hierunter sind Aktivitäten des Menschen gemeint, die seinen vielfältigen Prozeß des Lebens steuern. **Abhängigkeits-/Unabhängigkeits-Kontinuum** Innerhalb der Lebensspanne bewegt sich jede Lebensaktivität zwischen selbständiger Ausführung (völlige Unabhängigkeit) und totaler Abhängigkeit. **Faktoren, welche die LA beeinflussen** Es werden fünf Hauptgruppen unterschieden: - körperliche F. - psychologische F. - soziokulturelle F. - umgebungsabhängige F. - politisch-ökonomische F. **Individualität im Leben** Die Individualität des Menschen zeichnet sich dadurch aus wie, wie oft, wo, wann und warum er die LA ausführt. Darüber hinaus ist entscheidend, was er über die LA weiß, welche Haltung er den LA gegenüber aufbringt und welche Überzeugung er gegenüber den LA besitzt.	**Mensch** Der Mensch stellt eine dynamische Zusammensetzung von Wechselbeziehungen zwischen physiologischen, soziokulturellen, entwickelnden und spirituellen Faktoren dar. Zwischen der Umwelt und dem Patienten findet eine sich ständig wechselnde Beeinflussung statt. **Krankenpflege** Sie soll sich mit allen Variablen befassen, die beim Menschen Reaktionen aufgrund von Streß auslösen. **Gesundheit** Gesundheit oder Wohlbefinden bedeutet, daß sich alle Variablen in Harmonie zum Ganzen befinden. **Umwelt** Neumann unterscheidet in eine interne und externe Umwelt. Zwischen diesen beiden Welten versucht der Mensch eine gewisse Harmonie herzustellen. Stressoren stellen einen Teil der Umwelt dar.

Interaktions- theorien	Entwicklungs- theorien	Anpassungs- theorien	Verhaltenstheorien
Lebensqualität zu führen. Dabei nimmt die Rollenidentifikation eine Schlüsselposition ein. Die Übernahme der Rolle, die Interpretation der Handlung und die Anwendung des Interaktionsprozesses sind Methoden, die die Krankenschwester beherrschen sollte. 5. Riehl setzt die **Quelle der Schwierigkeit** mit der Pflegediagnose gleich., die **Intervention** mit Pflegeplan und die **Folgen** entstehen aufgrund der Rollenübernahme, der Interpretation und dem eigentlichen Prozeß. 6. Die Entwicklung der **Distanz** ist wichtig, um die Individualität eines Menschen aufrechtzuerhalten.	und Pflegesysteme:	rechtzuerhalten. **Anpassungsweise an das Selbstbild:** Jeder Mensch hat eine bestimmte Vorstellung von seinem Idealbild. Die unterschiedlichen Anpassungsversuche dienen dazu, sich dem Idealbild anzugleichen. Fehlanpassungen bewirken physiologische und psychische Störungen. **Anpassungsweise an die Rollenfunktion:** Veränderte Situationen ziehen häufig auch veränderte Rollen nach sich. Die geleisteten Rollenveränderungen bestimmen das Maß der Anpassung und damit auch der Rollenübernahme. **Anpassungsweise an die Interaktion** Der Mensch ist auf wechselseitige Beziehungen mit anderen Menschen und Gruppen angewiesen.	
Mensch Menschen sind dazu in der Lage, aufgrund ihres Repertoires auf die sie umgebenen Objekte der Welt zu reagieren. Dies bezieht sich sowohl auf den Patienten, auf die Krankenschwester, auf andere im Gesundheitssystem Tätige, auf die Freunde, Bekannte und Verwandte. **Verbindung** Wenn Menschen miteinander in Kontakt treten, erfolgt dies, indem bestimmte Rollen und damit verbundene Verhaltensweisen gezeigt werden, die der andere interpretiert und entsprechend seinem Muster darauf reagiert. Das Krankenschwester-Patienten-Interface ist ein Beispiel für eine Art der Interaktion. **Soziale Handlungen** Die Interpretation einer Situation beeinflußt das soziale Handeln. Indem die Krankenschwester den Prozeß aufzeichnet, ist es ihr möglich, das Verhalten des Patienten einzuschätzen, um dann angemessen darauf reagieren zu können. **Verkettungen** Die Handlungen weisen eine große Anzahl von Verkettungen auf, die aufgrund von Arbeitsteilung, Organisationen, Institutionen u. a. Einflußfaktoren entstehen. Riehl weist daraufhin, daß gerade bei Langzeitpatienten die Ausschöpfung der verschiedenen Ressourcen wichtig ist, um die Bedürfnisse der Patienten zu erfassen. **Rollenänderung** Riehl beschreibt diesen Tatbestand als unbeabsichtigt. Hierbei übernimmt der Patient die therapeutische Rolle und die Krankenschwester erhält die Pflege. **Krankenrolle** Wenn ein Mensch sich krank fühlt, übernimmt er die Krankenrolle.	**Selbstpflege:** Hierbei handelt es sich um ein erlerntes Verhalten, das dafür sorgt, daß der Mensch seine Entwicklung reguliert, aber auch funktioniert. Zur Selbstpflege gehören alle Tätigkeiten und Handlungen, die er selbständig ausführen kann, um sich gesund zu erhalten. Von Mensch zu Mensch variieren sie jedoch. Sie sind z.B. abhängig vom Alter, vom Entwicklungsstand und den Ressourcen eines Menschen. **Selbstpflegedefizit:** Es entsteht dann, wenn der Mensch sich selbst nicht mehr ausreichend helfen kann und somit das Handlungsvermögen dem Handlungsbedarf nicht mehr entspricht. **Selbsthilfeerfordernisse oder Selbstpflegebedürfnisse:** Durch die Ausübung der Selbst- und/oder Fremdpflege werden die Ziele der Selbsthilfeerfordernisse erreicht. Orem unterscheidet drei Klassen von Selbstpflegeerfordernissen:: 1. allgemeine oder universelle Selbstpflegeerfordernisse (sie sind für alle Menschen gleich und dienen der Aufrechterhaltung des Lebens). 2. entwicklungsbedingte Selbstpflegeerfordernisse (sie fördern bzw. verhindern die Prozesse, die für das Leben und die Reifung wichtig bzw. gefährlich	**Mensch** Der Mensch ist ein biopsychologisches Wesen in ständiger Auseinandersetzung mit seiner sich verändernden Umwelt. Der Mensch ist definiert durch ein lebendiges, komplexes Anpassungssystem mit internen Prozessen. Er reagiert im Sinne von Anpassung, indem er mit den vier verschiedenen Anpassungsweisen angemessen handeln kann. **Krankenpflege** Die Krankenpflege stellt ein theoretisches Wissenssystem dar, in dem Analyse- und Handlungsprozesse vollzogen werden. Diese Prozesse ermöglichen es, den Gesundheitszustand positiv zu beeinflussen. Die Krankenpflege erfüllt die Funktion, den Menschen in seinen vier Anpassungsmodifikationen zu fördern und zu unterstützen. **Gesundheit** Von der Geburt bis zum Tod unterliegt der Mensch unausweichlich den Prozessen der Gesundheit und der Krankheit. Gesundheit liegt dann vor, wenn der Mensch sich seinen Reizen anpassen konnte. Wenn Copingstrategien (Bewältigungsstrategien) nicht greifen, kommt es zur Krankheit. **Umwelt** Die Umwelt bildet alle Bedingungen und Einflüsse, die das Verhalten und die Entwicklung von Menschen beeinflussen. Diese Faktoren können negativ, positiv, von größerem oder geringerem Einfluß sein.	**Person** Nach Levine ist der Mensch ein Gefühl der Identität. **Gesundheit** Sie wird durch die Umgebung und damit durch soziale Gruppen bestimmt. Damit ist Gesundheit nicht nur das Nichtvorhandensein von Krankheit. Indem der Mensch adaptive Fähigkeiten besitzt, ist er dazu in der Lage, seine Integrität zu erlangen. **Krankenpflege** Sie beruht auf der menschlichen Interaktion. Das übergeordnete Ziel der Krankenpflege ist, die Ganzheit zu fördern. Die Krankenschwester sollte alle wissenschaftlichen Prinzipien auf die jeweilige Pflegesituationen anwenden. **Umwelt** Die Umwelt bildet den Rahmen, in dem unser Leben stattfindet. Alle Menschen sind aktive Teilnehmer in ihr.

	Bedingungstheorien		Streßtheorien
Rolle der Pflegekraft	**Gehilfin** für den Kranken, um seine biologischen, psychologischen und sozialen Bedürfnisse zu befriedigen, **Assistentin** des Arztes.	Die Krankenschwester **unterstützt** den Patienten. Die Krankenschwester arbeitet **selbständig** im Team. Die Krankenschwester **assistiert** dem Arzt.	Die Krankenschwester benötigt eine **hohe Sensibilität.** Eigene Vorstellungen und **Vorstellungen** des Patienten müssen **in Einklang** gebracht werden. Patient und Pflegekraft sind **gleichberechtigte Partner.**
Praxisrelevanz	Die primäre Funktion besteht in der Versorgung des Patienten Die Krankenschwester erhält Belohung und Erfolg, wenn die Abhängigkeit in eine Unabhängigkeit erfolgt ist, Die Pflege erfolgt durch Einschätzungen, Planung, Durchführung und Beobachtung.	Konkrete Hilfe für die Patienten und Schwestern. Vor allem in der Langzeitpflege zeigte sich, daß die Patienten weniger abhängig waren, weniger inkontinent und zufriedener mit ihrer Situation.	Breite Grundlage für die wissenschaftliche Pflegepraxis, Ausbildung und Forschung. Dieses Modell wird in vielen Ländern der Welt angewendet. Zur Durchführung des Modells entwickelte Neumann folgende drei Schritte: Pflegediagnose, Pflegeziele und Pflegeergebnisse. Darüber hinaus gibt es einschätzungs-/Interventionsinstrument, das der Krankenschwester die Sammlung der Klientendaten erleichert.
Beurteilung	Ihr Anliegen war nicht, eine Theorie zu entwickeln, sondern eine Definition für die Funktion der Krankenpflege. **Einfachheit:** eher komplex als einfach **Allgemeingültigkeit:** Einbezug verschiedener Beziehungen und Wechselbeziehungen von Krankenschwestern und Patienten **Ableitbare Konsequenzen:** - Anstoß zur konzeptionellen Entwicklung von Pflegemodellen - Bedeutung des Berufes Krankenschwester und dessen Wechselbeziehung zu anderen Berufen des Gesundheitswesens.	**Einfachheit:** einfach und klar strukturiert **Allgemeingültigkeit:** Das Modell wurde in neun verschiedenen Pflegebereichen jeweils an einem Patienten erprobt. Dazu wurde ein Einschätzungsformular entwickelt. **Ableitbare Konsequenzen:** Weiterentwicklung und Übereinstimmung mit der Realität	**Klarheit:** Abstrakte und disziplinfremde Konzepte werden in die Krankenpflege integriert. **Einfachheit:** eher komplex als einfach **Allgemeingültigkeit:** Das Modell wurde in verschiedenen Pflegesituationen erpobt. Es ist auf andere Gesundheitsbereiche übertragbar. Einige Konzepte sind weitgefaßt und repräsentieren nicht nur die Pflegephänomene, sondern auch die Phänomene eines Klienten. **Ableitbare Konsequenzen:** - wichtige Richtlinien zur Einschätzung des ganzen Menschen, der Nützlichkeit des Pflegeprozesses und der Durchführung von Präventionsmaßnahmen. - wichtiger Beweis zur Integration eines Pflegemodells in die Pflegepraxis.

Interaktionstheorien	Entwicklungstheorien	Anpassungstheorien	Verhaltenstheorien
Probleme treten dann auf, wenn ein Patient seine Krankenrolle nicht aufgeben will.	sind). 3. Selbsthilfeerfordernisse aufgrund von Gesundheitsabweichungen(sie kommen dann zum Tragen, wenn der Mensch krank, verletzt oder behindert ist).		
Die Krankenschwester soll sich soweit wie möglich in die **subjektive Welt des Patienten hineinversetzen**. Durch diesen Tatbestand ist es möglich, individuelle Pflege zu betreiben. Die Rolle, die die Krankenschwester einnimmt, ist komplementär zur Patientenrolle. Vertrauen und Gleichberechtigung sind wesentliche Faktoren, die zum Gelingen der Pflege beitragen.	Die Rolle der Pflegeperson ist komplementär zur Rolle des Patienten. Sie greift in das Leben des Patienten ein, um seine Gesundheit zu fördern oder ihm zu helfen, mit seiner Behinderung umzugehen. Die Pflegehandlungen können: - vollständig kompensatorisch, - teilweise kompensatorisch - oder unterstützend erzieherisch sein.	Die Pflegeperson kann durch ihr pflegerisches Eingreifen in zweierlei Hinsicht tätig werden. 1. Sie kann den Reiz so verändern, daß es in das Anpassungsniveau des Patienten fällt (z.B. ein Gespräch über die Angst vor der Operation). 2.Sie kann das Anpassungsniveau des Patienten erweitern (z.B. indem zusätzliche Informationen über die Operation gegeben werden).	Die Aufgabe der Pflegeperson besteht darin, dem Menschen bei der Bewahrung oder der Suche nach seiner Identität und Integrität zu helfen. Dazu stehen vier Erhaltungsgrundsätze zur Verfügung. 1. Erhaltung der Energie des individuellen Patienten. 2 Erhaltung der strukturellen Integrität des individuellen Patienten. 3. Erhaltung der persönlichen Integrität des individuellen Patienten. 4. Erhaltung der sozialen Integrität des individuellen Patienten.
Riehls Modell wird in vielen Ländern angewandt. Es ist auf alle Altersgruppen übertragbar. Riehl entwikkelte ein Bewertungsinstrument in Form einer Matrix. Sie stellte sechs Bereiche (Flüssigkeiten, Lüftung, Ernährung, Kommunikation, Aktivität und Schmerz) heraus, damit ein Mensch lebendig, kontakfreudig und schmerzfrei lebt. Diese Bereiche stellte sie in Form einer Tabelle mit physiologischen, psychologischen, soziologischen, kulturellen und ökologischen Dimensionen zusammen.	Orems Selbstpflegetheorie ist im Gegensatz zu vielen anderen Theorien weitgehend akzeptiert worden. Die Selbstpflegetheorie fand eine vielfältige Anwendung, sowohl in der Pflegepraxis als auch in der Ausbildung.	Roys Modell ist für die Pflegepraxis nützlich, da es nicht nur Anleitungen zur Praxis liefert, sondern auch den Pflegeprozeß berücksichtigt und genau beschreibt. Besonders nützlich zeigte sich das Konzept im Kinderpflegebereich, weniger auf Intensivstationen.	Levines Modell hat wesentlich zur Entwicklung des Pflegewissens beigetragen. Es bildet häufig einen Theorierahmen für verschiedene Forschungsansätze.
Einfachheit: Es ist komplex, da verschiedene Schlüsselkonzepte verwendet werden. **Allgemeingültigkeit:** Das Modell ist auf weite Gebiete der Krankenpflege übertragbar. Schwierig ist bei komatösen bzw. nicht ansprechbaren Patienten. Hier ist die Pflegekraft auf Informationen Dritter angewiesen. **Ableitbare Konsequenzen:** Das Interaktionsmodell verwendet den Pflegeprozeß. Die Handlungen des Patienten werden von der Pflegekraft eingeschätzt, interpretiert und ebenso erfolgen Prognosen zu dem Verhalten des Patienten. Die Interventionen können gemeinsam mit dem Patienten und seinen Angehörigen vorgenommen werden. Die Nützlichkeit des Modells zeigt sich nicht durch bei der Durchführung der Pflege, sondern auch für die Professionalität der Pflege.	**Einfachheit:** Der konzeptionelle Rahmen erscheint einfach **Allgemeingültigkeit:** Das Modell ist weder an Zeit noch an Orte gebunden. **Ableitbare Konsequenzen:** Die Selbstpflegetheorie liefert einen brauchbaren Rahmen für die direkte Pflegetätigkeit. Die Theorie ist auch auf andere Gruppen anwendbar. Weitere Forschungsansätze wären allerdings wünschenswert.	Roys Modell wird in vielen Ländern als Grundlage der Curriculumentwicklung benutzt. Roy bezeichnet ihren Ansatz als konzeptionelle Entwicklung und nicht als Theorie. **Klarheit:** Die Grundannahmen des Humanismus (z.B. die ganzheitliche Betrachtung des Menschess) stoßen auf Diskrepanzen des verhaltensorientierten Gedankenguts. **Einfachheit:** Aufgrund der vielen Haupt- und Subkonzepte ist der Ansatz von Roy sehr komplex. **Allgemeingültigkeit:** Es ist auf alle Bereiche der Pflegepraxis anwendbar; jedoch im Umfang beschränkt, da es sich auf die Mensch-Umwelt-Adaptation reduziert. **Ableitbare Konsequenzen:** Das Modell beinhaltet einen klar definierten Pflegeprozeß. Es kann zur Überprüfung weiterer Hypothesen herangezogen werden.	**Klarheit:** Es besitzt Klarheit, ist folgerichtig und logisch aufgebaut. **Einfachheit:** Durch die vielen Theorien und Teilkonzepte ist es sehr komplex. **Allgemeingültigkeit:** Die vier Erhaltungsprinzi pien können in allen Pflegezusammenhängen angewendet werden. **Ableitbare Konsequenzen:** Verschiedene Autoren stimmen mit der Theorie Levins nicht überein.

18.4 Biographische Daten:

Henderson
* 1897 in Kansas City,
Krankenschwester mit M.A. (Magister Artium),
langjährige Tätigkeit am Teacher's Colleg der Columbia Universität,
1955 veröffentlichte Henderson die 5. Aufl. des Lehrbuches „Definition der Krankenpflege",
1966 Veröffentlichung des Buches „The Nature of Nursing"; hierin beschrieb sie das Konzept der primären, einzigartigen Funktion der Pflege.

Levine
erwarb 1944 ihr Diplom der Krankenpflege,
in den Jahren 1949 bis 1962 legte sie weitere Abschlüsse in der Pflege ab und war auch in unterschiedlichen Bereichen der Pflege tätig.
1977 wurde sie Professorin der Universität von Illinois am College of Nursing.

Logan:
Krankenschwester, 12 Jahre Dozentin im Departement für Krankenpflege der Universität Edinburgh,
von 1971 bis 72 Chefbeamtin des Gesundheitsministerium in Abu Dhabi,
von 1978 bis 81 Geschäftsführerin des Weltbundes für Krankenschwestern (ICN),
langjährige Erfahrungen als Beraterin in Kanada, in den USA, in Malaysia und im Irak.

Neumann
Krankenschwester, * 1924 in Ohio,
1957 erwarb sie ihren B.S. (Bachelor of Science),
1966 den M.S. (Master of Science),
Doktortitel der Philosophie für klinische Psychologie,
Neumann gilt als eine Pionierin in der häuslichen Pflege für psychisch Kranke. Sie ist als Familien- und Ehebarterin tätig.
1972 wurde ihr Modell zum ersten Mal veröffentlicht, 1982 und 1989 folgten weitere Überarbeitungen des Modells.

Orem
* 1910 in Baltimore, USA,
1930 Pflegediplom,
1939 erwarb sie ihren B.S. (Bachelor of Science),
1945 den M.S. (Master of Science),
von 1940 bis 49 war sie Direktorin der Krankenpflegeschule in Detroit,
von 1949 bis 59 beschäftigte sie sich hauptsächlich damit, die Mängel in der Krankenpflege-

ausbildung zu verbesseren,
1959 wurde Orem Assistenz-Professorin für Pflegeausbildung an der Catholic University of America,
1976 erhielt die Ehrendoktorwürde,
ihr Standardwerk zum Konzept der Pflege und zur Selbstpflege erschien bereits in mehr eren Auflagen,
1984 trat sie in den Ruhestand.

Riehl
wurde in Davenport, Iowa, geboren, erwarb ihren B.S.N. (Bachelor of Science in Nursing).
1980 erhielt sie den Doktortitel,
arbeitete als Stationsschwester in der Chirurgie, ebenso in der psychiatrischen Krankenpflege wie in der Gerontologie.
1985 Professorin in der Graduiertenausbildung im Department of Nursing an der Indiana University of Pennsylvania.

Roper:
Krankenschwester,
15 Jahre Lehrerin an der Krankenpflegeschule der Cumberland Infirmary, Dokotortitel der Universität Edinburgh mit dem Forschungsschwerpunkt: klinische Erfahrung in der Krankenpflegeausbildung,
von 1975 bis 78 Nursing Officer am schottischen Gesundheitsdepartement.

Roy
* 1939 in Los Angeles,
1963 erwarb sie ihren Bachelor of Arts in Nursing,
1966 erwarb sie ihren Master of Science in Nursing,
1973 M.A. in Soziologie,
bis 1987 Assistenz-Professorin,
1983 bis 85 klinische Pflegedozentin in Neurologie an der University of California in San Francisco,
seit 1988 Fakultätspflegetheoretikerin an der Boston College School of Nursing,

Tierney:
die erste dipl. Krankenschwester, die ihren Doktortitel erwarb (Forschungsschwerpunkt: Pflege geistig Behinderter),
seit 1973 Dozentin im Departement für Krankenpflege der Universität Edinburgh.
1977 wurde sie Professorin der Universität von Illinois am College of Nursing.

Literatur

Botschafter, P.; **Moers**, M.: Pflegemodelle in der Praxis. 10. Folge: Mayra E. Levine - Das Erhaltungsmodell der Pflege. In: Die Schwester/Der Pfleger, 30. Jahrg., Heft 12 (1991), 1070 - 1075

Aggelton, P.; **Chalmers**, H.:Pflegemodelle und Pflegeprozeß. In: Deutsche Krankenpflege- Zeitschrift, Heft 5 (1989), 2 - 32

Aggleton, P.; **Chalmers**, H.: Zukunftsmodelle für die Pflege. In: Deutsche Krankenpflege- Zeitschrift, Heft 10 (1993), 2 - 19

Amelung, E. (Hrsg.): Ethisches Denken in der Medizin, Berlin: Springer Verlag, 1991

Becker, W., **Meyfort**, B.: Pflegen als Beruf. Ein Berufsbild in der Entwicklung. Bielefeld: Bertelsmann 1994

Berufsorganisationen für Kranken- und Kinderkrankenpflege. Beilage zur DKZ, 38. Jahrgang, Heft 12 (1985)

Bordthäuser, W.: Zum 30 jährige Bestehen der Evangelischen Altenpflegeschule in Oldenburg. In: Die Schwester im Oldenburgischen Diakonissenhaus Elisabethstift. 35. Jahrgang, Freundesbrief 3 (1991) 20 - 22

Borst, Otto: Alltagsleben im Mittelalter, Frankfurt/M.: Insel Verlag, 1983

Elkeles, Th.: Arbeitsorganisation in der Krankenpflege. Zur Kritik der Funktionspflege. Frankfurt/M. 1991

Engelbracht, G., Tischer, A.: Das St. Jürgen-Asyl in Bremen. Leben und Arbeiten in einer Irrenanstalt 1904 - 1934. Bremen: Edition Temmen 1990

Felgentreff, R.: Unter die Haube gekommen in: Kaiserswerther Illustrierte, (1986), Heft 2, S.69f

Fritz, E.: Problematik der Krankenpflege und ihrer Berufsverbände. Hannover: E. Staude Verlag 1964

Genschorek, W.: Schwester Florence Nightingale: Triumph der Menschlichkeit, hrsg. von Wolfgang Genschorek und Albrecht Gläser. 3. Auflage, Leibzig: Teubner Verlagsgesellschaft, 1986

Grauhan, A.: Berufsethische Normen in der Krankenpflege, in: Deutsche Krankenpflegezeitschrift (1985) Heft 7, S. 461ff

Guttenberg, G.: Die fragwürdige Strukturierung des Deutschen Roten Kreuzes - Entwicklung und Mißbrauch durch den Nationalsozialisten. In: Baader, G.; Schultz, U. (HG.): Medizin und Nationalsozialismus. Tabuisierte Vergangenheit - ungebrochene Tradition? 4. Auflage. Frankfurt/M.: Mabuse 1989

Höffe, O.: Lexikon der Ethik, 4. neubearb. Aufl., München: Beck, 1992

ICN (Hg.): Aufbau, Ziele, Arbeitsprogramm. Frankfurt/M.: Verlag Krankenpflege 1991

Inglis, B.: Geschichte der Medizin. Bern, München 1966

Jonas, H: Technik, Medizin und Ethik, Frankfurt / Main: Suhrkamp Taschenbuch Verlag, 1987

Juchli, L.: Krankenpflege. Praxis und Theorie der Gesundheitsförderung und Pflege Kranker, 6. überarb. und erw. Aufl., Stuttgart: Thieme Verlag, 1991

Mischo Kelling, M.; **Wittneben**, K.: Pflegebildung und Pflegetheorien. München, Wien, Baltimore: Urban & Schwarzenberg Verlag 1995

Ketsch, P.: Frauen im Mittelalter. Quellen und Materialien. Bd. 1. Düsseldorf: Schwann-Bagel 1983

Klee, E.: "Die SA Jesu Christi". Die Kirche im Banne Hitlers. Frankfurt: Fischer Taschenbuch Verlag 1989

Krohwinkel, M.: Der Pflegeprozeß am Beispiel von Apoplexiekranken. Eine studie zur Erfassung und Entwicklung Ganzheitlich-Rehabilitierender Prozeßpflege.. Baden-Baden: Nomos Verl.-Ges. 1993

Kruse, A. P: Die Krankenpflegeausbildung seit der Mitte des 19. Jahrhunderts. Stuttgart, Berlin, Mainz: Kohlhammer 1987

Laaser, U., Hurrelmann, K., Wolters, P.: Prävention, Gesundheitsförderung udn Gesundheitserziehung. In: Gesundheitswissenschaften - Handbuch für Lehre, Forschung und Praxis, hrsg von.: Hurrelmann, K., Laaser, U., Weinheim / Basel: Beltz, 1993,

Murken, A. H:Vom Armenhospital zum Großklinikum. Die Geschichte des Krankenhauses vom 18. Jahrhundert bis zur Gegenwart. Köln: DuMont 1988

Lungershausen: M.: Agnes Karll - Ihr Leben, Werk und Erbe-Massing, Therese: Marie Cauer - Ein Lebensbild. Hannover: Elwin Staude Verlag 1964

Marriner-Tomey, A.: Pflegetheoretikerinnen und ihr Werk. 1. Aufl., Basel: Recom Verlag, 1992

Meuser, E.: Elisabeth von Thüringen (1207 - 1231). In: Imhof, P.: Frauen des Glaubens. 2. Aufl. Würzburg: Echter Verlag 1986

Mitscherlich, A., Mielke, F. (HG.): Medizin ohne Menschlichkeit. Dokumente des Nürnberger Ärzteprozesses. Frankfurt: Fischer 1993 (Nachdruck von 1960)

Muselmann, H.-G.: Die Pflege und ihre Gewerkschaften. Aktivitäten bis 1945. In: Die Schwester Der Pfleger, Heft 5 (1994), 353 - 361

Narbonne de, R.: Hotel Dieu. Beaune. Paris: Société d'Editions Régionales 1989

Poliwoda, S.: Die Pflege - ein Beruf? In: Die Schester Der Pfleger, 32. Jahrgang, Heft 1 (1993), 12 - 15

Pontzen, W.: Bemerkungen zur Integration Psychosomatischer Medizin in das Allgemeine Krankenhaus, in: Uexküll, Th. (Hrsg.): Psychosomatische Medizin in Praxis und Klinik. Stuttgart, New York: Schattauer 1994

Roper, N.; **Logan**, W., W.; **Tierney**, A.J.: Die Elemente der Krankenpflege. 2. Aufl., Basel: Recom Verlag, 1989

Schaefer, G.: Gesundheit - Vorstellungen in den verschiedenen Kulturen. In: Gesundheit - Wohlbefinden, zusammen leben, handeln, Seelze: Erhard Friedrich Verlag 1990, Jahresheft 8, 14 -16

Seidler, E.: Berufskunde 1: Geschichte der Pflege des kranken Menschen. 5. Auflage. Stuttgart, Berlin, Köln, Mainz: Verlag W. Kohlhammer, 1980

Schipperges, H.: Die Kranken im Mittelalter. München: Verlag C. H. Beck 1990

Schipperges, H.: Die Kranken im Mittelalter. München: C. H. Beck Verlag 1990

Schneider, V.: Gesundheit - was ist das heute, In: Gesundheit - Wohlbefinden, zusammen leben, handeln, Seelze: Erhard Friedrich Verlag 1990, Jahresheft 8, 8f

Schulte, M. U., Drerup, E.: Berufsverbände der Krankenpflege. Materialien zur Kranken-pflegeausbildung, Bd. 5. Freiburg/B.: Lambertus 1992

Steenken, H., Steenken, S.: Biographie einer Klinik, 100 Jahre Leben und Sterben im Evangelischen Krankenhaus zu Oldenburg. Oldenburg: Holzberg Verlag 1990

Steppe, H.: Pflegetheorien und ihre Bedeutung für die Praxis. In: Die Schwester/Der Pfleger, 28. Jg., Heft 4 (1989), 255 - 262

Steppe, H. (HG.): Krankenpflege im Nationalsozialismus, 7. Auflage, Frankfurt: Mabuse 1993

Sticker, A.: Die Entstehung der Neuzeitlichen Krankenpflege - Deutsche Quellenstücke aus der ersten Hälfte des 19. Jahrhunderts, Stuttgart: W. Kohlhammer Verlag, 1960

Sticker, A.: Agnes Karll - Die Reformerin der deutschen Krankenpflege. Wuppertal: Aussaat Verlag 1977

Stösser v., A.: ATL: Die Pflege eines pflegebedürftigen Pflegemodells. In: Deutsche Krankenpflege- Zeitschrift, Heft 1 (1992), 46 - 51

Tornow, P., Wöbcken, H.: 700 Jahre Kloster Blankenburg zu Oldenburg. Oldenburg: Isensee Verlag 1994

Trojan, A., Stumm, B.: Gesundheit fördern statt kontrollieren - Eine Absage an den Mustermenschen, Frankfurt / M.: Fischer Taschenbuch Verlag 1992

Wittner-Maier, Ch.: Zükünftige Arbeitsfelder der Pflege, in: Tagungsbericht zur „Bildungsoffensive Pflege", 1. März 1995, Congress Centrum Würzburg

Wyss, H.-R.: Geschichte der Krankenpflege. Ein Hilfmittel für den berufskundlichen Unterricht. Basel: Recom 1982

Zaragoza, J. R.: Die Medizin in Mesopatamien. In: Toellner, R.: Illustrierte Geschichte der Medizin. Aus dem Französischen übersetzt von I. Fristel u. a. Salzburg: Andreas & Andreas Verlagsbuchhandel 1990

Zeidler-Häßle, P.: Pflegepersonal und Ärzteschaft. Beziehungs- und Berufsprobleme aus der Sicht der Pflegekräfte. In: Krankenpflege, Heft 12 (1992) 728 - 738

ADS 110
Aderlaß 22, 43
AEDL 149 f.
Agnes-Karll-Verband 69, 82
Altenheim 15, 91, 102
Altenpflegeausbildung 131 ff.
Altenpflegegesetz 11, 132
Anpassungstheorie 151, 153 ff.
Arbeitsbedingungen 65,79
Arbeitszeit 9, 93
Armenpflege
Arzt 16, 37 f., 37 f., 55, 58, 64
Asklepios/Äskulap 32
Ausbildung 125 ff.
Ausbildungs- und Prüfungsordnung 130 148
ATL 149 f.

BA 17, 112
Balk 17, 112
Barmherzige Schwestern 56
Bedingungstheorie 150
Bedürfnistheorie 150
Beginen 48, 52
Benediktiner 10, 41 f.
Bereichspflege
Berufsbild 10, 14, 17
Berufsethos 117
Berufsorganisation 38, 65, 68 f., 73, 82
Berufspolitik 71, 113
Berufsverband 109 f., 112 f.
Beziehungsprozeß 140, 146
Bezugspflege 16, 135, 137
Blaue Schwestern 76, 82
Borromäerinnen 50
Braune Schwestern 76, 82

Cauer 65, 67 f.
Caritasgedanke 22, 39 f., 57 129
Caritasverband 111
Charité 23, 54
Christus Medicus 33
CICIAMAS 112

Diakonia 112
DBfK 69, 109
DBVA 91, 110
Diakonie 39, 66, 81
Diakonie, Kaisersw. 57 ff., 107
Diakonisches Werk 111

Diakonieverein, ev. 63, 66, 78, 106, 127
Diätetik 18 ff.
Dieffenbach 54, 125
Dunant 60

Elisabeth von Thüringen 50, 51
Elisabethinerinnen 50
ENG 112
Entwicklungstheorie 151, 153 ff.
Ethik 114 ff.
Euthanasie 83 ff.

Fliedner 57, 107
Funktionspflege 135 f.

Galen/Galenus 20
Gesundheit 20, 24f., 134
Gesundheitsberuf 12, 13
Gesundheitserziehung 28
Gesundheitsförderung 14 f.,18 ff.,25, 143
Gesundheitswesen 12, 24 f. ,71
Gewerkschaft 63, 70 f., 75, 113
Gruppenpflege 137

Hebammen 36
Heilkunde 30, 33, 35
Heim-Personal-Verordnung 92
Henderson 148, 158
Hexen 36
Hildegard von Bingen 21, 50, 51
Hippokrates 19
Horus 31
Hospital 47, 55, 58, 91
Hospitalordnung 45, 47, 50
Hotel Dieu 47 ff.
Hygieia 32

ICN 112, 118
Infirmarium 43
Informationssammlung 140
Interaktionstheorie 150, 153 ff.

Johanniter 45

Karll 67 ff.
Katharinenschwestern 50
Kinderkrankenpflege
Kloster 41 ff.
Konversen 45

Krankenhaus 15, 54, 64, 88, 98 ff.
Krankenpflege 37 f.
Krankenpflegeausbildung
Krankenpflegegesetz 11, 130, 148
Krankenschwester, -pfleger 37
Krankenpflegeschule
Krankenwartung 54 f., 56, 125
Krankheit 24 f.
Kriegskrankenpflege 72 ff.

Laxieren 43
Lebensreformer 22
Lebenswelten 25
Lehrschwester 127
Lepra 34, 44
Lernschwester, -pfleger 88
Levine 153 ff. 158
Logan 158

Magie 30
Mai, 125
Malteser 45
Medizinorientierung 38
Meyer 67, 68
Mönchsmedizin 44
Mutterhaus 57 ff., 63, 65

Nationalsozialismus 75 ff.
Neumann 152 ff. 158
Nightingale 61 f., 23
NS-Schwestern 77 ff, 80 f.

Orden 44, 130
Ordensregel 10, 41, 52
Orem 148, 158
Orlando 153 ff.
Ottawa-Charta 29, 39

Pflegeanamnese 92
Pflegeassessment 97, 148
Pflegeausbildung 125 ff.
Pflegebericht 145
Pflegediagnose 96 f.140
Pflegeergebnis 97
Pfegeintervention 97
Pflegemodelle 149 ff.
Pflegeorden 48 f., 50, 64
Pflegeordnung 52 f.
Pflege-Personal-Regelung 90
Pflegeplanung 11, 96 f., 144 f.
Pflegeprozeß 96, 139 ff.
Pflegesystem 135
Pflegetheorie 149 ff.
Pflegevisite 96 f.141

Pflegeverordnung 97, 144
Pflegeverständnis 117
Pflegeziel 97, 144
Pfründner 102
Peplau 152 ff.
Pest 34
Phöbe 39, 57
Prävention 26 ff.
Probleme 141 f.
Professionalisierung 94, 134
Psychiatrie 83 ff., 101, 119 ff.

Qualitätssicherung 95

Reformation 55
Ressourcen 141 f.
Riehl 153 ff.,158
Ritterorden 45 f.
Roper 146, 148, 152 ff.,158
Rotes Kreuz, 60, 73, 82, 158
Rotkreuzschwestern 60, 70, 106 f., 127
Roy 158

Säftelehre 20 f.
Schamane 30
Schröpfen 21
Schlüsselqualifikation 17
Schutzkleidung 108
Schwester 56 ff., 68, 70, 80, 118
Siechenheim 102
Sieveking 57
Sozialstation 103
Storp, Elisabeth 67
Streßtheorie 150, 153 ff.
Symbolik 60, 105 ff

Tagespflege 104
Tierney 158
Tracht 106

Umwelt 24 f.
Ursulinerinnen 56

Verhaltenstheorie151,153ff
Vincent de Paul 56
Vincentinerinnen 31, 50
Volksheilkunst 31

Weise Frauen 35 f.
WHO 24, 29, 112, 148
Wilde Schwestern 64, 65
Wohlfahrtspflege 111 f.
Wunderheilung 34, 44

Zimmerpflege 63, 66, 137